AF551467

DR. BRUCE D. PERRY
OPRAH WINFREY

Was ist dein Schmerz?

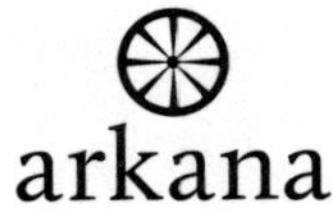

arkana

DR. BRUCE D. PERRY
OPRAH WINFREY

WAS IST DEIN SCHMERZ?

Gespräche über **Trauma**, **seelische Verletzungen** und **Heilung**

Aus dem amerikanischen Englisch
von Ursula Pesch

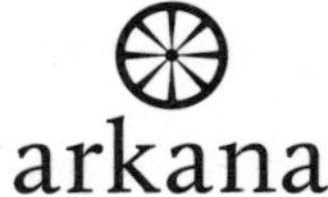

arkana

Die US-amerikanische Originalausgabe erschien 2021 unter dem Titel »What Happened to You? – Conversations on Trauma, Resilience, and Healing« bei Flatiron Books, einem Imprint von MacMillan, New York.

Die Namen der Patienten von Dr. Perry, über die hier gesprochen wird, und viele identifizierende Details wurden geändert. In einigen Gesprächen sind mehrere klinische Situationen zu einer einzigen zusammengefasst.

Sollte diese Publikation Links auf Webseiten Dritter enthalten, so übernehmen wir für deren Inhalte keine Haftung, da wir uns diese nicht zu eigen machen, sondern lediglich auf deren Stand zum Zeitpunkt der Erstveröffentlichung verweisen.

Die hier vorgestellten Informationen sind nach bestem Wissen und Gewissen geprüft. Dennoch übernehmen Autor und Verlag keinerlei Haftung für Schäden irgendwelcher Art, die sich direkt oder indirekt aus dem Gebrauch dieser Informationen, Tipps, Rezepte, Ratschläge oder Übungen ergeben. Im Zweifelsfall holen Sie sich bitte ärztlichen Rat ein.

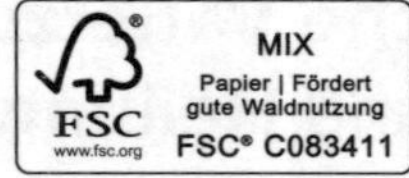

Penguin Random House Verlagsgruppe FSC® N001967

1. Auflage
Deutsche Erstausgabe

Lektorat: Ralf Lay
Umschlaggestaltung: ki 36 Editorial Design, München, Daniela Hofner,
unter Verwendung der Vorlage des Originaldesigns
Umschlagillustrationen: Figur: © Henry Sene Yee;
Rand: © Daniela Hofner / ki 36
Layout / Design: © Paul Kepple und Alex Bruce / Headcase Design
Illustrationen / Grafiken Innenteil: © Henry Sene Yee
Satz: Satzwerk Huber, Germering
Druck und Bindung: CPI books GmbH, Leck
Printed in the EU
ISBN 978-3-442-34298-3

www.arkana-verlag.de

WIDMUNG

DR. BRUCE D. PERRY

Für meinen Clan:
Barbara, Grant, Jay, Emily, Maddie, Benji, Elisabeth,
Katharine, Robert und Emily

In liebevollem Gedenken an
Martha McGillis Perry

OPRAH WINFREY

*Für die »Töchter« in meinem Leben, die glaubten,
gebrochene Flügel zu haben. Meine Hoffnung ist,
dass ihr nicht nur fliegt, sondern euch auch in die Höhe schwingt.*

INHALT

Anmerkung der Autoren

Dieses Buch ist für all jene, deren Mutter, Vater, Partner oder Kind ein Trauma erlitten haben mag. Und wenn Sie oder einer Ihrer Lieben schon einmal in eine bestimmte Schublade gesteckt worden sind – zum Beispiel als »People Pleaser« (das heißt als jemand, der es allen recht machen möchte), als jemand, der »Selbstsabotage betreibt«, der »stört«, »streitsüchtig« oder »fahrig« ist, »es in keinem Job lange aushält« oder »nicht beziehungsfähig« ist, dann ist dieses Buch für Sie. Und wenn Sie einfach nur sich und andere besser verstehen wollen, dann ist es ebenfalls für Sie.

Wir wissen, dass die Lektüre dieses Buches Sie zum Denken anregen und Gefühle bei Ihnen auslösen wird – und zuweilen werden die Gefühle heftig und schmerzlich sein. Für einige wird der ernste und manchmal verstörende Inhalt eine Herausforderung darstellen. Anderen werden die hier vorgestellten Funktionsweisen des Gehirns fremd und zu Beginn schwer verständlich sein. Wir bitten Sie um Vertrauen und Geduld, mit uns und mit sich selbst.

Wenn Sie die Lektüre als zu herausfordernd empfinden, können Sie eine Lesepause machen. Legen Sie das Buch für eine Stunde oder eine Woche beiseite. Es wird immer noch da sein, wenn Sie sich in der Lage fühlen weiterzulesen. Und wenn Sie bereit sind, weiter zu erforschen, warum das, »was Ihr Schmerz ist«, Ihr Denken, Fühlen und Handeln prägt – willkommen! Vielleicht werden Sie einen Weg vorwärts entdecken.

EINLEITUNG

»Hör auf zu weinen«, warnte sie mich. »Du hältst besser den Mund.«

Ich setzte ein stoisches Gesicht auf. Mein Herz hörte auf zu rasen. Ich biss mir fest auf die Unterlippe, um bloß nichts zu sagen.

»Ich tue das, weil ich dich liebe«, raunte sie mir ihre Rechtfertigung noch einmal ins Ohr.

Als kleines Mädchen wurde ich regelmäßig geschlagen. Damals war es gängige Praxis, zur Prügelstrafe zu greifen, um Kinder zu disziplinieren. Und meine Großmutter, Hattie Mae, machte sich diese Praxis bereitwillig zu eigen. Doch selbst im Alter von drei Jahren wusste ich schon, dass das, was mir widerfuhr, falsch war.

Die wohl schlimmste Tracht Prügel erhielt ich, wie ich mich erinnere, an einem Sonntagmorgen. Der Kirchenbesuch spielte eine wichtige Rolle in unserem Leben. Kurz bevor es Zeit war, zum Gottesdienst aufzubrechen, wurde ich zum Brunnen hinter unserem Haus geschickt, um Wasser zu pumpen, denn in dem Bauernhaus, in dem ich mit meinen Großeltern lebte, gab es keinen Wasseranschluss. Vom Fenster aus sah meine Großmutter, wie ich die Finger im Wasser herumkreisen ließ, und wurde wütend. Obwohl ich nur unschuldig tagträumte, so wie Kinder es nun mal tun, war sie erzürnt, weil es sich um unser Trinkwasser handelte und ich die Finger hineingesteckt hatte. Sie fragte mich dann, ob ich im Wasser gespielt hätte, und ich antwortete mit »Nein«. Da legte sie mich übers Knie und schlug mich so heftig, dass ich Striemen auf dem Po hatte. Als ich es ein wenig später geschafft hatte, mein bestes weißes Sonntagskleid anzuziehen, sickerte Blut durch und färbte den feinen Stoff purpurrot. Außer sich vor Wut bei diesem Anblick, züchtigte sie mich, weil ich mein Kleid mit Blut befleckt hatte, und schickte mich zur Sonntagsschule.

Auf diese Weise wurden schwarze Kinder im ländlichen Süden großgezogen. Ich kannte niemanden, der nicht geprügelt wurde.

Beim geringsten Anlass wurde ich geschlagen: verschüttetes Wasser, ein zerbrochenes Glas, die Unfähigkeit, ruhig zu sein oder stillzuhalten. Ein schwarzer Comedian hat einmal gesagt: »Der längste Gang ist der, die eigene Rute zu holen.« Ich musste die Rute nicht nur holen, sondern eine suchen gehen, wenn keine da war – ein dünner, junger Zweig funktionierte am besten, doch wenn er zu dünn war, musste ich zwei oder drei Zweige zusammenbinden, damit die Rute härter war. Meine Großmutter zwang mich oft, ihr beim Zusammenbinden zu helfen. Manchmal wurden die Prügel für Samstagabend aufgespart, wenn ich nackt und frisch gebadet war.

Wenn ich anschließend kaum noch stehen konnte, dann sagte sie mir, ich solle »aufhören zu schmollen« und lächeln. Es vergessen, als sei es nie passiert.

Schließlich entwickelte ich ein feines Gespür dafür, wann Ärger drohte. Ich merkte, wenn sich die Stimme meiner Großmutter änderte, erkannte den »Blick«, der bedeutete, dass ich ihr Missfallen erregt hatte. Ich glaube, sie hatte mich gern und wollte, dass ich ein »braves Mädchen« war. Und ich begriff, dass »den Mund halten« oder schweigen die einzige Möglichkeit war, der Strafe und dem Schmerz ein schnelles Ende zu setzen. Während der nächsten vierzig Jahre bestimmte dieses Muster der anerzogenen Folgsamkeit – das Ergebnis eines tief verwurzelten Traumas – alle Beziehungen, Interaktionen und Entscheidungen in meinem Leben.

Die Tatsache, dass ich regelmäßig geprügelt und dann gezwungen wurde, den Mund zu halten und sogar zu lächeln, verwandelte mich für den größten Teil meines Lebens in jemanden, der es hervorragend verstand, es immer allen recht zu machen. Wäre ich anders erzogen worden, hätte ich nicht ein halbes Leben gebraucht, um zu lernen, voller Selbstvertrauen Grenzen zu setzen und »Nein« zu sagen.

Ich bin dankbar, als Erwachsene mit vielen Menschen dauerhafte, beständige, liebevolle Beziehungen zu genießen. Doch die Prügel, die ich als Kind bezog, die emotionalen Brüche und die gespaltenen Beziehungen mit den wichtigsten Bezugspersonen meiner Kindheit und Jugend trugen zweifellos zur Entwicklung meiner einzelgängerischen Unabhängigkeit bei. Wie es in dem Gedicht »Invictus« (»Unbezwungen«) von William Ernest Henley so eindrucksvoll heißt, bin ich der »Meister meines Los'« und der »Käpt'n meiner Seel«.

Millionen Menschen wurden als Kinder genauso behandelt wie ich und wuchsen in dem Glauben auf, dass ihr Leben keinen Pfifferling wert sei.

Meine Gespräche mit Dr. Bruce Perry und den Tausenden von Menschen, die mutig genug waren, in der »Oprah Winfrey Show« ihre Geschichten mit mir zu teilen, haben mich gelehrt, dass die Behandlung, die ich von den Menschen erfuhr, welche für mich sorgen sollten, nicht nur emotionale Auswirkungen hatte. Es gab auch eine biologische Reaktion. Meine Arbeit mit Dr. Perry öffnete mir die Augen dafür, dass ich als Kind zwar Missbrauch und Traumata erlitt, mein Gehirn jedoch Wege fand, sich anzupassen.

Darin liegt Hoffnung für uns alle – in der einzigartigen Anpassungsfähigkeit unseres wunderbaren Gehirns. Denn wie Dr. Perry in diesem Buch erklärt: Zu verstehen, wie das Gehirn auf Stress oder frühe Traumata reagiert, hilft uns, Klarheit darüber zu gewinnen, dass das, was uns in der Vergangenheit geschehen ist, einen wesentlichen Einfluss darauf hat, wer wir sind, wie wir uns verhalten und warum wir tun, was wir tun.

Dank dieses Verständnisses können wir ein neues Selbstwertgefühl aufbauen und letztlich unsere Reaktionen auf Umstände, Situationen und Beziehungen neu kalibrieren. Es ist mit anderen Worten der Schlüssel dazu, unser Leben neu zu gestalten.

Oprah Winfrey

1989 saß ich eines Morgens in meinem Labor – dem Laboratory of Developmental Neurosciences an der University of Chicago – und schaute mir die Ergebnisse eines vor Kurzem durchgeführten Experiments an, als mein Laborassistent den Kopf zur Tür meines Büros hineinsteckte und sagte: »Oprah ist am Telefon und möchte Sie sprechen.«

»Ja, klar. Notieren Sie die Nachricht.« Ich war die ganze Nacht auf gewesen; die Ergebnisse ließen darauf schließen, dass das Experiment misslungen war. Ich war nicht in der Stimmung für Scherze.

Mein Assistent grinste. »Nein. Wirklich. Es ist jemand von Harpo.«

Es gab überhaupt keinen Grund, warum Oprah mich hätte anrufen sollen. Ich war ein junger Kinderpsychiater, der die Auswirkungen von Stress und Traumata auf die Entwicklung studierte. Nur eine Handvoll Menschen wusste von meiner Arbeit. Die meisten meiner Psychiatriekollegen hielten nicht viel von den Neurowissenschaften oder von Kindheitstraumata. Die Rolle des Traumas als wesentlicher Faktor der körperlichen und geistigen Gesundheit war unerforscht. Ich dachte, einer meiner Freunde wolle mir einfach einen Streich spielen. Doch ich nahm den Anruf entgegen.

»Miss Winfrey lädt zu einem Meeting landesweit führender Experten auf dem Gebiet des Kindesmissbrauchs ein, das in zwei Wochen in Washington stattfinden wird. Wir würden uns über Ihre Teilnahme freuen.«

Weitere Erklärungen machten deutlich, dass viele bekannte Persönlichkeiten und etablierte Organisationen an dem Meeting teilnehmen würden. Meine Arbeit – das Studium der Auswirkungen von Traumata auf das sich entwickelnde Gehirn – würde zwischen den politisch eher akzeptierten, dominanten Sichtweisen untergehen. Ich lehnte höflich ab.

Einige Wochen später erhielt ich einen weiteren Anruf. »Oprah lädt Sie zu einer eintägigen Klausur auf ihrem Bauernhof in Indiana ein. Außer Ihnen und Oprah werden noch zwei weitere Personen anwesend sein. Wir wollen Lösungen für das Problem des Kindesmissbrauchs brainstormen.«

Angesichts der Chance, einen sinnvollen Beitrag leisten zu können, nahm ich die Einladung dieses Mal an.

Tonangebend war an jenem Tag der Autor und Anwalt Andrew Vachss, der sich darauf spezialisiert hatte, Kinder zu vertreten. Seine bahnbrechende Arbeit machte die Notwendigkeit deutlich, bekannte Kinderschänder im Auge zu behalten. Damals konnten sie von einem US-Bundesstaat in den anderen ziehen, und es gab keine Möglichkeit zu kontrollieren, wo sie waren oder ob sie sich an die Auflage hielten, sich von Kindern fernzuhalten. Unser Meeting in Indiana 1989 führte 1991 zum Entwurf des National Children Protection Act (Kinderschutzgesetz), der die Schaffung einer nationalen Datenbank verurteilter Kinderschänder vorsah. Nachdem wir uns zwei Jahre lang für dieses Gesetz eingesetzt und unter anderem vor dem U.S. Senate Judiciary Committee hatten aussagen müssen, wurde das sogenannte »Oprah-Gesetz« am 20. Dezember 1993 verabschiedet.

Jener Tag im Jahr 1989 führte zu vielen weiteren Gesprächen. Einige fanden im Rahmen der »Oprah Winfrey Show« statt und hatten konkrete Geschichten von Kindern sowie Kampagnen zur Bedeutung von früher Kindheit und Gehirnentwicklung zum Thema. Die meisten unserer Gespräche standen jedoch im Zusammenhang mit der Oprah Winfrey Leadership Academy for Girls (OWLAG), die Oprah 2007 in Südafrika gründete. Diese bemerkenswerte Einrichtung wurde geschaffen, um »benachteiligte« Mädchen mit großem Potenzial auszuwählen, zu unterstützen, auszubilden und zu fördern. Die erklärte Absicht war die, einen Kader künftiger Führungspersönlichkeiten zu schaffen. Viele dieser Mädchen hatten trotz einer Reihe von Widrigkeiten, einschließlich Armut, traumatischer Verluste und Gewalt innerhalb der Gemeinde und Familie, Resilienz gezeigt und hervorragende Schulleistungen erbracht. Schon früh arbeitete die Schule nach vielen der Konzepte, die wir in diesem Buch diskutieren. OWLAG ist dabei, zum Modell eines traumasensitiven, entwicklungsbewussten Bildungsumfelds zu werden.

2018 setzte ich mich mit Oprah wegen einer Geschichte über »traumainformierte Betreuung« für die Nachrichtensendung »60 Minutes« zusammen. Obwohl letztlich nur zwei Minuten unserer Unterhaltung gesendet wurden, sahen und hörten Millionen von Menschen diesen Beitrag, und die Begeisterung, die er bei Traumaexperten hervorrief, war erstaunlich. Doch es gibt noch so viel mehr zu sagen.

Der Enthusiasmus, mit dem unser Gespräch aufgenommen wurde, spiegelte zum Teil Oprahs eigenen Enthusiasmus für die Relevanz des Themas wider. In der Sendung »CBS This Morning« erklärte Oprah der Moderatorin Gayle King, dass sie auf Tischen tanzen würde, wenn sie dadurch Menschen dazu bringen könnte, den Auswirkungen von Traumata auf das sich entwickelnde Gehirn von Kindern Aufmerksamkeit zu schenken. In einem CBS-News-Extra zu »60 Minutes« bezeichnete sie dies als das wichtigste Ziel in ihrem Leben.

Während ihrer gesamten Karriere hat Oprah über Missbrauch, Vernachlässigung und Heilung gesprochen. Ihr Engagement, über traumabezogene Themen aufzuklären, ist ein Markenzeichen ihrer Shows gewesen. Millionen von Zuschauern haben gesehen, wie Oprah Traumaexperten und Menschen mit traumatischen Erfahrungen aller Art zuhörte, den Kontakt mit ihnen herstellte, sie tröstete und von ihnen lernte. Sie hat die Auswirkungen von traumatischen Verlusten, Misshandlungen, sexuellem Missbrauch, Rassismus, Frauenfeindlichkeit, häuslicher Gewalt, Gewalt in der Gemeinde, Genderfragen und Problemen der Geschlechtsidentität, Freiheitsberaubung und vielem mehr erforscht und uns dadurch geholfen, Gesundheit, Heilung, posttraumatisches Wachstum und Resilienz zu erforschen.

25 Jahre lang nahm die »Oprah Winfrey Show« Themen wie Entwicklungsbelastungen, Herausforderungen, Leid, Stress, Traumata und Resilienz mit großer Sorgfalt in den Blick. 1989 erforschte Oprah die dissoziative Identitätsstörung, 1997 die Bedeutung frühkindlicher Er-

fahrungen für die Entwicklung des Gehirns, 2005 die Rechte von Adoptivkindern, 2009 die Auswirkungen schwerer Vernachlässigung und vieles mehr. In vielerlei Hinsicht ebnete ihre Show den Weg für ein größeres systemisches Bewusstsein hinsichtlich dieser Themen. In ihrer letzten Saison kamen in einer Folge 200 Männer zu Wort, einschließlich Tyler Perry, die Opfer sexuellen Missbrauchs geworden waren. Oprah setzte sich immer für Menschen ein, die Schicksalsschläge und Traumata erlitten hatten, und wird dies auch weiterhin tun.

Oprah und ich sprechen seit mehr als dreißig Jahren über Traumata, das Gehirn, Resilienz und Heilung. Dieses Buch bildet in vielerlei Hinsicht den Gipfelpunkt unserer Gespräche. Es nutzt die Gespräche und die Geschichten der Menschen, um die Wissenschaft zu erläutern, die all dem zugrunde liegt.

Es gibt viel zu viele Aspekte der Entwicklung, des Gehirns und des Traumas, um sie in einem einzigen Buch behandeln zu können, vor allem in einem, das auf Erlebnissen basiert. Die hier in verständlicher Sprache vorgestellten Konzepte geben die Arbeit von Tausenden von Wissenschaftlern, Klinikern und Forschern auf Gebieten wieder, die von der Genetik über die Epidemiologie bis hin zur Anthropologie reichen. Es ist ein Buch für jedermann.

Die Frage »Was ist dein Schmerz?« beziehungsweise »Was ist dir passiert?« (so der Originaltitel dieses Buchs: What Happened to You?*) kennzeichnet einen Perspektivenwechsel, der anerkennt, welch großen Einfluss die Vergangenheit auf unsere gegenwärtige Funktionstüchtigkeit hat. Zu dieser Fragestellung gelangte man in der bahnbrechenden Arbeitsgruppe von Dr. Sandra Bloom, die das Sanctuary Model (etwa »Zufluchtsort-Modell«) entwickelte. In Dr. Blooms Worten:*

> Wir [das Sanctuary-Behandlungsteam] befanden uns irgendwann um 1991 herum in einem Team-Meeting in unserer stationären Abteilung und versuchten, den Wandel zu beschreiben, den wir im Hinblick auf das Erkennen von und unsere Reaktion auf Trau-

mata vollzogen hatten, vor allem die Traumata, die inzwischen als belastende Kindheitserfahrungen bekannt geworden sind – und den Grund für die Probleme der meisten von uns behandelten Menschen darstellten –, und Joe Foderano, LCSW (lizenzierter klinischer Sozialarbeiter), der es immer versteht, mit prägnanten Beobachtungen aufzuwarten, sagte: »Es hat damit zu tun, dass wir unsere Ausgangsfrage von »Was stimmt nicht mit dir?« in »Was ist dir passiert?« geändert haben.

Oprah und ich sind davon überzeugt, dass die grundlegende Frage »Was ist dein Schmerz?« jedem von uns helfen kann, ein bisschen mehr darüber zu lernen, wie Erfahrungen – gute wie schlechte – uns prägen. Wir hoffen, dass jeder unserer Leser auf seine eigene Weise mithilfe der von uns vorgestellten Geschichten und wissenschaftlichen Konzepte zu Erkenntnissen gelangen wird, die uns alle zu einem besseren, erfüllenderen Leben verhelfen.

Dr. Bruce Perry

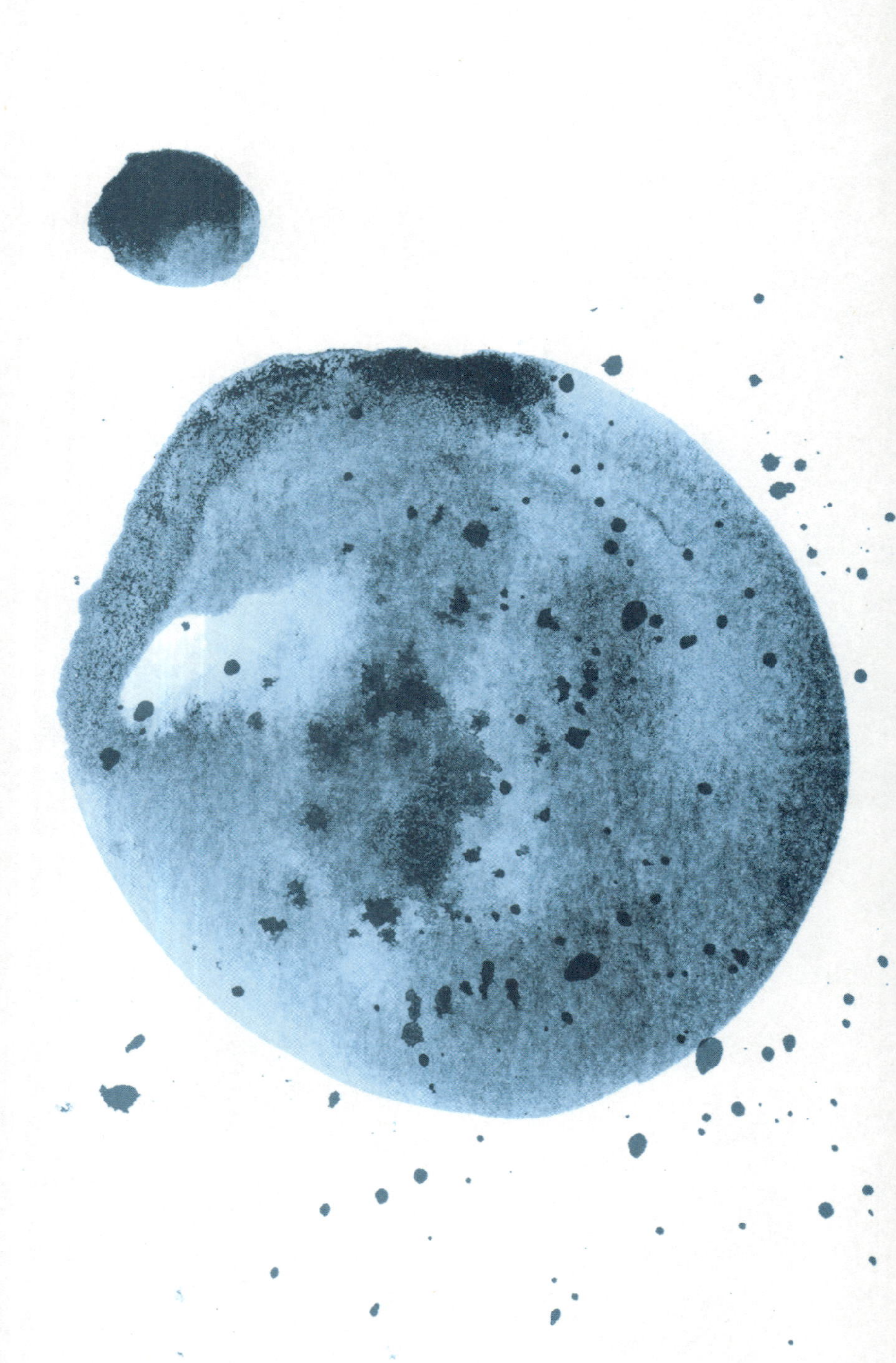

KAPITEL 1

DIE WELT VERSTEHEN

Jahr für Jahr kommen mehr als 130 Millionen Babys zur Welt. Jedes von ihnen wird in seine eigenen unverwechselbaren sozialen, wirtschaftlichen und kulturellen Verhältnisse hineingeboren. Einige werden voller Dankbarkeit und Freude willkommen geheißen und zärtlich von ihren verzückten Eltern und ihrer Familie in den Armen gehalten. Anderen ergeht es eher so, wie es mir damals erging, sie erfahren Ablehnung von einer jungen Mutter, die von einem anderen Leben träumte, einem Paar, das von Armut erdrückt wurde, einem wütenden Vater, der einen Kreislauf des Missbrauchs aufrechterhielt.

Doch ob es geliebt wird oder nicht: Jedem derzeitigen und einstigen Neugeborenen (also auch Ihnen und mir) ist ein äußerst wichtiges Merkmal gemeinsam. Obwohl wir in viele unterschiedliche Verhältnisse hineingeboren werden, kommen wir mit einem angeborenen Gefühl der Ganzheit zur Welt. Wir beginnen unser Leben nicht mit Fragen wie »Genüge ich?«, »Bin ich es wert?«, »Verdiene ich Anerkennung, und bin ich liebenswert?«.

Kein einziges Baby fragt sich in den ersten Momenten des Bewusstseins: »Bin ich wichtig?« Seine Welt ist ein Ort des Staunens. Doch mit ihren allerersten Atemzügen versuchen diese winzigen menschlichen Wesen, ihre Umgebung zu verstehen. Wer wird sie großziehen und für sie sorgen? Was wird sie trösten? Und bei so vielen Kleinen beginnt das Leben, seinen Tribut zu fordern: durch Gewaltausbrüche der Bezugsperson oder einfach das Fehlen einer beruhigenden Stimme oder einer sanften Berührung. Was unsere ersten Begegnungen angeht, weichen unsere menschlichen Erfahrungen voneinander ab.

In meiner eigenen Kindheit war Einsamkeit das beherrschende Gefühl. Meine Mutter und mein Vater waren nur einmal zusammen gewesen, unter einer alten Eiche nicht weit entfernt von dem Haus in Kosciusko, Mississippi, in dem meine Mutter aufwuchs. Mein Vater Vernon sagte mir immer, ich wäre nie geboren worden, wenn er nicht neugierig gewesen wäre, was sich unter dem rosafarbenen Teller-

rock meiner Mutter befunden habe. Neun Monate nach dieser einmaligen Begegnung kam ich zur Welt. Von dem Moment an, in dem ich es verstehen konnte, wusste ich, dass ich unerwünscht war. Mein Vater wusste nicht einmal von mir, bis meine Mutter ihm eine Geburtsanzeige schickte und ihn um Geld für Babykleidung bat.

Das Haus meiner Großmutter Hattie Mae war ein Ort, an dem Kinder nur sprechen sollten, wenn sie gefragt wurden. Ich erinnere mich deutlich daran, dass mein Großvater mich mit seinem Stock wegscheuchte – habe aber keine Erinnerung daran, dass er jemals direkt mit mir sprach. Nachdem meine Großmutter gestorben war, musste ich zwischen dem Zuhause meiner Mutter, die nach Milwaukee gezogen war, und dem meines Vaters in Nashville pendeln. Da ich keinen von beiden kannte, fiel es mir sehr schwer, Wurzeln zu schlagen oder eine starke Bindung zu meinen Eltern aufzubauen. Meine Mutter arbeitete für fünfzig Dollar pro Woche als Hausangestellte in Fox Point, einem Vorort an der Nordküste von Milwaukee, und tat, was sie konnte, um für drei kleine Kinder zu sorgen. Für die Erziehung blieb keine Zeit. Ich versuchte immer, sie nicht zu verärgern und ihr keine Sorgen zu machen. Meine Mutter wirkte kühl und distanziert, gleichgültig gegenüber den Bedürfnissen dieses kleinen Mädchens. Sie verwendete all ihre Energie darauf, sich über Wasser zu halten, zu überleben. Ich kam mir immer wie eine Last vor, ein »Extramaul, das es zu stopfen galt«. Nur selten fühlte ich mich geliebt. Und von früh an wusste ich, dass ich auf mich gestellt war.

Bei meinen vielen Gesprächen mit Opfern von traumatischen Erlebnissen, von Missbrauch oder Vernachlässigung habe ich gelernt, dass diese Kinder, nachdem sie die schmerzlichen Erfahrungen verkraftet haben, eine tiefe Sehnsucht erfasst. Die Sehnsucht danach, gebraucht, bestätigt und geschätzt zu werden. Während sie heranwachsen, fehlt ihnen die Fähigkeit, einen Maßstab dafür zu entwickeln, worauf sie ein Anrecht haben. Und wenn dieses Problem nicht angegangen wird, folgt oft ein kompliziertes, frustrierendes Muster der Selbstsabotage, Gewalt, Promiskuität oder Sucht.

Genau hier beginnt die Arbeit – die Arbeit, das freizulegen, was Wurzeln schlug, lange bevor wir artikulieren konnten, was uns passierte.

Dr. Perry öffnete mir die Augen dafür, auf welche Weise heftige, angsterregende oder isolierende Sinneserfahrungen, die nur Sekunden dauern oder aber jahrelang ausgehalten werden, tief im Gehirn verschlossen bleiben können. Da unser Gehirn sich jedoch ständig entwickelt und neue Erfahrungen aufnimmt, während es weiterhin versucht, die uns umgebende Welt zu verstehen, baut jeder Moment auf allen vorangehenden Momenten auf.

Ich habe immer gespürt, dass an der Redewendung »die Eichel enthält die Eiche« etwas Wahres dran ist. Und durch meine Zusammenarbeit mit Dr. Perry weiß ich auch, dass dies wahr ist: Wenn wir die Eiche verstehen wollen, müssen wir zurück zur Eichel gehen.

Oprah

Ich erinnere mich, dass Oprah irgendwann zu Beginn unserer Zusammenarbeit sagte: »Sie sind also der Typ, der alles durch die Brille des Gehirns sieht. Denken Sie die ganze Zeit über das Gehirn nach?« Die kurze Antwort lautet: »Fast.« Ich denke viel über das Gehirn nach. Ich bin Neurowissenschaftler und studiere das Gehirn und Stressantwortsysteme schon seit dem Besuch des Colleges. Außerdem bin ich Psychiater, eine Ausbildung, die ich nach dem Studium der Neurowissenschaften absolvierte. Ich habe festgestellt, dass es mir hilft, Dinge aus der Sicht des Gehirns zu betrachten, wenn ich versuche, Menschen zu verstehen.

Als Kinderpsychiater werde ich oft nach beunruhigenden Verhaltensweisen gefragt. Warum verhält das Kind sich wie ein Baby? Kann es sich nicht seinem Alter entsprechend verhalten? Wie kann eine Mutter dastehen und zusehen, wie ihr Freund ihr Kind schlägt? Wie kann jemand ein Kind missbrauchen? Was stimmt nicht mit diesem Kind? Dieser Mutter? Diesem Freund?

Im Lauf der Jahre habe ich festgestellt, dass scheinbar sinnloses Verhalten einen Sinn ergibt, wenn man sich ansieht, was dahintersteckt. Und da unser Gehirn derjenige Teil von uns ist, der uns das Denken, Fühlen und Handeln ermöglicht, mache ich mir Gedanken über das Gehirn eines Menschen, wann immer ich versuche, ihn zu verstehen. Warum hat er das getan? Was hat ihn dazu veranlasst, sich so zu verhalten? Etwas ist geschehen, was die Funktionsweise seines Gehirns beeinflusst.

Die erste Gelegenheit, diese neurowissenschaftliche Sichtweise zu nutzen, um Verhalten zu verstehen, hatte ich als junger, noch in der Ausbildung befindlicher Psychiater. Ich arbeitete damals mit einem älteren Herrn, Mike Roseman – einem klugen, humorvollen, freundlichen Mann. Mike, ein Veteran des Koreakriegs, hatte an vielen Kampfeinsätzen teilgenommen und zeigte klassische Symptome der posttraumatischen Belastungsstörung (PTBS), auf die wir später näher eingehen werden. Er litt unter Angst, Schlafproblemen, Depressionen und episodisch auftretenden Flashbacks, bei denen er buchstäblich das Gefühl hatte, sich in einem Kampfeinsatz zu befinden. Er hatte sich darauf verlegt, sich selbst mit Alkohol zu behandeln, und neigte zum Rauschtrinken. Dies trug natürlich zu Konflikten in der Arbeit und in der Familie bei und führte letztlich zur Scheidung und Zwangsverrentung.

Wir hatten etwa ein Jahr lang zusammengearbeitet und Mike hatte seinen Alkoholkonsum ziemlich gut im Griff, doch seine anderen Symptome blieben bestehen. Eines Tages rief er mich völlig aufgelöst an. »Doc, kann ich heute kommen und mit Ihnen sprechen? Es ist wichtig. Und Sally möchte mitkommen.« Sally war eine pensionierte Lehrerin, mit der Mike eine Beziehung hatte. In den vergangenen Sitzungen hatte er viel darüber gesprochen, dass er diese Beziehung auf keinen Fall »vermasseln« wollte.

Da ich die Dringlichkeit spürte, erklärte ich mich einverstanden. Später an jenem Nachmittag kamen die beiden in mein Büro und setzten sich nebeneinander auf die Couch. Sie hielten Händchen. Sally flüsterte Mike leise etwas ins Ohr. Mike sah beschämt aus, und es war klar, dass sie versuchte, ihn zu beruhigen. Sie wirkten wie nervöse Teenager.

Er begann. »Können Sie ihr erklären, was eine PTBS ist? Sie wissen schon, warum ich völlig verkorkst bin.« Tränen traten ihm in die Augen. »Was stimmt nicht mit mir? Korea ist mehr als dreißig Jahre her.« Sally rückte näher zu ihm hin und legte den Arm um ihn.

Ich spürte, dass ich ins Schwimmen geriet – konnte ich die PTBS wirklich erklären? –, sodass ich auswich. »Warum jetzt, Mike, wenn ich fragen darf? Ist etwas passiert?«

»Wir sind gestern Abend aus gewesen. Wir haben schön gegessen und waren dann Richtung Stadtzentrum zum Kino unterwegs. Und plötzlich lag ich bäuchlings zwischen geparkten Autos auf der Straße, die Hände über dem Kopf, und hatte schreckliche Angst. Ich dachte, man würde auf uns schießen. Ich war wohl ziemlich verwirrt. Irgendwann wurde mir klar, dass ein Motorrad eine Fehlzündung gehabt hatte. Klang wie Geschützfeuer. Mein Anzug war an den Knien aufgerissen. Ich war verschwitzt, mein Herz raste. Ich war zu Tode er-

schrocken, und es war mir unglaublich peinlich. Ich wollte nur noch nach Hause und mich betrinken.«

Sally sagte: »In einem Moment sind wir noch Arm in Arm spaziert, im nächsten ist er zurück in einem Schützenloch in Korea und schreit. Ich wollte mich niederbeugen und ihm helfen, doch er hat mich einfach weggeschubst. Er hat mich geschlagen.« Sie hielt inne. »Es kam mir vor wie zehn Minuten, aber ich glaube, dass es nur ein paar Minuten waren. Sagen Sie mir, wie ich ihm helfen kann.« Sie wandte sich Mike zu. »Ich gebe dich nicht auf.«

»Sagen Sie ihr, was mit mir nicht stimmt«, flehte er.

Es war das Jahr 1985. Die Forschung zur posttraumatischen Belastungsstörung steckte noch in den Kinderschuhen, und ich war ein 29 Jahre alter unerfahrener Psychiater, der sich noch in der Ausbildung befand. Ich hatte keine Ahnung. »Hören Sie«, sagte ich, »ich weiß nicht, ob ich irgendwelche Antworten hierzu habe. Aber ich weiß, dass Mike Ihnen nicht wehtun wollte.«

»Natürlich nicht!« Sally sah mich an, als sei ich ein Idiot – der Idiot, der ich tatsächlich war. Doch obwohl ich nicht viel über klinische Arbeit wusste, so wusste ich doch eine Menge über das Gehirn, das Gedächtnis und die Stressantwort. Ich dachte über die Tatsache, dass Mike auf der Straße in Deckung gegangen war, nicht als Kliniker, sondern als Neurowissenschaftler nach. Was war in seinem Gehirn vorgegangen, als dieses Motorrad eine Fehlzündung hatte? Ich begann, ein klinisches Problem durch die Brille des Gehirns zu betrachten.

»Ich glaube, Teil des Problems ist, dass Mikes Gehirn sich vor vielen Jahren in Korea an eine ständige Gefahr angepasst hat – sein Körper und sein Gehirn wurden hochsensibel für alle Gefahrensignale der Welt und begannen überzureagieren. Um zu überleben, stellte das Gehirn damals im Grunde eine spezialisierte Form der Erinnerung her, eine Verbindung zwischen dem Geräusch von Geschütz- und Granatfeuern und der Notwendigkeit, eine extreme Überlebensantwort zu aktivieren.« Ich hielt inne. »Verstehen Sie, was ich meine?«

Sally nickte. »Er ist schreckhaft.«

»Mike, ich habe des Öfteren gesehen, wie Sie hier in meinem Büro zusammengezuckt und hochgeschreckt sind, wenn eine Tür zugeschlagen wurde oder im Gang ein Rollwagen zu laut geklappert hat. Sie suchen auch immer den Raum ab. Jede kleine Änderung – ob von Aktivitäten, Geräuschen oder Licht – erregt Ihre Aufmerksamkeit.«

»Wenn man nicht den Kopf einzog«, sagte Mike, »war man tot. Wenn man nachts nicht wachsam war, war man tot. Wenn man einschlief, war man tot.« Mit unverwandtem Blick starrte er ins Leere. Nach einem Moment des Schweigens seufzte er. »Ich hasse den 4. Juli [den Unabhängigkeitstag der USA]. Und Silvester. Feuerwerke lassen mich aus der Haut fahren, selbst wenn ich weiß, dass es welche geben wird – mein Herz fühlt sich dann an, als würde es mir aus der Brust springen. Ich hasse es. Danach kann ich eine Woche lang nicht schlafen.«

»Genau. Diese ursprüngliche adaptive und schützende Erinnerung ist also immer noch da. Sie ist nicht verschwunden.«

»Aber er braucht sie nicht mehr«, sagte Sally. »Sie macht ihm das Leben schwer. Kann er sie nicht einfach vergessen?«

»Das ist eine gute Frage«, erwiderte ich. »Das Vertrackte ist, dass sich nicht alle mit diesen Kampfhandlungen verbundenen Erinnerungen in Teilen des Gehirns befinden, die Mike bewusst kontrollieren kann. Lassen Sie mich dies ein wenig erklären.«

Ich zog ein Blatt Papier hervor, zeichnete ein auf den Kopf gestelltes Dreieck und drei Linien, die es in vier Abschnitte teilte. Es war das erste Mal, dass ich das Gehirn auf diese Weise darstellte. 35 Jahre später verwenden wir noch immer dieses Grundmodell, wenn wir vermitteln möchten, wie sich Stress und Traumata auf das Gehirn auswirken.

»Lassen Sie uns den grundlegenden Aufbau des Gehirns betrachten. Es ist wie ein vierschichtiger Kuchen. An der Spitze befindet sich der Cortex, der Teil des Gehirns, der den Menschen ausmacht.« Ich begann, meiner Zeichnung so wie in der hier wiedergegebenen Abbildung verschiedene gehirnvermittelte Funktionen hinzuzufügen.

Abbildung 1

EIN MODELL DES GEHIRNS

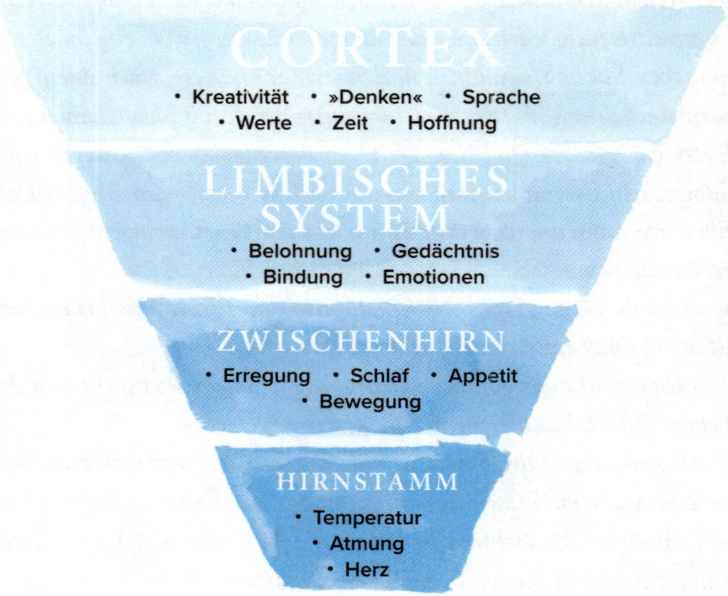

CORTEX

• Kreativität • »Denken« • Sprache
• Werte • Zeit • Hoffnung

LIMBISCHES SYSTEM

• Belohnung • Gedächtnis
• Bindung • Emotionen

ZWISCHENHIRN

• Erregung • Schlaf • Appetit
• Bewegung

HIRNSTAMM

• Temperatur
• Atmung
• Herz

HIERARCHISCHE ORGANISATION DES MENSCHLICHEN GEHIRNS

Das Gehirn kann in vier miteinander verbundene Bereiche aufgeteilt werden: Hirnstamm, Zwischenhirn, limbisches System und Cortex. Die strukturelle und funktionale Komplexität nimmt von den einfacheren unteren Bereichen des Hirnstamms bis hin zum Cortex zu. Der Cortex ist zuständig für die den Menschen auszeichnenden Funktionen wie Sprechen und Sprache, abstraktes Denken sowie die Fähigkeit, über die Vergangenheit nachzudenken und sich die Zukunft vorzustellen.

Während ich dies tat, erklärte ich: »Die Systeme an der Spitze sind verantwortlich für das Sprechen und die Sprache, das Denken und Planen. Unsere Werte und Überzeugungen sind dort gespeichert. Und ganz wichtig für Sie: Dies ist der Teil des Gehirns, der ›die Uhr lesen‹ kann. Wenn der Cortex ›online‹ und aktiv ist, können wir über die Vergangenheit nachdenken und der Zukunft entgegensehen. Wir wissen, welche Dinge in unsere Vergangenheit gehören und welche in unsere Gegenwart, ja?« Mike und Sally nickten.

»Okay. Sehen Sie sich nun den untersten Teil des Gehirns an – den Hirnstamm. Dieser kontrolliert weniger komplexe, hauptsächlich regulative Funktionen wie die Regulation der Körpertemperatur, der Atmung, der Herzfrequenz und so weiter. Doch in diesem unteren Teil gibt es keine Netzwerke, die denken oder die Uhr lesen. Manchmal nennen wir diesen Teil des Gehirns das ›Reptilienhirn‹. Überlegen Sie also, was eine Echse tun kann – sie plant oder denkt nicht viel; sie lebt vor allem im Augenblick und reagiert. Doch wir Menschen können dank des obersten Teils unseres Gehirns – des Cortex – erfinden, erschaffen, planen und die Uhr lesen.«

Ich sah sie an, um sicherzugehen, dass sie mir folgen konnten, bevor ich fortfuhr.

»Input von all unseren Sinnen – Sehen, Hören, Tasten, Riechen – gelangt zuerst in die unteren Bereiche des Gehirns. Nichts von unserem sensorischen Input gelangt direkt in den Cortex, sondern immer zuerst in die unteren Bereiche.«

Sie nickten.

»Sobald das Signal in den Hirnstamm gelangt [hier lenkte ich ihre Aufmerksamkeit auf den untersten Teil des Dreiecks], wird es verarbeitet. Im Grunde wird das eingehende Signal mit zuvor gespeicherten Erfahrungen abgeglichen. Bei diesem Abgleichungsprozess wurde in Ihrem Fall die Fehlzündung des Motorrads mit Geschützfeuer verbunden – erinnern Sie sich an diese Verknüpfung? Und da Ihr Hirnstamm weder die Uhr lesen noch wissen kann, dass viele Jahre vergangen sind,

aktiviert er Ihre Stressantwort, und Sie haben eine ausgewachsene Bedrohungsantwort. Sie fühlen und handeln, als würden Sie angegriffen. Ihr Hirnstamm kann nicht sagen: ›Hey, reg dich nicht so auf. Korea ist dreißig Jahre her. Bei diesem Geräusch handelt es sich einfach nur um die Fehlzündung eines Motorrads.‹«

Ich sah, dass sie es verstanden. »Wenn das Signal dann endlich zum Cortex gelangt, kann dieser herausfinden, was wirklich los ist. Doch wenn Sie die Stressantwort aktivieren, geschieht mit als Erstes Folgendes: Systeme in den höheren Bereichen des Gehirns, einschließlich unserer Fähigkeit, ›die Uhr zu lesen‹, werden abgeschaltet. Die Information über die Fehlzündung des Motorrads ist schließlich also im Cortex angekommen, aber das hat eine Weile gedauert. Und bis es so weit war, waren Sie wieder in Korea und dann verwirrt. Sie haben die ganze Nacht gebraucht, um sich wieder zu beruhigen, richtig?«

»Ich habe kein Auge zugetan.« Mike sah erschöpft, aber erleichtert aus. »Ich bin also nicht verrückt?«

»Nein, Ihr Gehirn tut angesichts dessen, was Sie durchgemacht haben, genau das, was man erwarten würde. Doch das, was einst adaptiv war, ist nun maladaptiv. Was Sie in Korea am Leben erhielt, bringt Sie zu Hause um. Wir müssen herausfinden, wie wir Ihren Stressantwortsystemen helfen können, weniger reaktiv und überempfindlich zu werden.«

Das war natürlich nicht das Ende von Mikes Geschichte, doch zu verstehen, was sich »unter« seinem verwirrenden Verhalten verbarg, war für ihn und Sally sehr tröstlich.

Für mich war es der Beginn eines Prozesses, Prinzipien der Neurowissenschaften wesentlich aktiver in die klinische Praxis zu integrieren. Mikes Geschichte veranschaulichte, wie »Auslösereize« – im Grunde jeder sensorische Input wie Sehen, Hören, Riechen, Schmecken oder Tasten – eine traumatische Erinnerung aktivieren können.

In Mikes Fall rief die Fehlzündung des Motorrads die komplexe Erinnerung an den Kampf hervor. Und es war eines der ersten Beispiele, von denen ich Oprah erzählte, als wir damit begannen, über Traumata zu sprechen.

Dr. Perry

Oprah: Wenn ich Mr Rosemans Geschichte höre, fällt mir als Erstes auf, dass er das Gefühl hat, mit einem Makel behaftet zu sein. Er fragt sogar: »Was stimmt nicht mit mir?« Aber Sie haben sich auf die Frage nach seinem Schmerz fokussiert, danach, was mit ihm passiert ist, statt auf die Frage, was nicht mit ihm stimmt – also auf genau die Veränderung, die zu vollziehen wir anderen helfen wollen.

Seine Geschichte hat mir auch geholfen, wirklich zu verstehen, was Sie meinen, wenn Sie von der »sequenziellen« Organisation des Gehirns sprechen.

Dr. Perry: Alle Erfahrungen werden von unten nach oben verarbeitet. Um zum oberen »klugen« Teil des Gehirns zu gelangen, müssen wir zuerst den unteren, nicht so klugen Teil durchlaufen. Diese sequenzielle Verarbeitung bedeutet, dass der primitive, reaktive Teil unseres Gehirns als Erster die Informationen interpretiert, die unsere Sinne liefern, und entsprechend handelt. Fazit: *Unser Gehirn ist so organisiert, dass es handelt und fühlt, bevor wir denken.* Unser Gehirn entwickelt sich auch sequenziell – von unten nach oben. Das sich entwickelnde Kind *handelt* und *fühlt*, und das Handeln und die Gefühle helfen dabei zu organisieren, wie es zu *denken* beginnen wird.

Oprah: Sie erzählen mir seit Jahren, dass die frühesten Erlebnisse die größten Auswirkungen haben, weil das Gehirn sich in dieser Zeit am schnellsten entwickelt.

Dr. Perry: Was mit jemandem geschah, ist nicht nur die Schlüsselfrage, wenn man ihn verstehen möchte. Es ist auch die Schlüsselfrage, wenn man das Gehirn begreifen möchte. Mit anderen Worten: Ihre persönliche Geschichte – die Menschen und Orte in Ihrem Leben – beeinflusst die Entwicklung Ihres Gehirns. Als Ergebnis ist jedes Gehirn einzigartig. Unsere Lebenserfahrungen prägen die Organisations- und Funktionsweise der Schlüsselsysteme in unserem Gehirn. Jeder von uns sieht und versteht die Welt also auf einzigartige Weise.

In Mr Rosemans Fall haben wir es mit traumatischen Erlebnissen zu tun, die stattfanden, als er 24 Jahre alt war. Wenn diese Erlebnisse das Gehirn eines 24-Jährigen veränderten, dann stellen Sie sich vor, welche Wirkung Traumata auf das Gehirn eines Säuglings oder Kleinkindes haben – wie viel tiefgreifender die Wirkungen sind.

Schon im Mutterleib beginnt das sich entwickelnde Gehirn, Teile unserer Lebenserfahrung zu speichern. Die Gehirnentwicklung beim Fötus kann durch eine Vielzahl von Faktoren beeinflusst werden, zum Beispiel durch den Stress der Mutter, durch Drogen, Alkohol, Nikotin, Ernährung und Aktivitätsmuster. Während der ersten neun Monate entwickelt sich das Gehirn explosionsartig. Mitunter werden pro Sekunde 20 000 neue Nervenzellen »geboren«. (Das Gehirn eines Erwachsenen hingegen kann an einem guten Tag nur 700 neue Nervenzellen bilden.) Bei der Geburt hat das neugeborene Kind 86 Milliarden Nervenzellen. Diese wachsen weiter und verbinden sich zu komplexen Netzwerken, die es dem Neugeborenen ermöglichen, damit zu beginnen, die Welt zu verstehen. All dies ist extrem vielschichtig und wird von den Forschern noch nicht vollkommen verstanden. Es gibt jedoch ein paar grundlegende Prinzipien, die während unserer Gespräche darüber, in welchem Zusammenhang dies mit Traumata steht, hilfreich sein werden.

Unsere Sinne – Sehen, Hören, Riechen, Schmecken und Berühren – überwachen, was außerhalb unseres Körpers vor sich geht. Um dies tun zu können, sind sie auf die Sinnesorgane angewiesen – Augen, Ohren, Nase und Haut. Wenn diese durch Licht, Geräusche, Gerüche oder Berührungen stimuliert werden, senden spezialisierte Nervenzellen Signale an das Gehirn.

Wir haben auch sensorische Systeme, die uns sagen, was innerhalb unseres Körpers vor sich geht. Wir sprechen hier von Interozeption, der Wahrnehmung von zum Beispiel Durst, Hunger oder

Atemlosigkeit. Aller sensorische Input, ob aus der Außenwelt oder unserer Innenwelt, liefert dem Gehirn fortwährend Feedback, sodass die richtigen Systeme aktiviert werden können, um uns gesund zu erhalten und zu schützen. Wenn wir durstig sind, wollen wir Wasser haben. Wenn wir hungrig sind, wollen wir etwas zu essen haben. Wittern wir eine Gefahr, mobilisieren wir unsere Stressantwortsysteme.

Das Gehirn kategorisiert jeden sensorischen Input und schickt ihn »das Dreieck hoch« zu anderen Bereichen des Gehirns, wo er integriert und weiterverarbeitet wird. Dadurch entsteht eine zunehmend komplexe und detaillierte Version jedweden Erlebnisses, da verschiedener Input, abhängig davon, wie das Gehirn ihn sortiert, miteinander verbunden wird. Das Gehirn schickt zum Beispiel einen Teil des visuellen Inputs in dieselben Bereiche, in die es auditive (Geräusche), taktile (Berührungen) und olfaktorische (Gerüche) Sinneseindrücke schickt, die exakt zur gleichen Zeit eingehen. Diese unterschiedlichen Sinneseindrücke – die mit dem Erlebnis einhergehenden Bilder, Geräusche, Gerüche und Bewegungen – werden dann miteinander verbunden. Und damit fängt das Verstehen der Welt an.

Wenn unser Gehirn beginnt, die komplexen Erinnerungen zu schaffen, die diese Verbindungen speichern, entsteht unser persönlicher Erfahrungskatalog. Während wir aufwachsen, versuchen wir alle zu verstehen, was um uns herum geschieht. Was bedeutet dieses Geräusch? Was bedeutet es, wenn jemand mir den Rücken reibt? Was bedeutet dieser Gesichtsausdruck? Was passiert sonst noch, wenn dieser Duft da ist?

Für das eine Kind bedeutet Augenkontakt »Ich mag dich; ich bin an dir interessiert«, für das andere vielleicht »Ich werde dich gleich anschreien«. Augenblick für Augenblick sortiert und speichert unser Gehirn während unserer ersten Lebensjahre unsere persönlichen Erfahrungen und erstellt unser persönliches »Codebuch«, das uns hilft, die Welt zu interpretieren. Jeder von uns erschafft sich ein einzigartiges, von seinen Lebenserfahrungen geprägtes Weltbild.

Stellen Sie sich einen Moment lang die dramatischen Veränderungen in der Sinnenwelt eines Neugeborenen vor. Seine Welt, die einst warm, rhythmisch und dunkel war, wird im Augenblick der Geburt zu einem überwältigenden Sinnenbad der Bilder, Geräusche, Temperaturänderungen und des Kontakts mit Luft. Das Gehirn wird mit neuen Mustern sensorischen Inputs bombardiert. Und weil für einen Säugling ein so großer Teil der Welt neu ist, ist dies die Zeit, in der das Gehirn am schnellsten und aktivsten neue Verbindungen herstellt. Die Erfahrungen in den ersten Lebensjahren prägen auf unverhältnismäßig starke Weise die Art, wie sich das Gehirn organisiert.

Oprah: Zu den wichtigsten Dingen, die ich von Ihnen gelernt habe, gehört, dass Kleinkinder sehr viel mehr aufnehmen, als wir uns klarmachen. Je jünger man ist, desto empfindlicher reagiert man auf das emotionale Klima. Die Menschen glauben, vor Kleinkindern fluchen zu können. Sie glauben, in Gegenwart von Kleinkindern gewalttätig sein zu können. In Hunderten meiner Shows haben Mütter gesagt: »Also, wenn er älter wird, werde ich den gewalttätigen Vater verlassen« – und gedacht: *Mein Kind ist zu klein, um zu verstehen.* Dabei ist genau das Gegenteil der Fall.

Dr. Perry: Ja, es ist genau das Gegenteil. Je jünger man ist, desto abhängiger ist man davon, dass die Bezugspersonen – Eltern und andere Erwachsene – einem helfen, die Welt zu interpretieren. In gewisser Weise erlebt das Kleinkind die Welt durch die Filter dieser Erwachsenen.

Ein sehr kleines Kind mag vielleicht nicht die verwendeten Worte verstehen, aber es nimmt die nonverbalen Teile der Kommunikation wie zum Beispiel den Tonfall wahr. Es kann die Anspannung und

Feindseligkeit spüren, wenn jemand wütend ist, oder die Erschöpfung und Verzweiflung, wenn jemand deprimiert ist. Und weil das Gehirn in den ersten Lebensjahren so schnell wächst und Abertausende Gedankenverbindungen dazu herstellt, wie die Welt funktioniert, haben diese frühen Erfahrungen größere Auswirkungen auf den Säugling und das Kleinkind.

Haben Kinder zum Beispiel gewalttätige Väter, so beginnt ihr Gehirn, Männer mit Gefahr, Wut und Angst in Verbindung zu bringen. Und dieses Weltbild setzt sich fest – Männer sind gefährlich, bedrohlich, sie werden dir und den Menschen, die du liebst, wehtun. Und wenn das Ihr tief verwurzeltes Weltbild ist, dann stellen Sie sich vor, was passiert, wenn Sie einen (männlichen) Lehrer oder Trainer haben. Stellen Sie sich vor, wie Sie einen neuen, gesunden, nicht gewalttätigen Mann im Leben Ihrer Mutter sehen werden.

Oprah: Und wenn man noch nicht über die Wörter oder die Fähigkeit verfügt, das zu bezeichnen, was man sieht oder fühlt, kann man sich nur an den Schwingungen orientieren. Und die Schwingungen im Haus sagen: … *das ist nicht gut.*

Dr. Perry: Diese Schwingungen, die Sie erwähnen, entsprechen dem emotionalen Ton des Umfelds.

Oprah: Ja, ich glaube, dass jedem Umfeld ein bestimmter Ton eigen ist. Würde man als Fremder in irgendein Haus kommen und die Sprache nicht beherrschen, könnte man dennoch eindeutig spüren, ob dies ein Ort ist, an dem die Menschen geliebt werden. So wie man auch spüren kann, wenn etwas nicht stimmt. Man weiß vielleicht nicht, was es ist, aber etwas fühlt sich nicht in Ordnung an.

Dr. Perry: Ebenso könnte man den Klassenraum einer Vorschule betreten und sagen: »Wow, was für ein großartiges Umfeld.« Man kann das emotionale Klima spüren, den emotionalen Ton. Und man könnte in einen anderen Klassenraum derselben Schule gehen und sagen: »Oh, was ist hier los?« Man spürt es sofort. Bestimmte Teile des Gehirns reagieren äußerst empfindlich auf nonverbale Beziehungshinweise. Und in unserer Gesellschaft ist dies ein unterschätzter Aspekt der Art, wie Menschen funktionieren. In unserer Gesellschaft sind das geschriebene und das gesprochene Wort sehr wichtig, doch die meiste Kommunikation erfolgt tatsächlich nonverbal.

Oprah: Sie sagen, dass ein in den ersten Lebensjahren erlittenes Trauma – das heißt von der Geburt bis zum zweiten Lebensjahr, bevor man die Fähigkeit entwickelt hat, das Erlebte zu erklären – einen tieferen Einfluss auf das Gehirn haben kann, als wenn man über die Worte verfügt, das traumatische Erlebnis zu erklären. Ich denke an Kinder, die sexuell belästigt werden, wenn sie so jung sind, dass ihnen die Sprache fehlt, um das zu verarbeiten, was ihnen widerfuhr. Die Erfahrung setzt sich auf eine Weise im Gehirn fest, auf die sie es nicht täte, wenn das Kind das Geschehen verbalisieren könnte.

Dr. Perry: Was Sie hier beschreiben, ist eine Form der Erinnerung. Lassen Sie uns zu dem auf den Kopf gestellten Dreieck zurückkehren, das ich für Mr Roseman gezeichnet hatte.

Jedes biologische System in unserem Körper ändert sich in irgendeiner Weise als Reaktion auf eine Erfahrung, und diese Veränderung ist in gewissem Sinne dann ein Protokoll vergangener Erfahrungen – oder im Grunde eine Erinnerung. Nervenzellen reagieren äußerst empfindlich auf Erfahrungen, und neuronale Netze in jedem Teil des Gehirns können Erinnerungen bilden. Sich an Namen, Telefonnummern und daran zu erinnern, wo man seine Schlüssel gelassen hat, ist eine Funktion des neuronalen Netzes des Cortex. Aber wir haben auch emotionale Erinnerungen. Ein Song kann ein Gefühl hervorrufen, eine gedankliche Verbindung zu einem Erlebnis, das vor Jahren stattfand. Der Duft von gebratenem Truthahn oder frisch gebackenem Brot ruft vielleicht ein warmes Gefühl der Zugehörigkeit oder ein melancholisches Gefühl einer verlorenen Vergangenheit hervor. Diese Empfindungen entstehen durch Assoziationen, die in den neuronalen Netzen des limbischen Systems und anderen Hirnregionen gespeichert sind. Und es gibt vestibulär-motorische Erinnerungen – sich in der Embryonalstellung zusammenzurollen stellt im Grunde einen Akt des Erinnerns dar –, die in noch tieferen Netzen im Gehirn gespeichert sind. Doch traumatische Erlebnisse können in *allen* Hirnregionen komplexe Erinnerungsspuren erzeugen.

Wie bereits erwähnt, entwickelt sich das Gehirn sequenziell, von unten nach oben und von innen nach außen, von den grundlegenden Funktionen des Hirnstamms bis zu den komplexen Leistungen des Cortex. Jedes Hirnareal besitzt die Fähigkeit, Erinnerungen zu bilden – sich als Reaktion auf Erfahrungen zu ändern und diese Änderungen in bestimmten neuronalen Netzen zu speichern.

Bei einem kleinen Kind ist der Cortex noch nicht vollständig entwickelt. Bei Kindern unter drei Jahren sind die neuronalen Netze noch nicht reif genug, um das sogenannte lineare narrative Gedächtnis zu bilden (mit anderen Worten, ein Wer-, Was-, Wann- und Wo-Gedächtnis). In den niedrigeren Hirnarealen verarbeiten jedoch andere neuronale Netze unsere frühesten Erlebnisse – und ändern sich daraufhin. In diesen Netzen werden Assoziationen oder Erinnerungen erzeugt, was einen gewaltigen Einfluss darauf hat, wie Traumata in den Gehirnen der ganz Kleinen gespeichert werden.

Wenn ein Kind missbraucht wird, stellt sein Gehirn vielleicht eine Verbindung her zwischen den Merkmalen des Missbrauchstäters oder den Begleitumständen des Missbrauchs – Haarfarbe, Tonfall, die Musik, die im Hintergrund spielt – und einem Gefühl der Angst. Die komplexen und verwirrenden Verbindungen können über Jahre hinweg das Verhalten beeinflussen. Im späteren Leben kann dann zum Beispiel die Tatsache, dass in einem Restaurant ein braunhaariger Kellner einem nicht von der Seite weicht, während er die Bestellung aufnimmt, eine Panikattacke auslösen. Da es jedoch keine fest verankerte kognitive Erinnerung gibt – kein lineares narratives Gedächtnis –, wird die Panik oft als zufällig, das heißt als unabhängig von früheren Erlebnissen erfahren und interpretiert.

Wird das Trauma in einem frühen Alter erlitten, können sich viele lebenslange Überzeugungen und Verhaltensweisen herausbilden. So vergiftet zum Beispiel ein früher sexueller Missbrauch im schlimmsten Fall jegliche Intimität, selbst für den Fall, dass das Opfer keine tatsächlichen Erinnerungen an die genaueren Umstände des Missbrauchs hat.

Oprah: In 217 Folgen der »Oprah Winfrey Show« ging es um sexuellen Missbrauch, und ich fand bei den meisten Opfern, einschließlich meiner selbst, ein absolut durchgängiges Muster. Wenn man darauf gedrillt worden war, willfährig zu sein, sind Konfrontationen jedweder Art unangenehm, weil einem nie beigebracht wurde, dass man das Recht hat, Nein zu sagen. Tatsächlich wurde einem beigebracht, dass man nicht Nein sagen darf. Man wuchs mit dem Gefühl auf, dass man es nicht wert ist, seine eigenen Grenzen zu setzen. Viele Menschen reagieren damit, dass sie ihre Gefühle, Nein sagen zu wollen, begraben, und werden People Pleaser. Ich falle in diese Kategorie. Ich habe jahrelang Ja zu Anforderungen gesagt, von denen ich wusste, dass ich sie nicht wirklich erfüllen wollte, oder schwierige Unterhaltungen gemieden, weil ich nicht mit dem Unbehagen leben konnte, meine Ansichten zu verteidigen. Ich kenne andere Traumaopfer, die etwas so lange sabotieren, bis jemand anders für sie Nein sagt – das heißt, bis ihre Beziehung endet, eine Freundschaft toxisch wird oder sie ihren Job verlieren. Das ist genau das, was ich aus Ihren Worten heraushöre, wenn Sie davon sprechen, dass Menschen die Intimität vergiften.

Doch die extremen Erlebnisse, über die wir bis jetzt gesprochen haben – sexuelle Belästigung, Kindesmissbrauch, Krieg –, sind nicht die einzigen Erfahrungen, die Traumata verursachen können. Der Begriff lässt sich vielmehr auf ein großes Spektrum von Lebensereignissen anwenden.

Für mich gibt es hierfür kein besseres Beispiel als die Geschichte von Kris und Daisy, die in einer Folge der »Oprah Winfrey Show« über Scheidungskinder auftraten. Damals war Kris sieben und seine Schwester Daisy elf Jahre alt. Die beiden hatten nicht nur das Trauma erlitten, dass ihre Eltern sich scheiden ließen, sondern seit mehreren Jahren keinen Kontakt mehr mit ihrer Mutter gehabt. Kris war erst vier gewesen, als er sie das letzte Mal gesehen hatte, und seine Sehnsucht nach ihr war herzzerreißend. Er glaubte, dass seine Mutter zurückkommen würde, wenn er mit dem Geld, das er gespart hatte, einen Ring für sie kaufen könnte. Das ging mir sehr nahe.

Daisys Verletzung hingegen fand ihren Ausdruck in Wut. »Wenn man verheiratet ist, darf man keinen Freund haben«, sagte sie mir mit Bezug auf ihre Mutter. Die Frau, die sie bedingungslos hätte lieben und ihre beste Lehrerin hätte sein sollen, war aus ihrem Leben verschwunden. Daisy beschrieb es als »unerträglich«.

Während der Show erzählte mir der Rabbi und Familientherapeut M. Gary Neuman, eine Scheidung sei für die meisten Kinder wie ein Tod. Er erklärte, Kinder sähen ihre Eltern nicht als unabhängige Personen, die zusammengekommen sind. Sie sehen eine Elterneinheit innerhalb einer Familieneinheit. Und so haben die Kinder, selbst wenn die Scheidung für die Familie insgesamt das Beste ist, das Gefühl, dass Stücke von ihnen selbst weggerissen würden. Und wenn ein Elternteil nicht länger verfügbar ist oder plötzlich einen neuen Partner in die Familie einführt, bevor das Kind Vertrauen entwickeln kann, dann wirkt sich dies auf die Bereiche des Gehirns aus, die an der Formung des Selbstwerts beteiligt sind. Das Selbstwertgefühl prägt jede Beziehung, die wir eingehen, und jede Entscheidung, die wir auf unserem Lebensweg treffen. Und wenn Kinder sich durch die Entscheidungen ihrer Eltern nicht respektiert fühlen, zerstört dies ihren Glauben, dass sie wertgeschätzt werden.

Kris und Daisy waren die ersten Kinder, die ich etwas Derartiges über das Trauma hatte sagen hören, das sie aufgrund der Trennung ihrer Eltern erlitten hatten. Einige Menschen glauben, dass Kinder eine neue Beziehung umso leichter verkraften, je jünger sie sind. Die Geschichte von Kris und Daisy bestätigte mir, dass dies nicht stimmt.

Ich weiß, Ihre Forschungen legen dasselbe nahe. Erklären Sie mir bitte aus neurologischer Sicht, was in dieser Situation mit dem Gehirn eines Kindes geschieht.

Dr. Perry: Wenn ein neuer Partner auf der Bildfläche erscheint, passiert zweierlei. Erstens beginnt das Kind – und das gilt sogar für Säuglinge –, sich zu fragen: »Wer ist diese Person, und was ist das?« Zweitens spürt es, dass der Elternteil seine Aufmerksamkeit von ihm weg und auf diese andere Person richtet. Wie destabilisierend das ist, auch wenn keine Feindseligkeit, keine Aggressionen und kein Missbrauch im Spiel sind, lässt sich dann leicht erkennen.

Oprah: Also auch dann, wenn die Beziehungen relativ gesund sind.

Dr. Perry: Richtig. Selbst wenn die Person, die in das Leben des Kindes tritt, wirklich nett, freundlich und respektvoll ist, dauert es sehr lange, bis das Kind die Veränderung versteht und sein Gleichgewicht wiederfindet. Wie wir später noch sehen werden, aktiviert alles Neue unsere Stressantwortsysteme. Unsere Standardreaktion auf Neues ist »Hoppla, was ist das?«. Und solange das Neue sich nicht als sicher und positiv erwiesen hat, stufen wir es als eine potenzielle Gefahr ein. Für die meisten Menschen ist das Unbekannte einer der Hauptgründe dafür, dass sie sich verunsichert und überfordert fühlen.

Und natürlich ist es noch schlimmer, wenn es Konflikte in der Beziehung gibt. Sagen wir, ein kleiner Junge wird von dem neuen Freund seiner Mutter angebrüllt. Die Erfahrung wird im Cortex verarbeitet und als narrative – wer, was, wann, wo? – Erinnerung gespeichert. »Am Montag ist der Freund ins Haus gekommen und hat mich angebrüllt.« Doch die Erinnerung wird auch noch tiefer im Gehirn gespeichert. Als der Freund gebrüllt hat, wurde die Stressantwort des Jungen aktiviert. Die entscheidenden, von den unteren Teilen des Gehirns gesteuerten Regulationssysteme beschleunigten seinen Herzschlag, erhöhten den Muskeltonus und sandten seinem Körper Signale, sich auf Kampf oder Flucht vorzubereiten. Angst schaltet das Denken ab und verstärkt Gefühle, und der Junge hatte Angst. Und während sein Gehirn versucht, das Erlebte zu verstehen, bildet es gleichzeitig eine Traumaerinnerung.

Wenn der Junge später einem Trigger oder Auslösereiz ausgesetzt ist, der sein Gehirn an das traumatische Erlebnis erinnert, steigt der Puls. Seine Körperhaltung ändert sich. Der Hormoncocktail in seinem Körper wird beeinflusst. Der Punkt ist, dass traumatische Erlebnisse die zentralen Regulationssysteme in unserem Körper verändern können. Bei einem Kind, das unvorhersehbarem oder extremem Stress ausgesetzt ist, wird es zu einer sogenannten Dysregulation kommen.

Oprah: Und das Leben in einem traumatisierenden Umfeld wird dafür sorgen, dass das Kind permanent dysreguliert ist.

Dr. Perry: Ja. Wenn ein Kind zum Beispiel wiederholt miterlebt, dass ein Elternteil verbal, emotional oder körperlich missbraucht wird, oder wenn es selbst vom Partner eines Elternteils missbraucht wird, stellt sein Gehirn Verbindungen zwischen all den Merkmalen des Missbrauchstäters und der Bedrohung her. Diese Verbindungen können einen Einfluss darauf haben, wie das heranwachsende Kind Beziehungen erlebt und interpretiert.

Oprah: Und das führt zur Bildung dessen, was Sie den »persönlichen Katalog« – oder das »Codebuch« nennen, das die Linse formt, durch die wir die Welt wahrnehmen.

Dr. Perry: Absolut. Diese in frühen Jahren gezogenen Verbindungen haben eine unglaublich mächtige, tiefgreifende Wirkung. Ich arbeitete früher einmal als beratender Arzt eines stationären Behandlungszentrums, in dem rund hundert Jungen im Alter zwischen sieben und siebzehn waren. All diese Kinder waren »Staatskinder« – Mündel des Staates, die man aufgrund von Missbrauch oder Vernachlässigung aus ihren Familien genommen hatte. Nach Problemen in Pflegefamilien waren diese Jungen in das stationäre Programm aufgenommen worden. Die Einrichtung, in der sie lebten, ähnelte einem Wohnheim, und die meisten von ihnen besuchten eine hauseigene Schule.

Einer der Jungen, mit denen ich arbeitete, war ein Vierzehnjähriger namens Samuel. Als er sieben war, hatte das Jugendamt ihn und seine vier jüngeren Geschwister aus der Familie genommen. Die Kinder waren vernachlässigt worden, und Samuel hatte sich um die anderen gekümmert und sie beschützt, wenn sein Vater trank. Sam war die Zielscheibe der schlimmsten Gewaltausbrüche des Vaters. Als die Kinder ihren Eltern weggenommen wurden, brachte man die jüngeren in einem anderen Heim unter. Sam war verzweifelt. Er rannte immer wieder aus den Heimen weg, um nach seinen Geschwistern zu suchen. Er war in zwölf Heimen gewesen – und auf zwölf Schulen –, bevor er im Alter von elf in diese stationäre Einrichtung aufgenommen wurde. Mit das Erste, was wir taten, war, die Verbindung zu seinen Geschwistern wiederherzustellen. Wir arrangierten wöchentliche Telefonate und monatliche Besuche. Zu wissen, dass sie in Sicherheit waren und geliebt wurden, beruhigte Sam. Erst dann konnte die schwierige Heilungsarbeit wirklich beginnen.

In den nächsten drei Jahren machte Sam große Fortschritte. Seine soziale Kompetenz verbesserte sich. Er entwickelte eine bessere Selbstkontrolle, wenn er frustriert oder enttäuscht war, er wurde hoffnungsvoller und konzentrierte sich auf die Zukunft. Obwohl er aufgrund des Chaos in seinem Leben in der Schule drei Klassen zurück war, holte er so gut auf, dass er schon bald in eine neue Klasse versetzt wurde.

Sams neuer Lehrer war energiegeladen, beliebt und erfahren. Während der ersten Woche in der neuen Klasse bekam Sam drei große Wutausbrüche. Zwei davon waren gegen den Lehrer gerichtet und so aggressiv und heftig, dass Sams körperliche Bewegungsfreiheit eingeschränkt werden musste. Eine solch extreme Intervention war für dieses Programm ungewöhnlich; doch ebenso ungewöhnlich war Sams Verhalten. Das Personal reagierte verwirrt und frustriert. Sam war mürrisch und schämte sich.

Ich setzte mich mit dem Lehrer zusammen, um die einzelnen Ereignisse noch einmal zu betrachten, doch weder er noch ich konnte einen offensichtlichen Trigger für die explosionsartigen Ausbrüche erkennen. Ich beobachtete Sams Klasse, stellte jedoch kein unangemessenes oder potenziell provokatives Verhalten des Lehrers fest. Doch Sam war eindeutig aufgewühlt, wann immer der Lehrer mit ihm sprach oder versuchte, ihm bei seiner Arbeit zu helfen. Nähe war der einzig mögliche Trigger, den ich sah. Je näher der Lehrer ihm kam, desto unruhiger wurde Sam. Im Lauf der Zeit begann der Lehrer, jede Form der Interaktion zu meiden – es gab keinen Augenkontakt, keine verbale Ermutigung, kein Lächeln mehr. Er distanzierte sich von Sam, emotional wie auch physisch. Es war klar, dass die beiden einander nicht mochten.

Eines Tages sprach ich mit Sam darüber. Seine einzige Erklärung war: »Er hasst mich. Ich mache nichts richtig.« Unsere Sitzung wurde durch einen Mitarbeiter unterbrochen, der Sam daran erinnerte, dass es gleich Zeit für das Treffen mit seinem Vater sei. Diese Treffen mussten unter Aufsicht stattfinden, und da der Individualfürsorger noch nicht da war, erklärte ich mich bereit, Sam zu begleiten. Wir gingen zu einem Besprechungszimmer, ich setzte mich in die Ecke und wartete darauf, dass Sams Vater auftauchte. Sam nahm am Besprechungstisch Platz und baute ein Damespiel auf. Und wartete. Sein Vater verspätete sich schon wieder. Schließlich ging die Tür auf, der Vater kam herein und nahm Sam gegenüber Platz. Die beiden begrüßten sich verlegen und begannen dann, Dame zu spielen. Während der nächsten zehn Minuten tauschten sie vielleicht zehn Worte aus. Keiner schaute den anderen an. Die Spannung war mit Händen greifbar.

Meine Gedanken schweiften ab, während sie spielten. Ich ertappte mich dabei, dass ich an meinen Vater dachte. Angelausflüge in Kanada, nördlich von Flin Flon. Wie er mich morgens um fünf, wenn ich noch in meinem warmen Bett lag und fest schlief, weckte, um mit mir Glasaugenbarsche angeln zu gehen. Wie er sein rot kariertes Flanelljagdhemd anzog, das nach ihm roch – die spezielle Mischung aus Zigarre, Schweiß und Old Spice. Es war ein so warmer und beruhigender Duft, dass mich ein intensives Gefühl erfüllte, beschützt und geliebt zu werden.

Als ich aus meinem Tagtraum wiederauftauchte, hing der Geruch von Old Spice noch in der Luft. Konnte das sein? Ich ging zu Sam und seinem Vater hinüber und beugte mich zwischen ihnen über den Tisch. »Wie läuft das Spiel?«

»Er gewinnt«, erwiderte der Vater. Er roch nach Alkohol und dem Old Spice, mit dem er sich eingesprüht hatte, um dies zu verbergen. Wenn er Sam besuchte, hatte er eigentlich nüchtern zu sein.

Nach dem Besuch suchte ich Sams Lehrer auf. Er war in seinem Klassenraum und bereitete sich auf den nächsten Tag vor. »Die Frage mag Ihnen ein bisschen komisch vorkommen«, sagte ich, »aber welches Deodorant benutzen Sie?«

»Old Spice. Warum?«

Ich nahm ein Blatt Papier und einen Stift hervor, zeichnete das auf den Kopf gestellte Dreiecksmodell des Gehirns und unterhielt mich kurz mit ihm über das Gedächtnis, Assoziationen und Trigger. Ich sagte ihm, dass ich glaube, der Duft von Old Spice sei für Sam ein Auslösereiz (so wie explosionsartige Geräusche einer von Mr Rosemans Auslösereizen waren). Der Lehrer war einverstanden, fortan ein geruchloses Deodorant zu benutzen.

Später am Nachmittag setzte ich mich mit Sam zusammen und erklärte ihm, was meiner Meinung nach der Grund dafür war, dass er sich in Gegenwart des Lehrers so unbehaglich fühlte und so wütend auf ihn wurde. Ich zeigte Sam dieselbe Zeichnung des auf den Kopf gestellten Dreiecksmodells des Gehirns, und wir sprachen darüber, wie unser Gehirn versucht, die Welt zu verstehen, indem es Bilder, Geräusche und Gerüche, die »zusammen auftreten«, miteinander verknüpft. Er nickte. Es ergab einen Sinn für ihn. Er nannte mir andere Auslöser, von denen er wusste, dass sie ihn in Rage brachten: Wenn jemand brüllte, wollte er weglaufen und sich verstecken. Wenn eine größere Person eine kleinere schikanierte, wollte er angreifen. Ich fragte ihn, ob er bereit sei, sich mit dem Lehrer zusammenzusetzen und zu sehen, ob sie mit ihrer Beziehung noch einmal von vorn anfangen könnten.

Sowohl Sam als auch der Lehrer erklärten sich einverstanden, einander eine zweite Chance zu geben. Im Lauf des nächsten Jahres entwickelte sich eine enge Beziehung zwischen ihnen, und Sam wurde schließlich zum Musterschüler dieser Klasse.

Sams Geschichte illustriert deutlich, wie das Gehirn Erinnerungen speichert. Sowohl bei Sam als auch bei mir hatte das Gehirn in früheren Jahren mit dem Geruch von Old Spice verbundene Erinnerungen gebildet. Meine Assoziationen riefen positive Gefühle hervor, seine Schmerz und Angst. Während wir unseren Weg durchs Leben gehen, können unzählige Geräusche, Gerüche und Bilder Erinnerungen anzapfen, die wir zu einem früheren Zeitpunkt gebildet haben. Hierbei kann es sich um vollständige Erinnerungen an ein bestimmtes Ereignis oder um Bruchstücke handeln – eine Emotion, das Gefühl, ein Déjà-vu zu erleben, ein Eindruck.

Wenn wir jemanden kennenlernen, bilden wir uns einen ersten Eindruck (»Er scheint ein wirklich netter Typ zu sein«), oft ohne offenkundige Informationen, auf die wir ihn gründen. Das liegt daran, dass Merkmale der Person etwas in uns hervorrufen, was wir zuvor als vertraut und positiv eingestuft haben. Das Gegenteil kann der Fall sein (»Dieser Typ ist ein totaler Idiot«), wenn einige Merkmale eine frühere negative Erfahrung anzapfen.

Unser Gehirn katalogisiert neben dem, was uns in den Medien präsentiert wird, riesige Mengen an Input, den wir von unserer Familie, Gemeinde und Kultur erhalten. Während es zu verstehen versucht, was es gespeichert hat, beginnt es, ein Weltbild zu formen. Wenn wir später jemandem begegnen, dessen Eigenschaften sich von dem unterscheiden, was wir katalogisiert haben, ist unsere Standardreaktion die, misstrauisch und abwehrend zu sein. Wird unser Gehirn wiederum mit Assoziationen gefüttert, die zum Beispiel auf mediengeprägten Vorurteilen über den idealen Körperbau oder auf ethnischen oder kulturellen Stereotypen basieren, werden wir implizite Vorurteile entwickeln (und vielleicht auch unverhohlene).

Viele Phänomene des Alltagslebens stehen also in direktem Zusammenhang mit dem Versuch des Gehirns, durch das Bilden von Assoziationen und Erinnerungen die Welt zu verstehen. Deswegen ist die Frage »Was ist dir passiert?« so wichtig, wenn wir verstehen wollen, was mit uns los ist.

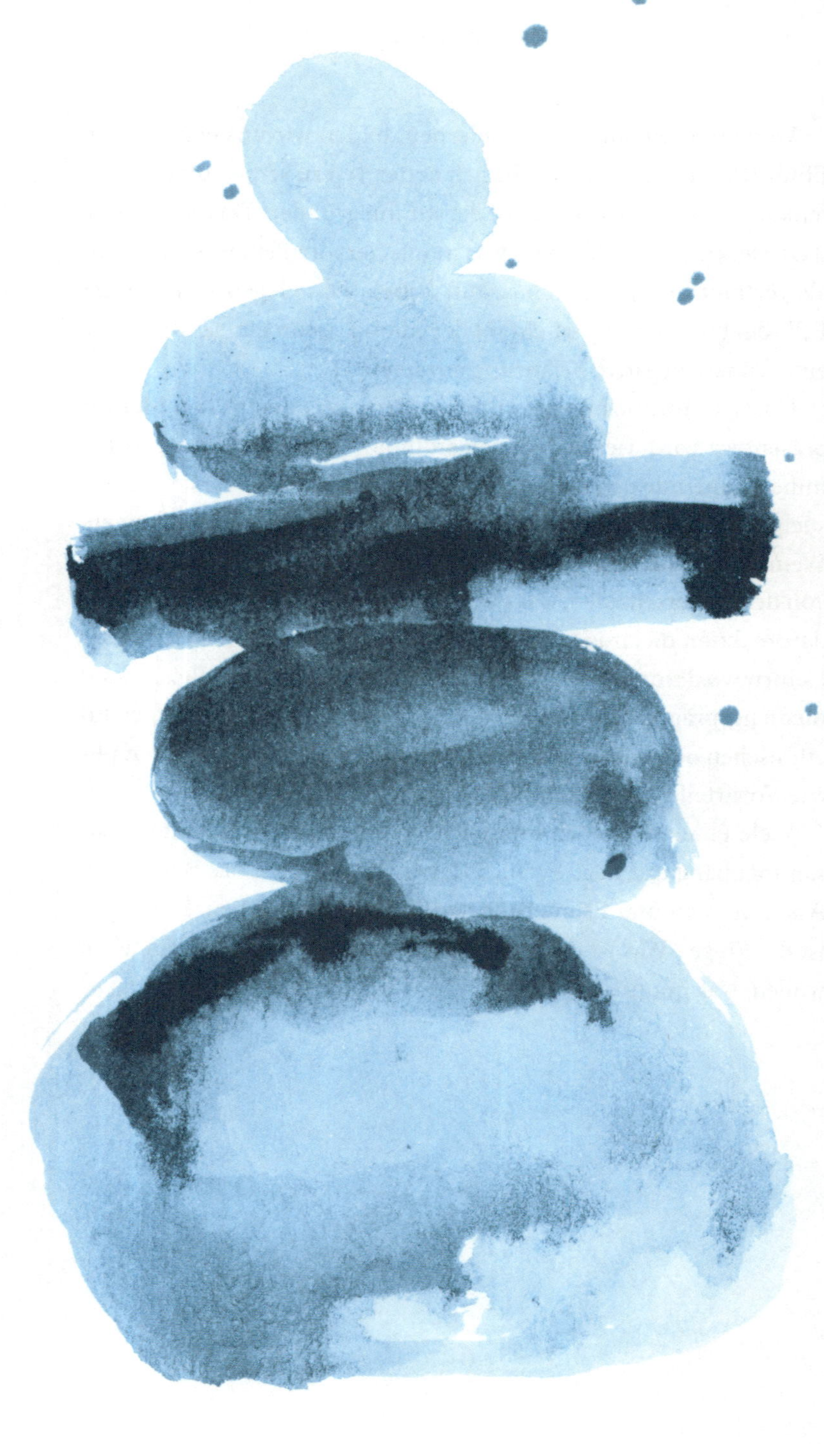

KAPITEL 2

DAS INNERE GLEICH-GEWICHT FINDEN

Wie oft denken Sie über Ihr Herz nach?

Noch vor Ihrer Geburt hat diese wunderbare Maschine unaufhörlich die Energie des Lebens durch Ihren Körper gepumpt. Tagein, tagaus schlug Ihr Herz mindestens 115 000-mal mit dem alleinigen Zweck, Sie am Leben zu erhalten.

Doch abgesehen von der schwierigen physischen Aufgabe, den Zellen, dem Gewebe und den Organen wichtige Nährstoffe zu liefern, reguliert der Herzschlag auch Ihre emotionale Energie. Ein starker gleichmäßiger Puls kann ein Gefühl der Ruhe hervorrufen, ein schnelles Stakkato selbst den gesündesten Menschen in Panik versetzen.

Ende vierzig fiel mir irgendwann eine Veränderung auf, ein schnelles Herzflattern. Ich hatte sofort das Worst-Case-Szenario im Sinn. Eines Nachts wachte ich auf, und mein Herz schlug so heftig, dass ich zum ersten Mal in meinem Leben dachte, ich würde gleich sterben.

Es dauerte sechs Monate, bis ich verstand, was los war. In einem Buch, das ich auf einem Tisch außerhalb des Studios fand, in dem wir die »Oprah Winfrey Show« aufnahmen, hieß es, Herzklopfen könne Teil der Menopause sein. Ein Arzt bestätigte, dass dies stimmte und dass ich in der Tat in den Wechseljahren war. Ich kann Ihnen gar nicht sagen, wie erleichtert ich mich fühlte. Erleichtert und überwältigt. Denn diese direkten Botschaften meines Herzens gehörten zu den mächtigsten Verbindungen, die ich je mit meinem einzigartigen Biosystem hergestellt hatte. Sie waren der Beweis dessen, was ich bereits glaubte: dass mein Körper immer mit mir spricht.

Das Gleiche gilt für Sie. Seit der Geburt sendet Ihr Herz fortwährend Botschaften zu Ihrem Wohlbefinden. Es ist ganz genau auf die kleinsten Veränderungen Ihrer physischen und emotionalen Gesundheit eingestellt, und wenn es eine Warnung aussendet, spürt jeder Teil von Ihnen die Wirkung.

Seit jenen Episoden mit meinem Herzen empfinde ich eine tiefe Dankbarkeit für dieses stets wachsame innere Alarmsystem. In stres-

sigen Zeiten sind die Veränderungen des Herzrhythmus ein Geschenk gewesen.

Wie ich jedoch von Dr. Perry lernte, kann es verheerende Auswirkungen auf die allgemeine physische und emotionale Gesundheit haben, ständig in einem Zustand höchster Alarmbereitschaft zu verharren. Tatsächlich gibt es einen Zusammenhang zwischen langfristigem Stress und zum Beispiel Angstzuständen, Depressionen, Schlaganfällen, Herzkrankheiten und Diabetes.

Ich war in meinen Zwanzigern, als ich das erste Mal massiv dazu herausgefordert wurde, meinen Stress zu regulieren. Ich hatte einen Job als Reporterin angenommen und arbeitete hundert Stunden die Woche. Ich wollte eine Teamplayerin sein, spürte jedoch, dass ich zunehmend aus dem Gleichgewicht geriet. Wie gesagt hatten traumatische Ereignisse in meiner Kindheit, einschließlich einer entwurzelten Familie, sexuellen Missbrauchs und regelmäßiger Prügel, mich darauf konditioniert, es immer allen recht machen zu wollen, selbst wenn dies bedeutete, meine eigene Energie vollständig aufzubrauchen.

Und so ignorierte ich die Stresssignale, die mein Körper aussandte, und entschied mich stattdessen dafür, mich mit der Droge zu trösten, die am leichtesten erhältlich war: Essen. Je stärker mein Leben aus dem Takt geriet, desto mehr suchte ich Erleichterung, um die Signale zum Verstummen zu bringen.

Ich kannte meinen Körper gut genug, um zu wissen, dass ich mich selbst betrog. Ich wusste, dass ich nur über eine bestimmte Menge an Energie verfügte, und ich wusste auch, dass ich sorgsam mit ihr umgehen und auch immer wieder auftanken musste. Doch ich brauchte Jahrzehnte, um zu verstehen, wie ich entsprechend meinen eigenen Rhythmen leben konnte.

Wenn ich mich jetzt überfordert fühle, ziehe ich mich zurück. Ich habe gelernt, in solchen Fällen Nein zu sagen. Wenn ich jemanden um mich habe, der an meinen Kräften zehrt, errichte ich eine Bar-

riere – eine nichtphysische Mauer, welche die negative Energie dieser Person fernhält.

Ich habe mir auch einen mir heiligen Freiraum geschaffen und die Sonntage als Zeit der Erneuerung blockiert, in der ich es mir erlaube, mit mir selbst zu sein, es mir erlaube, einfach zu sein. *Wenn mich in dieser Zeit jemand stört und mein Zustand der Ruhe gefährdet wird, werde ich gereizt, neige zu Angst und tue mich unglaublich schwer, Entscheidungen zu treffen – bin also nicht die Person, die ich sein möchte. Die schnellste und beständigste Art und Weise, meinen eigenen Rhythmus wiederzufinden, ist, Spaziergänge in der Natur zu unternehmen. Mich einfach auf meinen Atem zu konzentrieren, auf meinen regelmäßigen Herzschlag, auf die Stille eines Baums oder die Feinheit eines Blattes, hilft mir, mich zu zentrieren und die Dinge in ihrer Ganzheit zu spüren.*

Musik, Lachen, Tanzen (selbst eine Party für Sie allein), Stricken, Kochen – zu finden, was Sie auf natürliche Weise beruhigt, reguliert nicht nur Ihr Herz und Ihren Verstand, sondern hilft Ihnen auch, offen für das Gute in Ihnen selbst und in der Welt zu bleiben.

Oprah

Oprah: Ich erinnere mich daran, dass ich einmal mit Ihnen über den OWLAG-Campus spaziert bin und wir beobachteten, wie die Mädchen zusammen tanzten, sangen und lachten, während sie von einer Unterrichtsstunde zur nächsten unterwegs waren. Sie hatten seit über zehn Jahren mit den Schülerinnen dort gearbeitet und sagten damals etwas wie: »Das wird ihnen helfen zu lernen.« Wir sprachen dann darüber, warum Rhythmus so wichtig ist.

Dr. Perry: Rhythmus ist notwendig für einen gesunden Körper und einen gesunden Geist. Für jeden Menschen auf der Welt gibt es vermutlich etwas Rhythmisches, das dafür sorgt, dass er sich besser fühlt: Spazierengehen, Schwimmen, Musik, Tanz, das Geräusch von Wellen, die brechen, wenn sie auf einen Strand zurollen.

Oprah: Deswegen halten wir Babys im Arm und wiegen sie, wenn sie weinen. Wir versuchen, ihnen zu helfen, ihren eigenen Rhythmus zu finden, damit sie wieder ruhig werden können.

Dr. Perry: Genau, und das hilft auch uns, ruhig zu werden. Die Gefühle der Menschen in unserem Umfeld sind ansteckend. Wenn unser Baby aus der Fassung geraten ist, kann dies dazu führen, dass auch wir aus der Fassung geraten. Also gehen wir zu ihm hin, halten es und spazieren mit ihm umher. Wir beginnen mit einem Rhythmus, der uns beruhigt, wenn das nicht funktioniert, wechseln wir langsam zu einem Muster, das für das Baby beruhigend ist. Dessen Reaktion darauf prägt dann unsere Art des rhythmischen Beruhigens.

Während wir heranwachsen, finden wir unsere eigenen regulierenden Rhythmen und Aktivitäten. Für einige von uns ist es Spazierengehen, für andere Handarbeit oder Radfahren. Jeder hat seine speziellen Methoden, wenn er aus dem Gleichgewicht geraten ist, Angst hat oder frustriert ist. Das gemeinsame Element ist Rhythmus. Rhythmus wirkt regulierend.

Oprah: Wir benutzen normalerweise das Wort »Wohlbefinden«, wenn wir vom Allgemeinbefinden oder dem Gleichgewicht von Verstand, Körper und Geist sprechen. Doch Sie sprechen von »Regulation«. Helfen Sie mir zu verstehen, was Sie damit meinen.

Dr. Perry: Bei der Regulation geht es auch um das Gleichgewicht. Wir haben viele verschiedene Systeme, die ständig unseren Körper und die Außenwelt überwachen, um sicherzustellen, dass wir geschützt und in der Balance sind – dass wir genug Essen, Wasser, Sauerstoff haben. Wenn wir reguliert sind, haben diese Systeme, was sie brauchen.

Stress ist das, wozu es kommt, wenn ein Erfordernis oder eine Herausforderung uns aus dem Gleichgewicht bringt – weg von unseren »Sollwerten«. Wenn wir aus dem Gleichgewicht geraten, werden wir dysreguliert und fühlen uns unbehaglich oder sind bekümmert. Wenn wir unser Gleichgewicht wiederfinden, fühlen wir uns besser. Befreiung von Stress – die Balance wiederfinden – aktiviert die Belohnungsnetzwerke im Gehirn. Wir freuen uns, wenn wir wieder ins Gleichgewicht gelangen – uns nicht mehr kalt, sondern warm, unser Durst gelöscht und unser Hunger gestillt ist.

Oprah: Und Regulation ist mehr als ein biologisches Konzept. In allen Bereichen unseres Lebens suchen wir nach dem, was wir brauchen, um stabilisiert, im Gleichgewicht und reguliert zu sein.

Dr. Perry: Ja. Das Gleichgewicht ist das Herzstück der Gesundheit. Wir fühlen uns am wohlsten und funktionieren am besten, wenn unsere Körpersysteme im Gleichgewicht und wir im Einklang mit unseren Freunden, der Familie, der Gemeinschaft und der Natur sind.

Oprah: Es ist wirklich wichtig, dass Eltern sich klarmachen, was Sie gerade gesagt haben – dass das Erlernen einer gesunden *Selbstre-*

gulation tatsächlich bereits im Säuglingsalter beginnt. Wenn Babys weinen, sind sie hungrig, durstig oder müde; oder sie brauchen eine frische Windel oder Berührungen. Und da sie sich nicht selbst füttern oder selbst ihre Windeln wechseln können, ist Weinen ihre Art, dafür zu sorgen, dass sie ihr Gleichgewicht wiederfinden – ihre Art, ihre Bezugsperson dazu zu bringen, dass sie tut, was getan werden muss, damit dies geschieht. Problematisch wird die Sache, wenn die Bezugsperson nicht reagiert. Statt das Gleichgewicht wiederzuerlangen – wieder reguliert zu sein –, wird das Baby noch aufgewühlter.

Dr. Perry: Ja, wenn ich Hunger habe, stehe ich auf und mache mir ein Sandwich – ich reguliere mich selbst. Doch wie Sie gesagt haben, muss das Kleinkind sich darauf verlassen, dass Erwachsene ihm dabei helfen. Fürsorgliche Erwachsene sorgen für eine externe Regulation. Diese Erwachsenen helfen dem Gehirn des Kindes, im Laufe der Zeit selbstregulierende Fähigkeiten zu entwickeln. Und wie wir bereits erwähnt haben, ist Rhythmus eines unserer wirksamsten Tools, um die Regulation eines unglücklichen Kindes zu unterstützen.

Oprah: Woran liegt das?

Dr. Perry: Alles Leben ist rhythmisch. Die Rhythmen der natürlichen Welt sind eingebettet in unsere biologischen Systeme. Dies beginnt im Mutterleib, wenn das schlagende Herz der Mutter ein rhythmisches Geräusch sowie Druck und Vibrationen erzeugt, die der Fötus spürt und die dem sich entwickelnden Gehirn einen ständigen rhythmischen Input liefern. Diese Erfahrungen erzeugen starke Assoziationen – im Grunde Erinnerungen –, die Rhythmen von rund sechzig bis achtzig Schlägen pro Minute mit Regulation verbinden. Sechzig bis achtzig Schläge pro Minute ist der durchschnittliche Ruhepuls eines Erwachsenen. Es ist der Rhythmus, den der Fötus gespürt hat, und er bedeutet, dass er im Gleichgewicht, dass ihm warm, er satt und geschützt und sein Durst gelöscht ist. Nach der Geburt können Rhythmen, die diese Frequenzen haben, trösten und beruhigen, während der Verlust des Rhythmus oder eine hohe, wechselhafte und unvorhersehbare Reizzufuhr mit Gefahr assoziiert wird.

Wenn wir den unglücklichen Säugling wiegen, aktiviert die rhythmische Bewegung die Erinnerung an das Gefühl der Sicherheit. Der Säugling fühlt sich mehr im Gleichgewicht und beruhigt sich.

Und wenn fürsorgliche Erwachsene den Säugling wiegen und gleichzeitig auch füttern, warm halten und lieben, stärken sie die primären Assoziationen zwischen Rhythmus und Regulation. Diese liebevollen Interaktionen, bei denen der menschliche Kontakt eine wichtige Rolle spielt, erweitern das komplexe Regulations»gedächtnis«. Auch der Geruch, die Berührung, das Lächeln und die Stimme der Bezugsperson werden mit Regulation verbunden – mit Sicherheit. Die Wurzeln der Gesundheit sind Rhythmus und Regulation. Wenn diese mit aufmerksamer, responsiver und fürsorglicher Pflege verbunden sind, organisieren sich die Wurzeln und der Stamm des Regulationsbaums (siehe Abbildung 2).

Oprah: Wenn ein Kind also in einem fürsorglichen, unterstützenden, liebevollen Umfeld aufwächst und weint und jemand reagiert auf seine Bedürfnisse, dann wird es reguliert. Erfährt es, während es heranwächst, diese liebevolle Aufmerksamkeit, wächst letztlich das, was Sie als »Regulationsbaum« beschreiben – und diese Netzwerke im Gehirn ermöglichen es ihm dann, sich selbst zu regulieren und gesunde Beziehungen einzugehen.

Dr. Perry: Genau. Und dies ist so wichtig, dass sich ein genauerer Blick darauf lohnt. Wie wir bereits gesehen haben, sind erstens wichtige neuronale Netze an der Regulation beteiligt – einschließlich unserer Stressantwortsysteme. Zweitens haben wir neuronale Netze, die an der Bildung und dem Erhalt von Beziehungen beteiligt sind. Schließlich haben wir neuronale Netze, die mit »Belohnung« in Zusammenhang stehen. Werden sie aktiviert, bereiten sie uns Freude. Wenn sich diese drei Systeme miteinander verbinden, schaffen sie unsere grundlegenden Erinnerungen. Diese sind die Basis dafür, dass wir uns reguliert und belohnt fühlen, wenn wir von einer anderen Person Signale der Akzeptanz oder Herzlichkeit empfangen. Die Fähigkeit eines Menschen, sich zu verbinden, zu regulieren und reguliert zu werden, zu belohnen und belohnt zu werden, ist der Klebstoff, der Familien und Gemeinschaften zusammenhält.

Oprah: Regulation, Beziehung und Belohnung.

Dr. Perry: Ja. Wenn der aufmerksame, responsive Erwachsene zu dem weinenden Kind kommt, geschehen zwei äußerst wichtige Dinge. Das Baby empfindet die Freude, reguliert zu werden, nachdem es verzweifelt war – und es erlebt auch die mit der menschlichen Interaktion verbundenen Sinneseindrücke, das heißt den Anblick der Bezugsperson, ihren Geruch, ihre Berührungen, Stimme und Bewegungen. Die liebevollen Empfindungen, welche die erwachsene Bezugsperson auslöst, werden mit Freude verbunden. In Tausenden Augenblicken, in denen die Bezugsperson auf die Bedürfnisse des Kindes reagiert, verbindet das Gehirn Beziehung mit Belohnung und Regulation. Wenn man sich also aufmerksam um diese Kleinen kümmert und auf ihre Bedürfnisse eingeht, verwebt man buchstäblich diese mächtige dreiteilige Verbindung – man erschafft ein gesundes Wurzelsystem für den Regulationsbaum.

Außerdem sind diese Bindungserfahrungen, wie wir bereits gesehen haben, verantwortlich für das Bild, das sich das Kleinkind vom Menschen macht. Eine beständige, fürsorgliche Bezugsperson vermittelt ihm, dass Menschen ungefährlich, berechenbar und fürsorglich sind.

Oprah: Die Menschen, die kommen, um mich zu regulieren, sind nicht schlecht. Wenn ich etwas brauche, werde ich es bekommen. Menschen sind ungefährlich und unterstützen mich.

Dr. Perry: Ja, und das ist eine bemerkenswerte Weltsicht. Wir lernen, dass eine Verbindung mit einem anderen Menschen lohnenswert und regulierend sein kann. Dies motiviert uns dazu, uns auf unsere Lehrer, Trainer und Klassenkameraden einzulassen. Normalerweise führt es zu immer mehr positiven menschlichen Interaktionen, die zu unserem inneren Erfahrungskatalog beitragen. Das Gehirn ist eine bedeutungsgebende Maschine; es versucht immer, die Welt zu verstehen. Wenn Menschen unserem Weltbild zufolge gut sind, werden wir Gutes von ihnen erwarten. Wir vermitteln diese Erwartung in unseren Interaktionen mit anderen und entlocken ihnen dadurch tatsächlich Gutes. Unsere Weltsicht wird zu einer sich selbst bewahrheitenden Prophezeiung; wir projizieren, was wir erwarten, und das hilft hervorzurufen, was wir erwarten.

Vor vielen Jahren befand ich mich im Winter auf dem O'Hare International Airport in Chicago, weil ich zu einer wissenschaftlichen Konferenz fliegen wollte. Es schneite, und alle Flüge wurden verschoben. Der Wartebereich vor dem Gate war voll mit frustrierten Menschen. Neben mir saß ein älterer Herr. Er trug einen sehr teuren Anzug sowie eine Rolex, und seine Frustration war greifbar. Jedes Mal, wenn die Gate-Mitarbeiterin eine weitere Verschiebung bekanntgab, schimpfte er aufgebracht vor sich hin und schnappte sich dann wütend seine Zeitung, um noch ein wenig zu lesen.

Ich beobachtete ein müde aussehendes junges Paar, das sich dabei abwechselte, seiner kleinen Tochter zu folgen, die den Wartebereich vor dem Gate erforschte. Während die gestrandeten Passa-

Abbildung 2

DER REGULATIONSBAUM

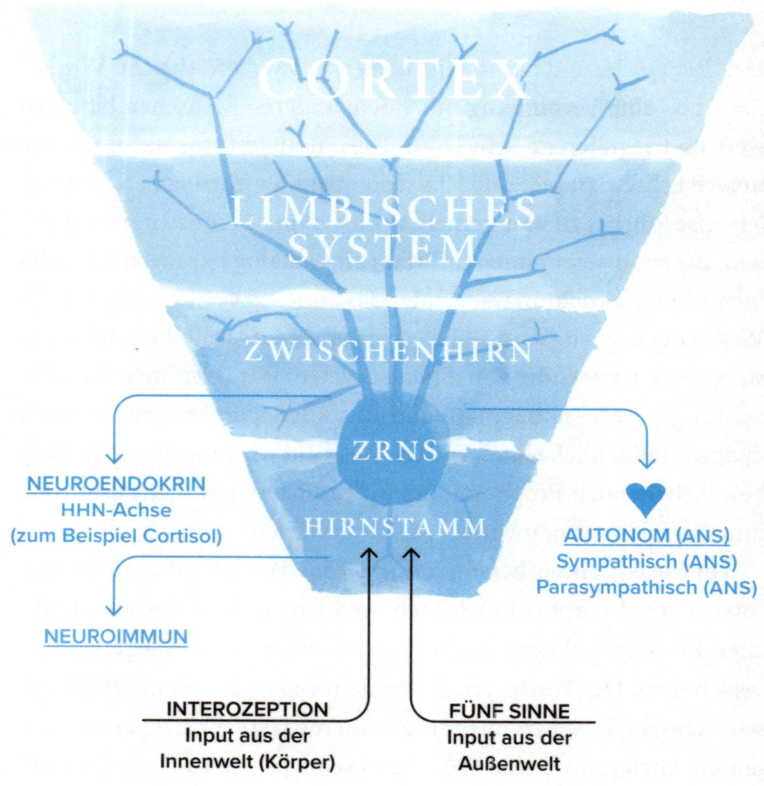

ANMERKUNG: HHN = HYPOTHALAMUS-HYPOPHYSEN-NEBENNIERENRINDEN-ACHSE;
ANS = AUTONOMES NERVENSYSTEM;
ZRNS = ZENTRALE REGULATIONSNETZWERKE

Der Regulationsbaum besteht aus mehreren neuronalen Netzen, die unser Körper nutzt, um uns dabei zu helfen, Stress zu verarbeiten und auf ihn zu reagieren. Wir neigen dazu, dass Wort »Stress« im negativen Sinne zu verwenden, aber Stress stellt lediglich eine Anforderung an eines oder mehrere der vielen physiologischen Systeme unseres Körpers dar. Hunger, Durst, Kälte, Sporttreiben, eine Beförderung in der Arbeit: All dies sind Stressoren, und Stress ist ein wesentlicher und positiver Teil der normalen Entwicklung. Er ist ein Schlüsselelement beim Lernen, bei der Beherrschung neuer Fertigkeiten und beim Aufbau von Resilienz (psychischer Widerstandskraft). Den Hauptfaktor bei der Ermittlung, ob Stress positiv oder destruktiv ist, stellt das Stressmuster dar (siehe Abbildung 3).

Wir haben einen Satz zentraler Regulationsnetzwerke oder Nervensysteme, die von den niederen Gehirnarealen ausgehen, sich durch das gesamte Gehirn ausbreiten und zusammenarbeiten, um uns angesichts verschiedener Stressoren reguliert zu halten.

Gemeinsam lenken oder beeinflussen die Zweige dieses Regulationsbaums alle Funktionen des Gehirns (wie Denken und Fühlen) und des Körpers (wie Herz, Magen, Lunge, Bauchspeicheldrüse und so weiter). Sie versuchen, alles im Gleichgewicht und reguliert zu halten.

giere immer gereizter wurden, hörte das kleine Mädchen nicht auf zu lächeln, zu erforschen und alles, was es sah, anzufassen – und das stundenlang.

Als die Gate-Mitarbeiterin irgendwann kam und eine weitere Verzögerung bekanntgab, sprang der Mann neben mir von seinem Sitz hoch, eilte auf sie zu und verlangte lautstark, ihren Vorgesetzten zu sprechen: »Ich habe den Medaillon-Gold-Status, und ich kenne Leute im Vorstand. Ich muss zu einem wichtigen Meeting nach Cleveland.« Im gesamten Wartebereich wurde es ruhig, während er mit seiner Schimpftirade fortfuhr.

Die arme Mitarbeiterin schaute einfach aus dem Fenster, deutete auf den heftigen Schneefall und sagte: »Es tut mir leid, Sir. Wir tun unser Bestes, aber das Wetter können wir nicht kontrollieren.« Wütend kehrte der Mann zu seinem Sitz zurück.

In meinem Arbeitsmodell der Welt sind rüpelhafte, privilegierte Männer, die andere Menschen schlecht behandeln, Idioten. Doch als ich zu dem kleinen Mädchen hinüberschaute, sah ich, dass sie den Kopf schief gelegt hatte, als versuche sie herauszufinden, warum alle still geworden waren, als dieser Mann sprach. Ihr Arbeitsmodell der Welt war, dass Menschen gut sind. Deswegen war auch dieser Mann gut, was immer sonst er auch sein mochte.

Die Kleine spazierte zu ihm hin, stellte sich vor ihn, legte ihm die klebrigen kleinen Hände auf die Knie und lächelte. Er runzelte die Stirn und schnappte sich seine Zeitung, um zu lesen, direkt vor ihrem Gesicht. Mein Weltbild wurde bestätigt. Er ist sogar gemein zu kleinen Kindern? Vollidiot!

Das kleine Mädchen wartete. Doch dann dachte sie eindeutig, dass dies ein Spiel sei – weil Menschen gut sind, richtig? –, lächelte, zog die Zeitung herunter und strahlte den Mann an, den es für einen neuen Spielkameraden hielt.

Oje, dachte ich. *Das geht nicht gut aus.* Doch ich irrte mich. Und die Kleine hatte recht.

Sie lächelte ihr strahlendstes Lächeln. Und kopfschüttelnd gab der Mann sich geschlagen und erwiderte es. Die von ihr »projizierte Gutheit« war ansteckend. Sie brachte das Beste in diesem Mann zum Vorschein, und ihr Weltbild wurde bestätigt. In der nächsten halben Stunde spielten die beiden miteinander, während die Eltern des Mädchens zuschauten. Er ließ sich sogar auf Hände und Knie herab und pfiff auf seinen teuren Anzug, damit sie auf seinen Rücken steigen und sie im schmutzigen, überfüllten Wartebereich vor dem Gate Pferd und Reiterin spielen konnten.

Dank eines internalisierten Weltbilds, erwachsen aus Tausenden von liebevollen Momenten, in denen ihre Eltern, ihre Familie und andere Bezugspersonen anwesend und aufmerksam gewesen waren und auf liebevolle Weise auf sie reagiert hatten, entlockte sie dem Mann das, was sie projizierte.

Oprah: Was aber geschieht, wenn ein Baby keine so positiven und fürsorglichen Reaktionen erhält? Wenn eine Mutter zum Beispiel auf sich allein gestellt ist und keine Hilfe bekommt, deprimiert ist oder in einer gewalttätigen Beziehung steckt? Sie will vielleicht wirklich eine liebevolle, fürsorgliche Mutter sein, aber ist das unter solchen Umständen möglich?

Dr. Perry: Dies ist eins der zentralen Probleme in unserer Gesellschaft. Es gibt zu viele Eltern, die ohne angemessene Unterstützung für ihre Kinder sorgen. Das Ergebnis sieht so aus, wie man es erwarten würde. Ein überforderter, erschöpfter, dysregulierter Elternteil wird es schwer haben, ein Kind konsequent und vorhersehbar zu regulieren. Dies kann zwei wirklich wichtige Auswirkungen auf das Kind haben.

Erstens beeinträchtigt es die Entwicklung der Stressantwortsysteme des Kindes (siehe Abbildung 3). Wenn die überforderte Bezugsperson nicht konsequent auf das hungrige, frierende, verängstigte Kind eingeht und es reguliert, kommt es zu einer inkonstanten, verlängerten und unvorhersehbaren Aktivierung seiner Stressantwortsysteme. Das Ergebnis ist eine Sensibilisierung dieser wichtigen Systeme.

Bei anhaltenden traumatischen Erfahrungen ändern sich die ZRNs des Regulationsbaums und passen sich an, damit sie besser mit der aktuellen Herausforderung fertigwerden können. Das System tut sein Bestes, um den Betroffenen im Gleichgewicht zu halten, doch das kann schwierig und erschöpfend sein. Und in diesen langfristigen Fällen bleiben die Änderungen in diesen Systemen bestehen, selbst wenn die Herausforderung vorbei ist. Die extreme Wachsamkeit, mit der ein von häuslicher Gewalt betroffener Junge sein Zuhause nach Anzeichen für eine Gefahr absucht, ist sehr adaptiv. In der Schule kann diese Hypervigilanz das Kind davon abhalten, auf den Lehrer zu achten, und dazu führen, dass man ihm das Etikett »Aufmerksamkeitsdefizit-Hyperaktivitätsstörung (ADHS)« verpasst.

Das zweite große Problem hat mit dem Prozess zu tun, Schlüsse in Hinblick auf Beziehungen zu ziehen. Wenn die Bezugsperson, während das Kind sein Arbeitsmodell der Welt erschafft, auf unvorhersehbare Weise reagiert oder von Zeit zu Zeit unwirsch, frustriert, kalt oder abwesend ist, beginnt das Kind, ein anderes Weltbild zu entwickeln.

Wir haben einmal im Rahmen eines Projekts in einer Vorschule die Schüler-Lehrer-Interaktionen beobachtet. In einer der Klassen gab es eine junge, enthusiastische und sehr fürsorgliche Lehrerin, die zu Beginn des Schuljahres jedes Kind sehr herzlich begrüßte, es umarmte, ihm ein breites Lächeln schenkte und den ganzen Tag über auf sehr aufmerksame Weise mit den Kindern interagierte.

Uns fiel auf, dass ein kleines Mädchen die körperliche Zuwendung der Lehrerin mied und keinerlei Augenkontakt herstellte. Als die Lehrerin sie umarmte, stand sie still da und erwiderte die Um-

Abbildung 3

MUSTER DER STRESSAKTIVIERUNG

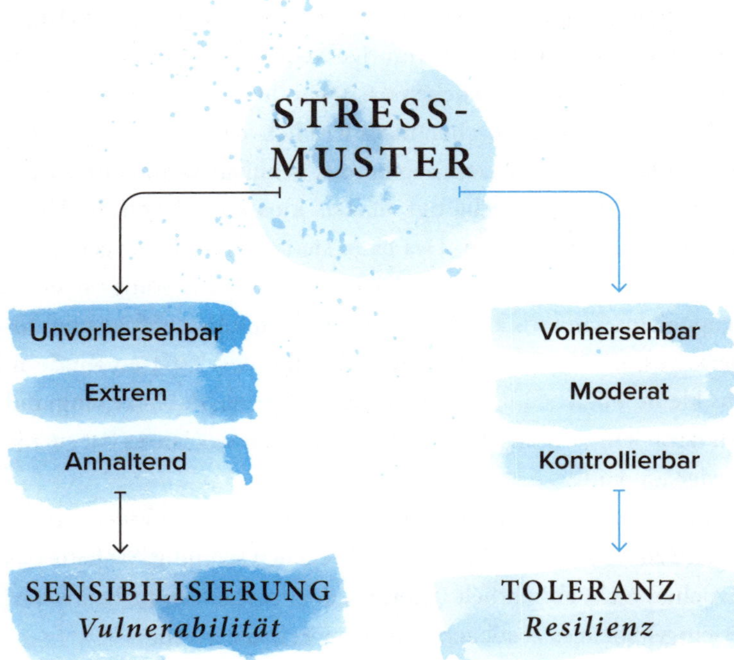

Die langfristigen Auswirkungen von Stress werden durch die Stressmusteraktivierung bestimmt. Werden die Stressantwortsysteme auf unvorhersehbare, extreme oder anhaltende Weise aktiviert, werden sie überaktiv und übermäßig reaktiv – mit anderen Worten, sie werden sensibilisiert. Im Lauf der Zeit kann dies zu einer funktionellen Vulnerabilität führen, und da die Stressantwortsysteme gemeinsam alle Teile des Gehirns und des Körpers erreichen, treten eine Vielzahl von Risiken hinsichtlich der emotionalen, sozialen, geistigen und physischen Gesundheit auf. Im Gegensatz dazu kann eine vorhersehbare, moderate und kontrollierbare Aktivierung der Stressantwortsysteme, die bei entwicklungsangemessenen Herausforderungen im Unterricht, beim Sport, in der Musik und so weiter zu beobachten ist, die Fähigkeit verbessern, flexibler auf Stress zu reagieren – das heißt, resilienter zu werden.

armung nicht. Schließlich erfuhren wir, dass dieses Kind eine völlig überforderte, deprimierte Mutter hatte und dass es im Haushalt keine anderen Erwachsenen gab.

Die Lehrerin ging auch weiterhin sehr herzlich mit den anderen Kindern um, doch Woche für Woche nahmen die positiven Angebote an dieses verschlossene, traurige Mädchen ab. Sie können sich vorstellen, dass dieses Mädchen das Weltbild hatte »Ich bin nicht so wichtig; man kann Menschen nicht wirklich vertrauen«.

Etwa einen Monat nach Beginn des Schuljahres war die Klasse mit einer Aktivität beschäftigt, als das kleine Mädchen die Hand hob, um Hilfe zu erbitten. Das hatte sie zuvor noch nie getan. Sie hielt die Hand hoch. Winkte. Doch die Lehrerin war völlig mit einer Gruppe von Kindern an einem anderen Tisch beschäftigt und bemerkte es nicht. Sie lächelte und lachte mit den anderen Kindern. Das kleine Mädchen beobachtete dies einige Augenblicke lang und ließ dann langsam die Hand sinken. Den Rest des Jahres bat sie nie wieder um Hilfe.

Am Ende des Projekts zeigten wir der Lehrerin den Videoclip. Sie begann zu weinen und fühlte sich schrecklich schuldig. Sie hatte das Mädchen nicht absichtlich ignoriert, doch wir alle brauchen wechselseitiges soziales Feedback, um engagiert zu bleiben.

Das in die Klasse projizierte Weltbild des kleinen Mädchens (»Ich zähle nicht«) wurde zur sich selbst erfüllenden Prophezeiung. Wir entlocken der Welt, was wir in sie projizieren, doch das, was wir projizieren, hängt davon ab, welcher Schmerz uns als Kind zugefügt wurde.

Oprah: Das kleine Mädchen ist also aus dem Gleichgewicht, weil ihre Bedürfnisse vielleicht früher im Leben nicht erfüllt wurden, weil ihre Mutter überfordert, allein, erschöpft und deprimiert und deswegen unfähig war, »präsent, aufmerksam und responsiv« zu sein, wie Sie sagen. Und wenn es dann schließlich zu völliger Vernachlässigung kommt – das heißt, wenn die Grundbedürfnisse über immer längere Zeiträume ignoriert werden, auf die Hilfeschreie nicht eingegangen oder mit Wut oder Bestrafungen reagiert wird –, ist das Kind ständig negativem Stress ausgesetzt. In beiden Fällen ist es aus dem Gleichgewicht.

Dr. Perry: Absolut. Und vermutlich ist der wichtigste Aspekt hier das Muster der Stressaktivierung. Ist der Elternteil konsequent, berechenbar und fürsorglich, werden die Stressantwortsysteme resilient. Werden die Stressantwortsysteme jedoch so wie in Fällen von Missbrauch und Vernachlässigung anhaltend oder auf chaotische Weise aktiviert, werden sie sensibilisiert und dysfunktional.

Wir sind uns dessen im Allgemeinen zwar nicht bewusst, nehmen aber ständig Informationen aus der Außenwelt wahr und verarbeiten sie. Auf der Grundlage dieses Inputs reagieren unser Gehirn und unser Körper auf eine Art und Weise, die uns hilft, verbunden und am Leben zu bleiben, und dafür sorgt, dass wir gedeihen. Geraten wir aus dem Gleichgewicht, werden einige Stressantwortsysteme aktiviert, um uns zu helfen.

Die meisten kennen den Begriff »Kampf oder Flucht«. Er bezieht sich auf eine Reihe von Reaktionen, zu denen es kommen kann, wenn wir Angst haben. Das Gehirn lenkt dann unsere Aufmerksamkeit auf die potenzielle Gefahr und schaltet unnötige mentale Prozesse ab (wie das Nachdenken über die Bedeutung des Lebens oder das Tagträumen über einen bevorstehenden Urlaub). Unser Zeitgefühl geht uns verloren. Der Puls steigt und schickt in Vorbereitung auf die potenzielle Flucht oder den potenziellen Kampf Blut zu den Muskeln. Adrenalin pumpt durch den Körper. Dieser wird aktiviert.

Diese »Übererregungs«reaktion stellt nicht unsere einzige Möglichkeit dar, auf eine Gefahr zu reagieren, etwas, worauf wir später noch genauer eingehen werden. Stellen Sie sich eine Situation vor, in der Sie zu klein sind, um einen Kampf zu gewinnen, und nicht weglaufen können. In diesem Fall bereiten sich das Gehirn und der Rest des Körpers auf eine Verletzung vor. Der Puls sinkt. Die körpereigenen Schmerzmittel – Opioide – werden freigesetzt. Man löst sich von der Außenwelt und flieht in seine Innenwelt. Die Zeit scheint langsamer zu vergehen. Man hat vielleicht das Gefühl, sich in einem Film zu befinden, zu schweben oder Dinge zu beobachten, die einem passieren. All dies ist Teil einer anderen adaptiven Fähigkeit, die wir »Dissoziation« nennen. Für Säuglinge und Kleinkinder ist die Dissoziation eine sehr übliche adaptive Strategie. Kämpfen oder fliehen rettet sie nicht, »verschwinden« vielleicht schon. Sie lernen, in ihre Innenwelt zu flüchten. Sie dissoziieren. Und im Lauf der Zeit nimmt die Fähigkeit zu, sich in diese Innenwelt zurückzuziehen, in der man sich sicher und frei fühlt und die Kontrolle hat. Eine Schlüsselrolle bei dieser sensibilisierten Fähigkeit zu dissoziieren spielt die Tatsache, dass man ein People Pleaser ist. Man richtet sich nach dem, was andere wollen. Man tut alles, um Konflikte zu meiden und sicherzustellen, dass die andere an der Interaktion beteiligte Person zufrieden ist, und neigt zu verschiedenen regulierenden, aber dissoziativen Aktivitäten.

Das Gleichgewicht zu finden kann für Menschen, deren Stressantwortsysteme durch ein Trauma verändert wurden, eine kraftraubende Herausforderung sein. Der Versuch, den mit ihrem Leid verbundenen Schmerz zu meiden, kann zu extremen und letztlich destruktiven Regulationsmethoden führen.

Oprah: Eine der freimütigsten Unterhaltungen über den Kampf, sein emotionales Gleichgewicht wiederzufinden, hatte ich mit dem britischen Schauspieler und Comedian Russell Brand. Damals war er seit sieben Jahren clean, hatte aber kurz zuvor ein eindringliches Essay darüber veröffentlicht, dass er weiterhin fast jeden Tag an Heroin dachte. »Drogen und Alkohol sind nicht mein Problem«, schrieb er. »Die Wirklichkeit ist mein Problem; Drogen und Alkohol sind meine Lösung.«

Russell erzählte mir, dass er sich als Kind von den Menschen in seinem Umfeld entfremdet gefühlt habe. Seine alleinerziehende Mutter, bei der er aufwuchs, hatte nur sehr wenig Geld, und er beschrieb sich selbst als verwirrt, einsam und ratlos, wie er mit seinen Gefühlen umgehen sollte. Es gab Zeiten in seinem Leben, in denen er nicht mehr »unterscheiden konnte, wo er endete und wo der Schmerz begann«, und in denen er gefährliche Gewohnheiten entwickelte, einschließlich zwanghaften Essens, einer »blinden Leidenschaft« für Pornografie und schließlich einer verheerenden Drogenabhängigkeit.

»Ich konnte nicht damit klarkommen, ich zu sein«, sagte Russell. Doch selbst während einiger seiner dunkelsten Momente empfand er, wie er mir erzählte, oft Dankbarkeit für die Atempause, die die Drogen ihm von dem verschafften, was er als überwältigenden »inneren Sturm« bezeichnete.

Am sechzehnten Jahrestag seiner Abstinenz ließ Russell sich in den sozialen Medien lobend über seine stationäre Entzugsbehandlung, die Selbsthilfegruppen und Mentoren aus. Er sagte: »Ich bin jetzt frei, und ihr könnt auch frei sein.«

Der spirituelle Lehrer Gary Zukav sagte einmal: »Wenn du eine Sucht feststellst, schäme dich nicht. Sei voller Freude. Du hast etwas gefunden, das zu heilen du auf diese Welt gekommen bist. Wenn du einer Sucht ins Auge siehst und sie heilst, leistest du die tiefestgehende spirituelle Arbeit, die du auf dieser Erde leisten kannst.«

Mit alldem will ich sagen, dass wir seit Jahren wissen, dass es einen Zusammenhang zwischen Drogenabhängigkeit und Traumata gibt, die Zahl der Todesopfer jedoch einfach weiter steigt. Dr. Perry, bei Ihrer Arbeit mit Traumaopfern haben Sie festgestellt, dass die meisten Menschen nicht aus den Gründen Drogen nehmen, die wir vermuten. Sie tun es nicht so sehr aus Zügellosigkeit oder Vergnügungssucht, ja nicht einmal, um dem Leben im Allgemeinen zu entfliehen, sondern um den Schmerz und das Leid der Dysregulation zu meiden. Richtig?

Abbildung 4

UNSERE BELOHNUNGSEIMER FÜLLEN

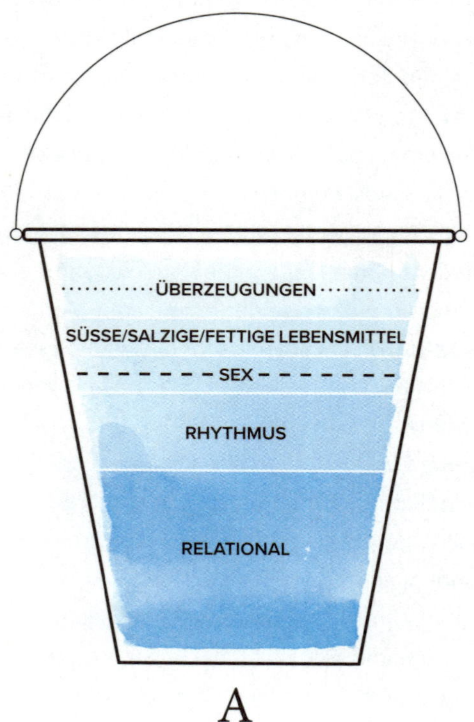

Die Aktivierung wichtiger neuronaler Netze im Gehirn kann ein Gefühl der Freude oder Belohnung hervorrufen. Diese Belohnungskreisläufe können auf vielfache Weise aktiviert werden, einschließlich der Linderung von Disstress (zum Beispiel durch den Konsum von Alkohol, um sich selbst zu behandeln, oder das Nutzen von Rhythmus, um die Angst zu regulieren, die von einem durch ein Trauma veränderten Stressantwortsystem produziert wird), positiver menschlicher Interaktionen (relational), der direkten Aktivierung der Belohnungssysteme mithilfe verschiedener Drogen wie Kokain oder Heroin, des Verzehrs von süßen, salzigen, fetten Lebensmitteln (SSF-Lebensmitteln) und bestimmter Verhaltensweisen, die mit unseren Werten oder Überzeugungen im Einklang stehen (Überzeugungen).

Tag für Tag müssen wir unseren »Belohnungseimer« füllen. Die dunklere gestrichelte Linie kennzeichnet das Mindestmaß an Belohnung, das wir brauchen, um uns angemessen reguliert und belohnt zu fühlen. Liegen unsere täglichen Belohnungen

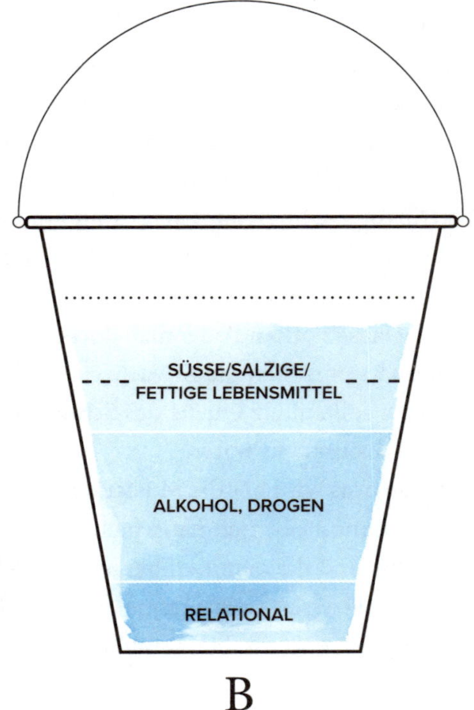

B

darunter, sind wir niedergeschlagen. Gelingt es uns, oberhalb der schwarz gepunkteten Linie zu liegen, fühlen wir uns erfüllt und reguliert. Jeder macht dies auf eine irgendwie individualisierte Weise.

Viele von uns haben Möglichkeiten, sich auf gesunde Weise zu belohnen, zum Beispiel durch zahlreiche positive menschliche Interaktionen bei der Arbeit, durch das Gebet oder durch ehrenamtliche Tätigkeiten, die im Einklang mit unseren Werten und Überzeugungen stehen (A). Doch ein Mangel an engen Beziehungen und Bindungen kann ein Individuum anfälliger für den übermäßigen Gebrauch anderer, weniger gesunder Belohnungsarten machen (B). Eine gesunde Mischung von Belohnungen (zum Beispiel viele positive menschliche Interaktionen, Arbeit, die im Einklang mit unseren Werten steht, die Integration von gesundem Rhythmus und Sexualität in unseren Alltag, auf gesunde Weise reguliert bleiben) kann helfen, den Hang zu einer ungesunden Belohnungsart wie Drogenkonsum oder Esssucht zu verringern.

Dr. Perry: Wenn wir fragen: »Was ist dir passiert?«, stoßen wir sehr oft auf ein Entwicklungstrauma. Die meisten Menschen mit Entwicklungstraumata sind chronisch dysreguliert – sie neigen zu Überspanntheit und Ängstlichkeit. Manchmal haben sie das Gefühl, aus der Haut zu fahren – oder wie Russell Brand es so schön beschrieb, als würde ein innerer Sturm toben. Ihre ZRNs sind sensibilisiert, etwas, worauf wir in Kürze noch näher eingehen werden.

Wenn man in einem Haushalt oder einer Gemeinschaft aufwächst, in der Unvorhersehbarkeit, Chaos und eine ständige Gefahr herrschen, wird man höchstwahrscheinlich irgendwann veränderte Stressantwortsysteme haben. Dies ist vor allem der Fall, wenn der Missbrauch zu Hause stattfand oder man dort Chaos und Gewalt ausgesetzt war – und wenn eben die Erwachsenen, die einen großziehen und schützen sollten, die Quelle des Schmerzes, des Chaos, der Angst und des Missbrauchs waren.

Denken Sie daran, was wir über die Muster der Stressaktivierung gesagt haben. Selbst ohne große traumatische Erlebnisse reichen unvorhersehbarer Stress und die damit einhergehende fehlende Kontrolle aus, um unsere Stressantwortsysteme zu sensibilisieren – sie überaktiv und überreaktiv zu machen – und den inneren Sturm zu entfachen.

Und vergessen Sie auch nicht, dass Menschen emotional »ansteckend« sind: Wir spüren das Leid anderer. Stellen Sie sich ein Kind vor, das in einem Haushalt mit einem frustrierten, wütenden Vater aufwächst, der keine Jobchancen hat, dem man aufgrund seines Status oder seiner Hautfarbe in der Gemeinde wenig Respekt entgegenbringt und der mit einem Gefühl der Ohnmacht und Niedergeschlagenheit nach Hause kommt. Der innere Sturm dieses Elternteils wird zum Sturm des Haushalts. Sein Chaos wird zum Chaos des Zuhauses. Er greift vielleicht zu Alkohol oder einer Droge, um mit seiner Verzweiflung fertigzuwerden. Doch Eltern, die Drogen nehmen, betrunkene, überforderte, frustrierte Eltern erzeugen für ihre Kinder ein Klima der Angst. Sosehr sie ihre Kinder vielleicht vor ihrem Leid schützen wollen und sosehr sie ihre Kinder lieben, das Chaos ist angerichtet. Die heranwachsenden Kinder verinnerlichen dies. Angst und Schrecken gehören zu ihrem Alltag.

Und wenn diese Kinder dann älter werden und selbst mit Drogen oder Alkohol Bekanntschaft machen, entdecken sie vielleicht, dass sie eine Ruhe spüren können, die sie nie zuvor erlebt haben; das Vergnügen, das mit der Linderung von Disstress einhergeht, wird zu einer machtvollen Belohnung.

Vergessen Sie nicht: Die Linderung von Disstress bereitet Vergnügen. Die Kinder sind zum ersten Mal in ihrem Leben entspannt. Der Drang, erneut Drogen zu konsumieren, ist mächtig, obwohl er zum einen davon beeinflusst wird, wie dysreguliert sie sind, und zum anderen abhängig ist von der Art und Intensität der anderen Belohnungsquellen in ihrem Leben.

Wir alle »füllen unseren Belohnungseimer« tagtäglich mit verschiedenen Belohnungsquellen – und kein Tag ist wie der andere (siehe Abbildung 4). An manchen Tagen haben wir viel Kontakt mit Freunden und der Familie, an anderen füllen wir unseren »Belohnungseimer« vielleicht damit, dass wir ehrenamtlich in einer karitativen Einrichtung arbeiten. Und an einigen Tagen fühlen wir uns leer, unerfüllt. Vielen von uns fiel es schwerer, den Eimer während der Covid-19-Pandemie aufzufüllen. Die Menschen berichteten von mehr Angst und Depressionen, und viele nutzten einige der weniger gesunden Belohnungsarten, um diese Leere zu füllen.

Das Problem bei der Aktivierung unserer Belohnungskreisläufe ist, dass das Vergnügen nachlässt. Das Belohnungsgefühl ist von kurzer Dauer. Denken Sie nur daran, wie lange das Vergnügen anhält, einen Kartoffelchip zu essen. Nur wenige Sekunden. Dann will man noch einen haben. Dasselbe gilt für den Nikotinkick beim Rauchen einer Zigarette – oder sogar für das Lächeln eines geliebten Menschen. Es fühlt sich im Moment sehr gut an, und wir können uns daran erinnern und uns ein wenig daran erfreuen, doch das intensive Belohnungsgefühl schwindet. Und so fühlen wir uns jeden Tag dazu angetrieben, unseren Belohnungseimer aufs Neue zu füllen.

Die gesündeste Belohnungsquelle sind Beziehungen. Verbundenheit reguliert und belohnt uns. Ist aber Drogenmissbrauch im Spiel, kann dies geliebte Menschen abstoßen. Und bei vielen Interventionen in der Drogenbehandlung setzt man auf Strafen und verstärkt den negativen Stress. Der Drang, zu Drogen zu greifen, nimmt zu. Unverbundenheit, Marginalisierung, Dämonisierung und Bestrafungen verschlimmern die Probleme des Drogenmissbrauchs nur noch. Der Kreislauf von Dysregulation, Selbstmedikation, Beziehungsstörungen und mangelnder Belohnung führt zu weiterem Drogenmissbrauch. Und die Spirale dreht sich weiter.

Doch das Interessante am Drogenkonsum ist: Wenn Menschen, die sehr gut reguliert sind, deren Grundbedürfnisse erfüllt werden und die andere, gesündere Belohnungsarten haben, zu einer Droge greifen, wird dies einen gewissen Effekt haben, doch der Drang, sie immer wieder zu konsumieren, ist nicht so stark. Es mag ein angenehmes Gefühl sein, aber man wird nicht unbedingt süchtig.

Sucht ist etwas Vielschichtiges. Doch ich glaube, dass viele Menschen, die mit Drogen- und Alkoholmissbrauch zu kämpfen haben, versuchen, sich aufgrund von belastenden und traumatischen Erlebnissen selbst zu behandeln.

Oprah: Es ist interessant, dass Sie dies sagen, denn ich kenne viele Menschen, die Drogen gegen ihre Ängste nehmen, während ich von solchen Medikamenten einfach nur einschlafe. Weil ich innerlich ohnehin schon sehr ruhig bin, döse ich ein, wenn ich etwas nehme, was mich einfach nur entspannen soll.

Dr. Perry: Richtig. Sie haben wahrscheinlich Freunde, die genau die Menge nehmen, von der Sie einschlafen.

Oprah: Manche nehmen zweimal so viel. Und ich denke: »Wie kommt es, dass die nicht einfach alle schlafen?« Doch wenn das Ausgangsniveau der Stressantwort bereits erhöht ist, braucht man mehr Beruhigungsmittel, um wieder unter dieses Niveau zu gelangen. Das heißt, dass einige Menschen, selbst wenn sie sich scheinbar nicht in einem Alarmzustand befinden und keine Angst zu haben scheinen, biologisch doch auf Hochtouren laufen.

Dr. Perry: Ja, und die Droge mildert das. Doch wenn es um Drogenmissbrauch geht, darum, Lösungen zu finden und uns von ihm zu befreien, müssen wir uns darauf konzentrieren, welcher Schmerz den Betreffenden zugefügt worden ist.

Oprah: Ja. »Was ist dir passiert?« Das ist die Frage, die immer als Erstes gestellt werden muss.

Dr. Perry: Deswegen ist eine die Entwicklung berücksichtigende, traumabewusste Perspektive für all diejenigen Systeme, die sich mit Drogenkonsum und -abhängigkeit auseinandersetzen müssen, so wichtig – Pädagogik, psychische Gesundheit, allgemeine Gesundheit, Gesetzesvollzug, Jugendstrafrecht und Strafjustiz, Familiengerichte.

Es ist unmöglich, irgendeinen Bereich unserer Gesellschaft zu finden, in dem dies kein Thema ist. Wir haben sehr gute Absichten, und wir haben wirklich gute Leute und geben eine Menge Geld aus. Doch wir sind ineffektiv, weil wir die Mechanismen nicht verstehen, die jemanden anfällig für einen chronischen Drogenkonsum machen.

Oprah: Wir müssen begreifen, dass Traumaopfer anfälliger für jede Art von Sucht sind, weil ihr Ausgangsstressniveau anders ist.

Dr. Perry: Es läuft wieder auf die Dysregulation hinaus. Es besteht immer der Drang, zu regulieren, Trost zu suchen, diesen Belohnungseimer zu füllen. Doch wie gesagt: Beziehungen sind die wirkungsvollste Belohnungsart. Positive Interaktionen mit anderen sind bereichernd und regulierend. Ohne die Verbindung zu Menschen, die uns mögen, die Zeit mit uns verbringen und uns unterstützen, ist es fast unmöglich, sich nicht völlig ungesunder Arten der Belohnung und Regulation zu bedienen. Hierzu gehören der übermäßige Konsum von Alkohol, von Drogen, von Süßigkeiten und salzigem Essen sowie von Pornografie, die Selbstverletzung durch Ritzen oder die stundenlange Beschäftigung mit Videospielen. Verbundenheit wirkt dem Drang zu Suchtverhalten entgegen. Sie ist entscheidend.

KAPITEL 3

WIE WIR GELIEBT WURDEN

Ich saß in dem verdunkelten Raum und beobachtete die Mutter, Gloria, und ihre dreijährige Tochter Tilly durch einen Einwegspiegel. Sie kamen wunderbar miteinander aus. Gloria ging wesentlich mehr auf Tilly ein als bei vorherigen Besuchen. Beide schienen sich wohler mit dem anderen zu fühlen. Während der zwei Jahre, in denen ich ihre Treffen bereits beobachtete, hatte es sehr viele positive Veränderungen gegeben.

Zu meiner Linken saß die neue für Tilly zuständige Mitarbeiterin des Jugendamtes, die fünfte während der letzten beiden Jahre, zu meiner Rechten Mama P., die Pflegemutter des Kindes. Ich kannte Mama P. seit Jahren. Sie war eine liebevolle Frau mit einem endlosen Vorrat an positiver Energie. Sie hatte Dutzende Kinder aufgezogen, und sie alle waren für sie etwas Besonderes; jedes wurde von ihr geliebt. Mama P. hat mich vermutlich mehr über Traumata und Heilung gelehrt als jeder andere.

Gloria war im Alter von sechs Jahren aus ihrer Familie genommen worden. Sie tat sich nicht leicht, während sie vom Jugendamt betreut heranwuchs, und wechselte von einem Heim zum nächsten, von einer Schule zur anderen und von Gemeinde zu Gemeinde. Sie hatte mehrere schwere soziale, emotionale und gesundheitliche Probleme, die mit ihren vielen traumatischen Erlebnissen zusammenhingen. Leider war sie von allen missverstanden worden: von ihren Therapeuten, ihren Pflegeeltern, den Fürsorgern, Richtern, Lehrern. Vor zwanzig Jahren gab es noch kaum ein Bewusstsein für die Auswirkungen von Traumata.

Als Gloria mit 18 aus dem System herausfiel, nahm sie eine Vielzahl von Drogen, um ihren Schmerz zu betäuben. An ihrem neunzehnten Geburtstag war sie im achten Monat schwanger und obdachlos. Mit zwanzig hatte sie eine kleine Tochter, keine Unterstützung, keine Familie, keine Arbeit. Schließlich nahm das Jugendamt ihr Tilly weg. Gott sei Dank wurde Tilly direkt zu Mama P. geschickt.

Während der nächsten zwei Jahre half Mama P. sowohl Gloria als auch Tilly. Sie war achtsam und fürsorglich und schuf ein sicheres, sta-

biles Zuhause für Tilly. Und sie lud Gloria ein, an Tillys Leben teilzuhaben, solange sie weder Drogen noch Alkohol konsumierte. Mama P. erkannte, dass Gloria genauso viel zuverlässige und beständige Fürsorge brauchte wie Tilly. Sie erkannte, dass Gloria ein kleines, ungeliebtes Kind im Körper einer Frau war. Anfangs engagierte Gloria sich nicht sonderlich. Aber nach etwa neun Monaten nahm sie unser Angebot an, sich klinische Hilfe für ihre traumabezogenen Probleme zu holen.

Inzwischen hatten Tilly und Gloria beide eine bedeutsame Entwicklung gemacht. Der Zeitpunkt, an dem Gloria allein für Tilly würde sorgen können, rückte näher. Doch dazu musste das Jugendamt dem Gericht eine entsprechende Empfehlung geben. Der überwachte Besuch war Teil des »Wiedervereinigungs«plans des Jugendamtes.

Wir drei saßen schweigend da und beobachteten Tilly und Gloria. Nachdem die beiden etwa zehn Minuten lang gespielt hatten, griff Gloria in ihre Manteltasche und holte ein Bonbon hervor. Ich spürte, dass die Mitarbeiterin des Jugendamtes erstarrte. »Sie soll keine Süßigkeiten zu diesen Treffen mitbringen.« Und wie sich Mama P. zu meiner Rechten als Reaktion auf diese Worte aufrichtete. Ich legte meine Hand auf ihre, um sie zu beruhigen. Sie war sehr fürsorglich gegenüber Gloria und Tilly, wollte sie unbedingt beschützen.

Tilly hatte Prädiabetes. Im ersten Jahr der Behandlung war uns aufgefallen, dass Gloria, die über sehr wenige Beziehungstools verfügte, Süßigkeiten verwendete, um Tilly »glücklich« zu machen. Das hatten auch Glorias Betreuer mit ihr getan, als sie noch klein gewesen war. Süßigkeiten zu bekommen war für Gloria das, was einem Gefühl, geliebt zu werden, am nächsten kam. Unser Gehirn entwickelt sich als ein Spiegelbild der Welt, in der wir aufwachsen. Man liebt andere auf die Art und Weise, auf die man selbst geliebt wird. Gloria zeigte ihrer Tochter auf die bestmögliche Art, dass sie sie liebte.

Die Mitarbeiterin des Jugendamtes fuhr fort. »Sie weiß, dass sie das nicht tun soll. Das Kind hat Prädiabetes. Das ist schlecht für Tilly.«

»Nein«, erwiderte ich. »Es ist ein zuckerfreies Bonbon.« Offensichtlich hatte diese Mitarbeiterin, die neu war und neben Tilly wahrscheinlich noch sechzig andere Fälle hatte, die jüngsten Berichte nicht gelesen.

»Woher wissen Sie das?«

»Ich habe ihr die Bonbons vor dem Treffen gegeben.« Ich spürte, dass Mama P. lächelte.

Ein Jahr zuvor hatten wir in einem Team-Meeting versucht, den besten Weg zu finden, Tillys Prädiabetes mit Glorias Impuls in Einklang zu bringen, ihre Liebe mithilfe von Süßigkeiten zu zeigen, als eines der Mitglieder meines klinischen Teams vorschlug, Gloria zurechtzuweisen. Wir sollten sie vor ihren Besuchen durchsuchen und ihr den Kontakt zu ihrer Tochter verbieten, wenn sie ihr Naschwerk zusteckte. Mama P. war damit nicht einverstanden. »Diese arme Mutter tut ihr Bestes. Lassen Sie sie ihrer Tochter Süßigkeiten geben. Sie weiß es nicht besser. Sie werden keine bessere Mutter aus ihr machen, indem Sie sie bestrafen oder beschämen. Wenn wir möchten, dass sie eine liebevollere Mutter wird, müssen wir liebevoller zu ihr sein.«

Statt Gloria also zurechtzuweisen, forderten wir sie einfach dazu auf, zuckerfreie Süßigkeiten zu nehmen, und klärten sie über Diabetes und die entsprechende Ernährung auf. Und natürlich sorgte Mama P. dafür, dass Gloria und Tilly viel Liebe bekamen.

Wir erklärten dies der neuen Mitarbeiterin des Jugendamtes und erstellten zusammen mit ihr einen Übergangsplan für die Wiedervereinigung, der viel Unterstützung für Gloria und Tilly vorsah. Gloria machte auf dem zweiten Bildungsweg ihr Abitur und studierte dann am Community College Krankenpflege. Mama P. kümmerte sich weiterhin um die kleine Familie. Statt eine Mutter, die ihr Bestes tat, zu entmutigen, zeigten wir Gloria und Tilly weiterhin Liebe und wie man liebt.

Eine der bemerkenswertesten Eigenschaften unseres Gehirns ist die Fähigkeit, sich zu ändern und an unsere individuelle Welt anzupassen. Nervenzellen und neuronale Netze verändern sich physisch, wenn sie stimuliert werden. Diese Fähigkeit wird »Neuroplastizität« genannt. Stimuliert werden die Zellen und Netze durch unsere jeweiligen Erlebnisse. Das Gehirn ändert sich auf »gebrauchsabhängige« Weise. So ändern sich zum Beispiel die für das Klavierspielen erforderlichen neuronalen Netze, wenn sie durch ein Kind aktiviert werden, das Klavier übt. Die erfahrungsabhängigen Veränderungen führen zu einem besseren Klavierspiel. Dieser Aspekt der Neuroplastizität – Wiederholung führt zu Veränderung – ist bekannt und der Grund dafür, dass Üben, sei es im Sport, in den Künsten oder in der Wissenschaft, zu Verbesserungen führen kann.

Ein Hauptprinzip der Neuroplastizität ist die Spezifität. Um irgendeinen Teil des Gehirns ändern zu können, muss dieser spezifische Teil aktiviert werden. Wenn man Klavierspielen lernen will, kann man nicht einfach etwas über das Klavierspielen lesen oder sich YouTube-Clips anschauen oder anhören, in denen andere Klavier spielen. Man muss die Hände auf die Tasten legen und spielen; man muss die Bereiche des Gehirns stimulieren, die am Klavierspielen beteiligt sind, um sie zu ändern.

Dieses Prinzip der »Spezifität« gilt für alle gehirnvermittelten Funktionen, einschließlich der Fähigkeit zu lieben. Wenn man nie geliebt wurde, werden die neuronalen Netze, die Menschen das Lieben ermöglichen, so wie in Glorias Fall unterentwickelt sein. Die gute Nachricht ist: Diese Fähigkeit lässt sich durch Übung entwickeln. Wenn der Ungeliebte Liebe erfährt, kann er liebevoll werden.

Dr. Perry

Oprah: Wenn ich zählen sollte, wie viele Leute ich interviewt habe – und glauben Sie mir, ich habe es versucht –, käme ich auf über 50 000. Und in all den Gesprächen, die ich in fast vierzig Jahren geführt habe, angefangen mit meinem Job in Nashville über die »Oprah Winfrey Show« bis hin zum heutigen Tag, hat es immer einen gemeinsamen Nenner gegeben. Wir alle möchten wissen, dass es eine Rolle spielt, was wir tun, was wir sagen und wer wir sind.

Egal, ob es sich um den Präsidenten der Vereinigten Staaten, um Beyoncé, um eine Mutter, die ein schmerzliches Geheimnis verrät, oder um einen verurteilten Verbrecher auf der Suche nach Vergebung handelt, am Ende des Interviews fragt die Person, die mir gegenübersitzt, immer: »Wie war ich? War ich okay?«, und sieht mich erwartungsvoll an. Die Sehnsucht danach, akzeptiert und in unserer Wahrheit bestätigt zu werden, ist uns allen gemeinsam. Und ich weiß, dass es, jenseits der Wissenschaft, auf folgende Frage hinausläuft: Wie wurde man geliebt?

Dr. Perry: Ja, dazuzugehören und geliebt zu werden sind der Kern der menschlichen Erfahrung. Wir sind soziale Wesen, die Gemeinschaft brauchen – die emotional, sozial und physisch mit anderen verbunden sein möchten. Wenn man die grundlegende Organisation und Funktionsweise des menschlichen Körpers einschließlich des Gehirns betrachtet, dann sieht man, dass ein großer Teil davon dazu bestimmt ist, uns dabei zu unterstützen, soziale Interaktionen herzustellen, aufrechtzuerhalten und mit ihnen zurechtzukommen. Wir sind Beziehungswesen.

Und die Fähigkeit, auf bedeutsame und gesunde Weise mit anderen verbunden zu sein, wird durch unsere frühesten Beziehungen bestimmt. Liebe und liebevolle Fürsorge bilden die Grundlage unserer Entwicklung. Was uns als Kind passiert ist, hat einen tiefgreifenden Einfluss auf unsere Fähigkeit, zu lieben und geliebt zu werden.

Oprah: Mit dem Wort »Liebe« wird viel herumgeworfen. Doch entscheidend ist, wie man versorgt wird und wie die eigenen Bedürfnisse erfüllt wurden. Ich denke an das, was wir vorhin über die Regulation gesagt haben. Das Baby hat Hunger oder friert – ist also aus dem Gleichgewicht. Und wenn das Baby weint, also ein Bedürfnis zum Ausdruck bringt, kommt die Bezugsperson und »reguliert« es.

Dr. Perry: Es ist von entscheidender Bedeutung, dass die Bezugsperson kommt und die Bedürfnisse des Kindes erfüllt. Für ein Neugeborenes *bedeutet Liebe Handeln.* Es ist die achtsame, responsive, fürsorgliche Zuwendung, die Erwachsene bieten. Ein Vater mag sein Kind wirklich lieben, doch wenn er am Computer sitzt und auf Social Media postet, wie sehr er sein Kind liebt, während dieses sich wach, hungrig und weinend in einem anderen Raum befindet, erfährt das Kind keine Liebe. Das Kind empfindet Körperkontakt und Wärme, den Geruch der Eltern, den Anblick und die Stimmen seiner Bezugspersonen, deren aufmerksames und bedürfnisorientiertes Handeln als *Liebe.*

Tausende dieser liebevollen, responsiven Interaktionen prägen das sich entwickelnde Gehirn des Kindes. Diese liebevollen Momente bilden buchstäblich das Fundament des sich organisierenden Gehirns.

Das Muster der Stressaktivierung, das geschaffen wird, wenn das Kind hungrig ist, Durst hat oder friert und die Bezugsperson seine Bedürfnisse erfüllt und dafür sorgt, dass sein Gleichgewicht wiederhergestellt wird, ist das resilienzfördernde Muster, über das wir zuvor gesprochen haben (siehe Abbildung 3). Das leicht gestresste Kind weint; das Weinen bringt den responsiven, fürsorglichen Erwachsenen dazu, es zu regulieren, und weil die Erwachsenen anwesend, achtsam und responsiv sind, werden ihre liebevollen Verhaltensweisen vorhersehbar. *Wenn ich Hunger habe, weine ich, und sie kommen und füttern mich.* Das Kind beginnt, diese fürsorglichen Menschen mit Vergnügen, Versorgung und Wärme zu assoziieren. Sein Weltbild wird geformt. Erinnern Sie sich an unser kleines Mädchen auf dem Flughafen? *Menschen sind gut.* Durch diese Interaktionen entwickelt sich das Weltbild des Kindes, und abhängig von der Qualität und dem Muster der Reaktionen der Bezugsperson wird das Kind resilient oder aber sensibilisiert und verletzlich werden.

Oprah: Bei jeder einzelnen Interaktion gibt es einen Moment, in dem wir uns alle fragen: »Siehst du mich? Hörst du mich?« Kinder wissen von Geburt an, ob die Augen ihrer Bezugspersonen leuchten, wenn sie den Raum betreten. Sie spüren und reagieren auf Zärtlichkeit, Verspieltheit, Mitgefühl und Geduld. Sie wissen, wie sich Qualitätszeit anfühlt. Sie wissen, dass sie geliebt werden.

Dr. Perry: Und diese fürsorglichen Interaktionen helfen wiederum, die Liebesfähigkeit des Kindes auszubilden. Die achtsamen, liebevollen Verhaltensweisen lassen die neuronalen Netze wachsen, die es uns ermöglichen, Liebe zu spüren und uns dann anderen gegenüber auf liebevolle Weise zu verhalten. Wenn man geliebt wird, lernt man zu lieben. Diese liebevolle Art, für das Kind zu sorgen, ändert auch das Gehirn des fürsorglichen Erwachsenen. Die Interaktionen regulieren und belohnen sowohl das Kind als auch seine Bezugsperson.

Die Fähigkeit zu lieben bildet das Herzstück des Erfolgs der Menschheit. Der Grund für unser Überleben auf diesem Planeten ist, dass wir in der Lage sind, erfolgreiche Gruppen zu bilden und aufrechtzuerhalten.

Isoliert und getrennt voneinander sind wir verletzlich. In einer Gemeinschaft können wir einander beschützen, gemeinsam jagen und sammeln, mit den Angehörigen unserer Familie, unseres Clans teilen. Beziehungsklebstoff hält unsere Spezies am Leben, und Liebe ist ein »Superkleber« für Beziehungen.

Oprah: Wie wir ein Kind von seiner Geburt an behandeln, ist entscheidend dafür, ob es im Leben vorankommt oder zu kämpfen hat. Wenn ich Sie richtig verstehe, wollen Sie also sagen: Wie man geliebt wurde, prägt die Art, wie die wichtigen neuronalen Netze geformt werden, vor allem die grundlegenden Regulationsnetzwerke, über die wir zuvor gesprochen haben.

Dr. Perry: Ja, genau. Die Sache ist ziemlich kompliziert, aber aufmerksame, liebevolle Interaktionen organisieren und formen die ZRNs. Dadurch entsteht ein Fundament für die Gesundheit, auf dem aufgebaut wird, während das Kind heranwächst.

Stellen Sie es sich wie den Bau eines Hauses vor. Zuerst wird das Fundament erstellt, dann das Mauerwerk errichtet, und schließlich werden der Fußboden, die elektrischen Leitungen und die Rohrleitungen verlegt – alles, bevor das Haus bewohnt werden kann. Wie bereits gesagt, entwickelt sich auch das Gehirn von unten nach oben. Die untersten Netzwerke, das heißt diejenigen, die die ZRNs bilden, entwickeln sich zuerst. Das beginnt schon im Mutterleib, und die Funktionen, die von ihnen reguliert werden, tauchen als erste während unserer Entwicklung auf. Das gesunde Neugeborene kann zum Beispiel die Körpertemperatur und die Atmung regulieren, ist jedoch nicht in der Lage, abstrakt zu denken. Selbst der Schlaf ist noch nicht wirklich gut organisiert; die Bewegungen des Kindes sind unkoordiniert. Im Lauf der Zeit kann das Baby jedoch stehen; das Kleinkind fängt an zu sprechen, dann zu planen und so weiter. Die mit den mittleren und den oberen Bereichen des Gehirns verbundenen Funktionen beginnen, sich vollständig zu organisieren (siehe Abbildung 1).

Der Entwicklungsprozess vollzieht sich sehr früh; das heißt, der größte Teil des Gehirnwachstums und der Gehirnorganisation findet in den ersten Lebensjahren statt. Das heißt nicht, dass sich das Gehirn nach der frühen Kindheit nicht verändert, aber frühe Lebenserfahrungen haben einen sehr großen Einfluss darauf, wie wir uns entwickeln.

Lassen Sie uns noch einmal den Regulationsbaum (siehe Abbildung 2) betrachten. Zusammen können die zentralen Regulationsnetzwerke jeden Teil des sich entwickelnden Gehirns erreichen. In der Tat spielen die Signale, die das Gehirn von den ZRNs erhält, eine wichtige Rolle dabei, wie sich jedes Hirnareal entwickelt. Wenn die ZRNs normal organisiert und reguliert sind, werden ihre Signale zu einer gesunden Entwicklung der wichtigen höheren Hirnareale führen (zum Beispiel des limbischen Systems und des Cortex). Doch wenn irgendetwas die ZRNs stört oder verändert, können sämtliche Gehirn- und Körpersysteme, auf die sie Einfluss nehmen, beeinträchtigt werden.

Es gibt drei Arten von »Entwicklungsbelastungen«, welche die ZRNs vorhersehbar verändern und umfassende Probleme hervorrufen. Bei der ersten handelt es sich um eine Störung, die vor der Geburt erfolgt, zum Beispiel pränataler Kontakt mit Drogen oder Alkohol oder extremem mütterlichem Disstress (der beispielsweise mit häuslicher Gewalt einhergehen kann). Bei der zweiten Belastung handelt es sich um eine Störung der frühen Interaktionen zwischen Kind und Bezugsperson. Wenn diese Interaktionen chaotisch, unbeständig, lieblos oder aggressiv sind oder sogar fehlen, entwickeln sich die Stressantwortsysteme auf anomale Weise. Die dritte Belastung ist jedes sensibilisierende Stressmuster. Dazu kann eine Reihe von Umständen führen. Viele von ihnen werden wir später detaillierter besprechen. Grundlegend gilt: Alles, was eine unvorhersehbare, unkontrollierbare oder extreme und andauernde Aktivierung der Stressantwort hervorruft, wird eine überaktive und übermäßig reaktive Stressantwort zur Folge haben (siehe Abbildung 5).

Oprah: Die Frage, wie wir geliebt wurden, ist also weitaus vielschichtiger, als einfach nur zu sagen: »Man hat dir als Kind keine Zu-

Abbildung 5

ZUSTANDSABHÄNGIGE REAKTIVITÄTSKURVE

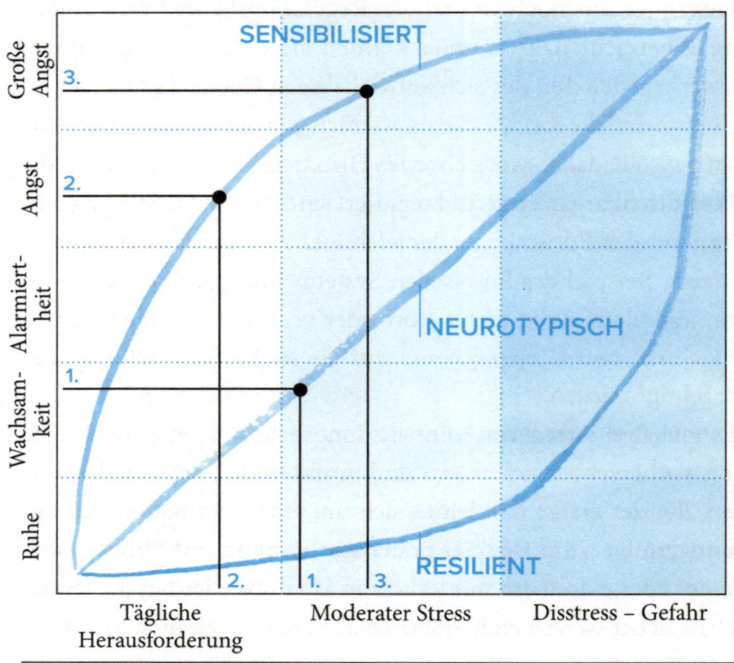

Wenn wir uns einer Herausforderung gegenübersehen oder ein Stressor auftritt, werden wir aus dem Gleichgewicht gebracht, und eine innere Stressreaktion wird aktiviert, damit wir das Gleichgewicht wiedergewinnen. Ohne signifikante Stressoren – ohne unbefriedigte physiologische Bedürfnisse (Hunger, Durst und so weiter) und ohne äußere Schwierigkeiten oder Gefahren – werden wir uns in einem Zustand der Ruhe befinden. Wenn die Herausforderungen und der Stress zunehmen, wird sich unser innerer Zustand verändern, von Wachsamkeit bis hin zu großer Angst (siehe Abbildung 6).

Bei jemandem mit *neurotypischen* Stressantwortsystemen gibt es eine lineare Beziehung zwischen dem Grad an Stress und der Veränderung des inneren Zustands (gerade diagonale Linie). Angesichts moderaten Stresses (1) zum Beispiel wird eine entsprechende Aktivierung den Menschen in einen Zustand aktiver Wachsamkeit versetzen. Wenn der Betreffende eine durch ein Trauma verursachte sensibilisierte Stressantwort hat (obere Kurve), werden selbst die grundlegendsten täglichen Herausforderungen (2) einen Zustand der Angst herbeiführen. Jemand mit einer sensibilisierten Stressantwort (3) wird selbst auf moderaten Stress mit großer Angst reagieren. Diese Überreaktivität trägt zu seinen emotionalen Problemen sowie seinen Verhaltens- und Gesundheitsproblemen bei.

neigung entgegengebracht; das ist der Grund für deine Traurigkeit.« Ihren Worten zufolge könnte das Gehirn also biologisch beeinträchtigt sein, wenn man aggressiv behandelt wurde, eine chaotische beziehungsweise nachlässige Fürsorge erfahren hat oder als Kind nicht in den Armen gehalten wurde.

Dr. Perry: Genau. Kindheitserfahrungen wirken sich buchstäblich auf die Biologie des Gehirns aus.

Oprah: Was dann einen Einfluss darauf haben wird, wie man für den Rest seines Lebens funktioniert.

Dr. Perry: Das ist möglich. Frühkindliche Erfahrungen, vor allem Berührungen und andere beziehungsbasierte Sinnesreize wie zum Beispiel der Geruch der Bezugsperson und die Art, wie sie das Kind wiegt, die Lieder, die sie summt, wenn sie das Kind füttert, jede Bewegung, mit der sie auf das Kind reagiert, wenn es etwas braucht – all diese Dinge sind organisierende Erfahrungen, die dazu beitragen, das »Weltbild« des Kindes zu formen, das »Codebuch«, von dem wir schon gesprochen haben.

Denken Sie noch einmal an den Bau eines Hauses. Das Gehirn des Fötus entwickelt sich so schnell, dass es so ist, als würde man das Fundament eines Gebäudes erstellen. In den ersten Monaten nach der Geburt wird dann das Mauerwerk errichtet. Im ersten Jahr werden durch all die Interaktionen mit anderen die elektrischen Leitungen und die Rohrleitungen hinzugefügt. All dies sind wirklich wichtige Teile beim Hausbau. Das Haus ist noch nicht ganz fertiggestellt, doch die meisten elementaren Merkmale des Gebäudes sind vorhanden. Ein zweijähriges Kind ist noch nicht vollständig entwickelt, aber die grundlegenden Strukturen und Systeme sind da, und diese werden die Basis für künftige Entwicklungen bilden.

Leistet man beim Erstellen des Fundaments eines Hauses schlechte Arbeit, verlegt man minderwertige elektrische Leitungen und Rohrleitungen, stattet es aber mit schönen Fußböden und Möbeln aus, sind die grundlegenden Mängel vielleicht nicht sichtbar, wenn man das erste Mal hindurchspaziert. Doch diese anfänglichen Konstruktionsmängel werden später zu Problemen führen. Das Gleiche gilt für ein kleines Kind. Tatsächlich wird jeder Aspekt des menschlichen Funktionierens von Erfahrungen in der frühen Kindheit beeinflusst – sowohl von beständigen, vorhersehbaren und liebevollen Interaktionen als auch von Chaos, Gefahr, Unvorhersehbarkeit oder mangelnder Liebe.

Oprah: Ja! Wie man geliebt wurde, ist entscheidend. In all den Gesprächen, die ich führte, hat sich eines gezeigt: dass die Dysfunktionen in direktem Verhältnis dazu stehen, wie man geliebt oder nicht geliebt wurde. Davon, ob man das bekommen hat, was man brauchte, um zu gedeihen.

Dr. Perry: Liebe, ob gegeben oder empfunden, ist abhängig von der Fähigkeit, präsent, aufmerksam, responsiv und auf den anderen eingestellt zu sein. Dieser Klebstoff der Menschheit ist entscheidend für das Überleben unserer Spezies – und für die Gesundheit und das Glück des Einzelnen. Und diese Fähigkeit basiert darauf, *welchen Schmerz man erfahren hat,* vor allem als kleines Kind.

Oprah: Unser Gespräch hierüber erinnert mich an die Bitte an mich, meine Lieblingsmomente in der »Oprah Winfrey Show« aufzulisten. Es waren nicht so sehr die großen Shows, die Überraschungen oder die berühmten Gäste – es waren die ruhigen Unterhaltungen. Und mit als Erstes kommt mir immer das Cheerios-Mädchen in den Sinn.

Eine Elfjährige namens Kate und ihr älterer Bruder Zack kamen, wenige Monate nachdem sie ihre Mutter Kathleen verloren hatten, zu mir in die Show. Sie erzählten mir, dass ihre Eltern vor Kathleens Tod beschlossen hatten, in ihren letzten Monaten zusammen als Familie Ausflüge zu unternehmen. Ich fragte Kate, welches ihr Lieblingsmoment in dieser Zeit gewesen sei. Ihre Antwort war für mich ein großes Aha-Erlebnis.

»Als ich eines Tages vom Schwimmen zurückkam«, erzählte Kate mir, »lag meine Mutter im Bett. Sie fragte: ›Kate, würdest du mir bitte eine Schüssel Müsli holen?‹ – ›Klar‹, antwortete ich. Dann war ich eine Woche, bevor sie starb, im Zimmer meiner Eltern. Ich fragte: ›Mom, weckst du mich bitte auf, wenn du nach unten gehst, um dir eine Schüssel Müsli zu holen?‹ Sie versprach, es zu tun. Und so haben wir um zwei Uhr morgens eine Schüssel Cheerios zusammen gegessen.« Die Familie war überall zusammen gewesen, doch was bei Kate haften blieb, war ein alltäglicher inniger Moment zwischen einer Mutter und einer Tochter.

Dr. Perry: Das ist ein wunderbares Beispiel für den Klebstoff Liebe. Denn genau in diesen kleinen Momenten, in denen wir spüren, dass der andere vollkommen präsent, ganz auf uns eingestellt, mit uns verbunden ist und uns vollständig akzeptiert, stellen wir die stärksten, beständigsten Bindungen her.

Oprah: Zwanzig Jahre nach diesem »Müsli-Moment« sind wir noch einmal mit Kate in Kontakt getreten. Sie ließ uns wissen, dass sie trotz schmerzlicher persönlicher Kämpfe immer noch fest an die tiefe Macht der Verbindung während der kleinen, aber transzendenten Augenblicke des Lebens glaubt – während dieser von Ihnen erwähnten sicheren, nährenden Momente, in denen wir vollständig präsent sind.

Dr. Perry: Ich liebe diese Geschichte, weil sie etwas ganz Wichtiges im Zusammenhang mit diesen Momenten deutlich macht – dass die machtvollsten, uns am dauerhaftesten im Gedächtnis bleibenden menschlichen Interaktionen oft sehr kurz sind. Man kann Stunden mit jemandem verbringen, doch wenn man nicht präsent und aufmerksam ist, sind diese Stunden weniger machtvoll als die kurzen »Müsli-Momente«.

Oprah: Und wenn man seine »Müsli-Momente« nicht bekommt – wenn man in ein Umfeld hineingeboren wird, in dem Chaos, Verwirrung, Gewalt oder zerrüttete Verhältnisse herrschen, ein Umfeld, in dem es keine Normalität oder Regelmäßigkeit gibt –, ist das Scheitern vorprogrammiert. Weil sich die Netzwerke im Gehirn nicht so organisieren, wie sie es sollten.

Dr. Perry: Richtig. Das kann dazu führen, dass das Fundament schwächer ist oder die Leitungen falsch verlegt wurden und so für den Rest des Lebens ein Risiko erzeugt wurde. Ein Großteil der Verletzlichkeit wird davon abhängen, auf welche Weise eine chaotische und unvorhersehbare Fürsorge zur Sensibilisierung der sich entwickelnden Stressantwortsysteme beiträgt.

Oprah: Erklären Sie bitte, wie das geschieht. Wie sieht das aus?

Dr. Perry: Nun, lassen Sie uns noch ein wenig über Neuroplastizität sprechen – halten Sie sich vor Augen, dass Neuroplastizität im Grunde die Veränderbarkeit des Gehirns ist. Eines der Hauptprinzipien der Neuroplastizität ist, dass das *Muster der Aktivierung* einen großen Unterschied dahin gehend macht, wie sich ein neuronales Netz verändert.

So führt zum Beispiel eine moderate, vorhersehbare und kontrollierbare Aktivierung unserer Stressantwortsysteme zu einer flexibleren, besseren Stressantwortfähigkeit (siehe Abbildung 3), die uns angesichts von extremeren Stressfaktoren Resilienz zeigen lässt. Es ist wie eine Art Gewichtheben für unsere Stressantwortsysteme;

wir trainieren das System, um es stärker zu machen. Je öfter wir uns moderaten Herausforderungen gegenübersehen und sie bewältigen, desto fähiger werden wir, uns größeren Herausforderungen zu stellen. Das ist etwas, was wir im Sport, in den darstellenden Künsten, in der klinischen Praxis, bei der Brandbekämpfung und beim Unterrichten sehen – bei fast allen menschlichen Bestrebungen. Erfahrung kann die Leistung verbessern. Deswegen ist Stress nichts, wovor man Angst haben oder das man meiden muss. Es sind die fehlende Kontrollierbarkeit, das Muster und die Intensität des Stresses, die Probleme verursachen können.

Leider ist das Muster der Stressaktivierung bei viel zu vielen Menschen unvorhersehbar, unkontrollierbar oder extrem und der Stress hält viel zu lange an.

Vor vielen Jahren wurde ich zu einem Kind ins Krankenhaus gerufen, einem dreizehnjährigen Jungen namens Jesse, der nach einer Kopfverletzung, die er sich bei einem heftigen Streit mit seinem Pflegevater zugezogen hatte, im Koma lag.

Jesse war in eine Familie hineingeboren worden, in der seit mehreren Generationen sexueller Missbrauch, sexuelle Ausbeutung sowie illegaler Handel betrieben wurden. Als Jesse fünf war, ergab eine polizeiliche Untersuchung, dass seine Eltern ihn zur Prostitution gezwungen hatten.

Jesse wurde seinen Eltern weggenommen und in einem Heim untergebracht. Er wechselte von einer Pflegefamilie zur nächsten und kam nach drei gescheiterten Unterbringungsversuchen schließlich in eine Familie, die sich auf »High-Need-Kinder« spezialisiert hatte, also Kinder, die besonders fordernd sind und spezielle Bedürfnisse haben. Die Pflegeeltern sorgten noch für neun weitere Kinder. Viele von ihnen hatten schwere Entwicklungsprobleme – eine verzögerte Sprachentwicklung, explosive und aggressive Verhaltensweisen, Kotschmieren. Alle waren wegen »unkontrollierbarer« Verhaltensweisen zu diesen Pflegeeltern geschickt worden, da die Familie den Ruf hatte, erfolgreich mit solchen »schwierigen« Kindern fertigzuwerden.

Wie sich herausstellte, »managte« die Familie die Kinder mit Terror und Missbrauch. Für geringfügige »Verstöße« wurde ihnen ihr Essen vorenthalten. Körperliche, erniedrigende Strafen waren an der Tagesordnung. Um die Kinder zu ermüden, zwang man sie dazu, Sport zu treiben. »Unartige« Kinder mussten draußen in einem Hühnerstall schlafen. Der Kühlschrank war verschlossen, damit die Kinder kein Essen »stehlen« konnten. Die leiblichen Kinder der Familie, die im Teenageralter waren, wurden dazu ermutigt, sich an der Demütigung und dem körperlichen Missbrauch der »Schützlinge« zu beteiligen.

Jesse versuchte mehrmals wegzulaufen, um dieser Hölle zu entkommen. Daraufhin nahmen sie ihm abends seine Schuhe und Kleidungsstücke weg. Er floh trotzdem, wurde aber immer wieder geschnappt und zurückgebracht. Einmal wurde er im Winter, als er barfuß und in Unterwäsche über eine Landstraße lief, von einem Polizeibeamten aufgelesen. Jesse erzählte dem Beamten von dem Missbrauch. Der erwiderte, Jesse solle damit aufhören, Lügen über die guten Menschen zu verbreiten, die so großzügig gewesen seien, ihn in ihrem Zuhause aufzunehmen. In jener Nacht musste Jesse im Hühnerstall schlafen. Als er schließlich wieder ins Haus durfte, schrieb er heimlich in sein Tagebuch: »Warum hasst Gott mich?«

Dies ist eine unglaublich schmerzliche Leidensgeschichte. Wir wollen sie deshalb einen Moment lang ruhen lassen und darüber sprechen, wie unsere Stressantwortsysteme uns während dieser Art von Traumata, das heißt andauernden oder sich wiederholenden traumatischen Erlebnissen, helfen. Wir haben bereits die Kampf-oder-Flucht-Reaktion erwähnt. Der Begriff wurde 1915 von dem Pionierarbeit leistenden Stressforscher Walter B. Cannon geprägt. Er verwendete den Begriff, um die akute Stressantwort auf eine wahrgenommene Gefahr und die physiologischen Veränderungen zu beschreiben, die damit einhergehen. Wir werden dies die »Übererregungsreaktion« nennen.

Bei der Übererregungsreaktion fokussiert sich das Gehirn, wie wir bereits gesagt haben, auf die Gefahr und ignoriert allen unnötigen Input des Körpers und der Außenwelt. Unser Puls steigt, wenn wir uns auf den Kampf oder die Flucht vorbereiten, Adrenalin und verwandte Stresshormone wie Cortisol werden freigesetzt, Zucker in unseren Muskeln gespeichert und Blut zu unseren Muskeln geleitet. Der allgemeine Fokus liegt in diesem Fall auf der Außenwelt. Fast jeder von uns erlebt irgendeine Version dieser aktivierenden Antwort, wenn er sich bedroht fühlt, ob es sich um einen Besuch beim Zahnarzt, einen Unfall mit Blechschaden, einen bevorstehenden Test, einen heftigen Streit oder die Aussicht handelt, eine Rede halten zu müssen. Man spürt vielleicht, dass die Handflächen schwitzen, hat Angst oder ist nervös. All dies liegt an der Aktivierung der Übererregungsreaktion.

Die meisten Menschen wechseln natürlich normalerweise nicht in wenigen Sekunden von einem Zustand der Ruhe in den Kampfmodus (siehe Abbildungen 5 und 6). Wenn wir uns einer potenziellen Gefahr gegenübersehen, besteht unsere anfängliche Standardreaktion darin, Schwarmverhalten an den Tag zu legen.

Oprah: Moment. Erklären Sie bitte den Begriff »Schwarmverhalten«.

Dr. Perry: Denken Sie daran, dass wir Menschen sehr soziale Wesen sind. Wir lassen uns von den Gefühlen anderer anstecken. Wir suchen das Beziehungsumfeld ständig nach Zeichen der Zustimmung und der Zugehörigkeit ab – so wie Sie gesagt haben: »Wie war ich?«

Wenn es also ein unerwartetes, verwirrendes oder potenziell bedrohliches Signal gibt, dann bauen wir darauf, dass andere uns helfen herauszufinden, was los ist. Wir suchen bei anderen – vor allem in ihrer Mimik – nach emotionalen Hinweisen, wie wir die Situation interpretieren sollen. Denken Sie an diesen »Hast du das gerade gehört?«- oder »Hat er das wirklich gerade gesagt?«-Blick, den Sie und Gayle vielleicht tauschen, wenn Sie etwas Empörendes oder Unangebrachtes hören.

Wenn aber niemand anders da ist oder deutlich wird, dass es sich um eine bedrohliche Situation handelt, geben wir dieses Schwarmverhalten auf und suchen die Umgebung ab, um die potenzielle Gefahr besser einschätzen zu können.

Als Nächstes erstarren wir vielleicht. Stellen Sie sich einen dunklen Parkplatz vor. Sie hören ein seltsames Geräusch und bleiben stehen. Warten. Einen Moment lang herrscht Leere im Kopf. Zu dieser Art des Erstarrens kann es auch kommen, wenn eine Interaktion sehr angespannt ist, weil es gegensätzliche Meinungen gibt. Sie haben vielleicht das Gefühl, nicht Teil der Auseinandersetzung zu sein, aber dann fragt jemand: »Und was ist *Ihre* Meinung? Was sollten wir tun?« Bevor Sie in der Lage sind, die Fragen zu verarbeiten und zu reagieren, starren, ja erstarren Sie möglicherweise einfach. Und oft wird sich die Antwort vielleicht nicht sehr »klug« anfühlen. Vergessen Sie nicht: Je bedrohter wir uns fühlen oder je gestresster wir sind, desto weniger Zugang haben wir zum klugen Teil unseres Gehirns, dem Cortex (siehe Abbildung 6).

Wenn das Gefühl, bedroht zu werden, zunimmt, gelangt man schließlich in den Kampf-oder-Flucht-Zustand. Um das gesamte Erregungskontinuum auf den Punkt zu bringen: Denken Sie daran, was passiert, wenn Sie im Wald auf ein Reh treffen. Rehe sind überwachsam und scharen sich ständig mit anderen zusammen. Sobald sie etwas hören oder sich das Verhalten eines anderen Rehs ändert, erstarren sie. Das hilft ihnen, die potenzielle Gefahr ausfindig zu machen, und erschwert es den visuell orientierten Raubtieren, sie zu sehen. Wenn die Gefahr anhält, fliehen sie. Treibt man das Reh jedoch in die Enge, wird es kämpfen. Sich zusammenscharen. Erstarren. Fliehen. Kämpfen (siehe Abbildung 6).

Lassen Sie uns zu Jesse zurückkehren. Während der Zeit in dieser Pflegefamilie bestand seine vorherrschende Stressantwort in einer Übererregungsreaktion. Er wehrte sich und rannte weg – floh. Und am Ende kämpfte er.

Zu den bevorzugten Methoden der Pflegeeltern, die Kinder leichter unter Kontrolle zu bringen, gehörte es, sie zu ermüden. Sie zwangen sie regelmäßig, Sport zu treiben – ließen sie insbesondere eine Treppe hoch- und runterlaufen. Eines Tages reichte es Jesse schließlich. Als er oben an der Treppe angekommen war, weigerte er sich weiterzumachen. Der Pflegevater tobte, doch Jesse rührte sich nicht vom Fleck. Ein Kampf entbrannte. Jesse fiel die Treppe hinunter oder wurde sie hinuntergeworfen. Er zog sich die schwere Kopfverletzung zu, die dazu führte, dass er ins Koma fiel und ins Krankenhaus aufgenommen werden musste.

Wie wir bereits gesagt haben, nutzt unser Gehirn eine Palette wichtiger Strategien, um uns zu helfen, die Welt zu verstehen. Erstens stellt es Verbindungen zwischen Mustern sensorischen Inputs her und bildet auf der Grundlage unserer Erlebnisse »Erinnerungen«. Zweitens nutzt es diese gespeicherten Erinnerungen, um neue Erlebnisse zu kategorisieren und zu interpretieren. Und wenn der neue Input einem vorherigen Erlebnis ähnlich genug ist, wird es das neue Erlebnis als dem vergangenen ähnlich oder gleich kategorisieren.

Jesse hatte zwei Traumaerinnerungssets: eins im Zusammenhang mit dem als Kleinkind erlebten Missbrauch und eins mit dem in der Pflegefamilie erlebten Missbrauch. Während er als kleines Kind missbraucht wurde, wäre eine Kampf-oder-Flucht-Reaktion – sich wehren, schreien, treten, kämpfen – einfach nicht adaptiv gewesen. Im Gegenteil, sie hätte zu mehr Schmerz und Verletzungen geführt. Glücklicherweise gibt es, wie wir bereits erwähnt haben, noch eine völlig andere Stressantwort: die Dissoziation.

Dissoziation ist eine komplexe mentale Fähigkeit, die wir in unserem Alltagsleben nutzen: Zu ihr gehören das Sichlösen von der

Außenwelt und die Konzentration auf unsere Innenwelt. Wenn wir tagträumen, es unserem Geist erlauben umherzuschweifen, handelt es sich um eine Form der Dissoziation. Und wie die Übererregungsreaktion ist auch die dissoziative Reaktion ein Kontinuum. Mit zunehmendem Stress oder zunehmender Gefahr befördert die dissoziative Reaktion den Betroffenen immer tiefer in den Schutzmodus hinein.

Während das Ziel der Übererregungsreaktion darin besteht, den Kampf oder die Flucht zu optimieren, soll die Dissoziation uns helfen, uns auszuruhen, aufzutanken, Verletzungen zu überleben und Schmerz zu ertragen. Bei der Übererregungsreaktion steigt der Puls, wohingegen er bei der Dissoziation fällt. Bei der Übererregungsreaktion wird Blut zu den Muskeln geschickt, bei einer Dissoziation bleibt es im Rumpf, um den Blutverlust im Fall von Verletzungen zu minimieren. Die Übererregungsreaktion setzt Adrenalin frei, die Dissoziation Enkephaline und Endorphine, die körpereigenen Schmerzmittel. Und Dissoziation – die Fähigkeit, emotional in seine Innenwelt zu fliehen – war die einzig verfügbare adaptive Option für den vierjährigen Jesse, wenn er missbraucht wurde.

Als Jesse im Koma lag, war es mir im Rahmen meiner Begutachtung möglich, ungewaschene Kleidungsstücke seines leiblichen Vaters und seines Pflegevaters zu bekommen. Obwohl Jesse bewusstlos war, zeigte er eine deutliche physiologische Reaktion, als er dem Geruch dieser beider Männer ausgesetzt wurde. Während ich ihm ein Kleidungsstück seines Pflegevaters unter die Nase hielt, begann er, um sich zu schlagen und zu stöhnen, und sein Puls stieg von 90 auf 162 Schläge pro Minute. Diese starke Übererregungsreaktion war, wie ich glaube, auf eine Reihe von Erinnerungen zurückzuführen, die mit dem Trauma zusammenhingen, von seinem Pflegevater missbraucht worden zu sein. (Wie bei Mr Roseman aus Kapitel 1 sind diese Erinnerungen in niederen Gehirnarealen gespeichert.) Als ich Jesse Kleidung seines leiblichen Vaters unter die Nase hielt, reagierte er ebenfalls – wobei er sich viel weniger bewegte und sein

Puls anfänglich stieg und dann auf unter sechzig Schläge pro Minute fiel. Dies stand im Einklang mit einer dissoziativen Reaktion, ausgelöst durch die Erinnerung an den Missbrauch durch seinen Vater. Selbst als der Cortex nicht verfügbar war (mit anderen Worten: schlief oder im Koma war), triggerten diese Auslösereize komplexe Verhaltensweisen, Emotionen und physiologische Reaktionen, weil sie in den niederen Gehirnbereichen gespeicherten Erinnerungen geschuldet waren.

Worauf ich hinauswill, ist, dass unsere spezifischen traumabezogenen Reaktionen von der Stressantwort abhängen, die bei einem bestimmten Erlebnis vorherrschend war. Für ein und dieselbe Person kann es mehrere Auslösereize geben, die sehr unterschiedliche Verhaltensreaktionen hervorrufen. Einige traumabezogene Auslösereize können ein Ausweichverhalten provozieren und dazu führen, dass man dichtmacht, andere können einen wütend machen und aktivieren. Der komplexe Fingerabdruck eines traumatischen Erlebnisses unterscheidet sich von Mensch zu Mensch. Das Timing, die Art, das Muster und die Intensität eines traumatischen Erlebnisses – all dies kann einen Einfluss darauf haben, auf welche Weise ein Mensch beeinträchtigt werden wird.

Jesse erwachte aus dem Koma, litt jedoch leider unter Nachwirkungen. Letzten Endes ging er in ein Seniorenzentrum und lebte und arbeitete dort als Transporthelfer. Sein Genesungsprozess verrät uns viel über die heilende Macht der Verbindung. Wenn wir über Heilung und Genesung sprechen, werden wir noch einmal auf Jesse zurückkommen. Im Moment sei nur so viel verraten: Seine Geschichte zeigt die erstaunliche Formbarkeit des Gehirns und die Macht der Hoffnung.

Oprah: Ich glaube, dass die Leser und Leserinnen dieses Buch vor allem nach Folgendem suchen: nach der Hoffnung, dass es, egal, was passiert ist, einen Lichtstrahl gibt, der ihnen den Weg weist. Die

Abbildung 6

ZUSTANDSABHÄNGIGES FUNKTIONIEREN

»ZUSTAND«	RUHE	WACHSAMKEIT
DOMINANTE HIRNBEREICHE	Cortex (DMN)	Cortex (limbisches Syste
ADAPTIVE »Option« Erregung	Nachdenken (erschaffen)	Schwarmverhal (Hypervigilanz
ADAPTIVE »Option« Dissoziation	Nachdenken (tagträumen)	Meiden
KOGNITION	Abstrakt (kreativ)	Konkret (Routine)
FUNKTIONALER IQ	120–100	110–90

Das Funktionieren unseres Gehirns hängt von dem Zustand ab, in dem wir uns befinden. Während wir von einem inneren Zustand in den anderen wechseln, findet eine Veränderung in den Bereichen des Gehirns statt, die die »Kontrolle« haben (dominant). Im Zustand der Ruhe zum Beispiel ist man in der Lage, die »klügsten« Teile des Gehirns (den Cortex) zu nutzen, um nachzudenken und zu erschaffen. Fühlt man sich bedroht, werden diese kortikalen Systeme weniger dominant, während die reaktiveren Teile des Gehirns nach und nach die Führung übernehmen. Das Kontinuum reicht von Ruhe bis zu großer Angst.

Zustandsabhängige Veränderungen führen zu entsprechenden Veränderungen bei einer Fülle von gehirnvermittelten Funktionen, einschließlich der Problemlösungsfähigkeit und des Denkstils (oder der Kognition). Allgemein lässt sich sagen: Je bedrohter

LARMIERT-HEIT	ANGST	GROSSE ANGST
‑nbisches System (Zwischenhirn)	Zwischenhirn (Hirnstamm)	Hirnstamm
Erstarren (Widerstand)	Flucht (Trotz)	Kampf
Sich fügen	Dissoziieren (Lähmung/Katatonie)	Ohnmacht (kollabieren)
Emotional	Reaktiv	Reflexiv
100–80	90–70	80–60

ein Mensch sich fühlt, desto weiter verlagert sich die Kontrolle der Funktionen von höheren (Cortex) auf niedere Systeme (Zwischenhirn und Hirnstamm). Angst schaltet viele kortikale Systeme ab.

Die adaptiven Verhaltensweisen, die während zustandsbedingter Veränderungen der Funktionen zu sehen sind, unterscheiden sich abhängig davon, welches der zwei bedeutenden Reaktionsmuster (Erregung oder Dissoziation) bei dem jeweiligen Individuum während eines stressigen oder traumatischen Erlebnisses dominant ist.

»Default Mode Network (DMN, Ruhezustandsnetzwerk)« ist ein Begriff für ein weit verzweigtes Netzwerk, vor allem im Cortex, das aktiv ist, wenn ein Individuum an andere denkt, über sich selbst nachdenkt, sich an die Vergangenheit erinnert und für die Zukunft plant.

Geschichten, die Sie mit uns teilen, helfen uns zu erkennen, dass wir nicht allein sind mit unserem Trauma. Können wir vor diesem Hintergrund einen Moment lang über Traumata und Angst sprechen? Ich kenne sehr viele Menschen, die als Kind missbraucht wurden und in ständiger Angst zu leben scheinen, obwohl sie dieser Gefahr nicht länger ausgesetzt sind. Können Sie erklären, was mit dem Gehirn geschieht, wenn man mit Angst aufwächst?

Dr. Perry: Ja. Genau dieser Punkt ist entscheidend dafür, Kinder wie Jesse zu verstehen. Sie haben ständig Angst. Ein Mensch denkt, lernt, fühlt und verhält sich anders, wenn er Angst hat, als wenn er sich sicher fühlt. Unser Gehirn funktioniert »zustandsabhängig«.

Zu jedem beliebigen Zeitpunkt bestimmen der Zustand unserer Körpersysteme und die Aufmerksamkeit unseres Geistes den Zustand, in dem wir uns befinden – und unser Zustand kann sich sehr schnell ändern. Die zwei Hauptzustandskategorien sind wach oder schlafend. Während des Schlafs gibt es verschiedene Stadien (zum Beispiel den REM-Schlaf, eine durch intensive Augenbewegungen *[rapid eye movements]* charakterisierte Phase). Das Gleiche gilt für den Wachzustand. Wir haben verschiedene Erregungs»stadien« oder -zustände, wenn wir wach sind. Diese Stadien können wir anhand von Abbildung 6 erkunden. Abbildung 6 enthält eine Menge an Informationen, und auf einige von ihnen werden wir erst an späterer Stelle zu sprechen kommen, sodass ich alles Schritt für Schritt mit Ihnen durchgehen möchte. Lassen Sie uns auf der linken Seite mit der Spalte »Ruhe« beginnen. In diesem Zustand können wir ruhig und entspannt sein und unseren Geist umherschweifen lassen. Wir haben Zugang zum klügsten Teil unseres Gehirns, dem Cortex. Die nächste Spalte, »Wachsamkeit«, beschreibt den Zustand, in dem wir uns auf einen Aspekt der Außenwelt konzentrieren – eine Unterhaltung zum Beispiel. Wenn wir gut reguliert und im Gleichgewicht sind, können wir den größten Teil des Tages im Zustand der aktiven Wachsamkeit sowie im Ruhezustand bleiben.

Gelegentlich werden wir herausgefordert, überrascht oder bedroht und wechseln in den Zustand der »Alarmiertheit«. Wenn dies geschieht, wird unser Denken emotionaler, weil niedrigere Systeme des Gehirns unser Funktionieren zu dominieren beginnen. Unsere Unterhaltungen entwickeln sich zu Streitereien; statt logische Argumente vorzubringen, greifen wir andere emotional oder persönlich an. Wir verhalten uns weniger erwachsen und sagen oder tun oft Dinge, die wir anschließend bedauern.

Wenn wir tatsächlich mit einer Gefahr konfrontiert werden, wechseln wir in den Zustand »Angst« über. Hier dominieren sogar noch niedrigere Hirnbereiche unser Funktionieren. Unsere Problemlösungsfähigkeiten verschlechtern sich; wir fokussieren uns auf den Augenblick. Und in diesem Moment ist dies natürlich adaptiv. Die Probleme entstehen, wenn das Individuum in diesem Zustand stecken bleibt. Hierzu kann es aufgrund eines Musters von extremem, anhaltendem Stress kommen. Denken Sie an Jesse. Die Unvorhersehbarkeit war ein Dauerzustand; der Schmerz, die Gefahr und die Angst waren unkontrollierbar und zuweilen extrem. Seine Stressantwortsysteme passten sich an – und wurden sensibilisiert. Jesse steckte in einem permanenten Zustand der Angst fest.

Das, was für Kinder in einem chaotischen, gewalttätigen, traumatischen Umfeld adaptiv ist, ist jedoch, wie gesagt, in einem anderen Umfeld – vor allem der Schule – maladaptiv. Die Hypervigilanz, die den Zustand der Wachsamkeit kennzeichnet, wird fälschlicherweise für ADHS gehalten, während die Abwehrhaltung und der Trotz, die für den Zustand der Alarmiertheit und Angst typisch sind, als oppositionelle Verhaltensstörung etikettiert werden. Fluchtverhalten führt dazu, dass die Betroffenen von der Schule verwiesen werden, Kampfverhalten dazu, dass sie wegen Körperverletzung angezeigt werden. Die Tatsache, dass traumabezogenes Verhalten allgemein falsch verstanden wird, hat tiefgreifende Auswirkungen auf unser Erziehungssystem, die psychische Gesundheitsfürsorge und die Jugendgerichtsbarkeit.

Oprah: Genau deswegen brauchen wir traumainformierte Systeme und müssen »Was ist dir passiert?« statt »Was stimmt nicht mit dir?« fragen.

KAPITEL 4

DAS TRAUMA-SPEKTRUM

»Sie trug Grau wie Regenwolken.«

Diese fünf Worte, voller Wahrheit, nahmen mich bei der Lektüre von Cynthia Bonds Erfolgsroman Ruby *sofort gefangen. Beim Verfassen der erschütternden Geschichte eines mutigen Mädchens, das unter tragischen Umständen geboren wurde und gefangen war in einem Kampf mit dem von ihr erlittenen Grauen und ihren persönlichen Dämonen, stützte Cynthia sich auf ihre jahrelange Arbeit mit obdachlosen und gefährdeten Jugendlichen – und auf ihre eigene Erfahrung als Opfer sexuellen Missbrauchs.*

Nach einem Gespräch mit mir im Rahmen des Book Club [ein Teil der »Oprah Winfrey Show«, Anm. d. Ü.] schrieb Cynthia ein Essay für das Oprah Magazine, *in dem sie ausführlich ihre psychischen Probleme darlegte. Lange Zeit, so schrieb sie, wusste sie nicht, was los war. Sie wusste nur, dass sie die Welt durch ein »Prisma des Schmerzes« sah.*

»Viele Jahre lang«, schrieb Cynthia, »schlief ich kaum, sondern hielt mich nachts wach, um mich vor meinen Erinnerungen zu schützen. An manchen Morgen fühlte ich mich bleischwer. Eine tiefe Scham überkam mich. Warum konnte ich mich nicht ›zusammenreißen‹, ›darüber hinwegkommen‹? Ich beobachtete, wie andere nach einer Trennung wieder auf die Beine kamen, sich von einem Jobverlust erholten, von einer Zwangsvollstreckung und Schlimmerem. Doch mir gelang das nicht. Ich bekam das Gefühl, dass mit meinem Charakter etwas nicht stimmte.«

Cynthia betete, dass der »Schmerz«, wie sie es nannte, verschwand. Und wie so viele Menschen, vor allem Frauen, lernte sie, den Schmerz zu ertragen, weiterzumachen, eine Maske der Stärke zu tragen. Doch in ihren dunkelsten Momenten dachte sie an Suizid.

Schließlich wurden bei ihr eine Depression und eine PTBS diagnostiziert. Nicht alle Menschen in ihrem Leben unterstützten sie nach dieser Diagnose. »Meine Stimme wurde suspekt. Meine Entscheidungen, meine Karriere, meine Fähigkeit, Kinder aufzuziehen, wurden in-

frage gestellt. Manche sahen mich nie wieder so wie zuvor.« Doch im Lauf der Zeit fand Cynthia die Unterstützung, die sie brauchte. »Ich lernte … dass ich Gefühle zulassen konnte, ohne dass sie mich lähmten. Dass ich nichts falsch gemacht hatte. Dass ich keinen Grund hatte, mich zu schämen.«

Cynthias Geschichte macht mir wieder einmal bewusst, wie beängstigend es sein kann, vergangene Traumata zu verarbeiten. Wenn Menschen beginnen, über Traumata in ihrem eigenen Leben nachzudenken, haben viele von ihnen Probleme, den Zusammenhang zwischen ihren Kindheitserlebnissen und ihren Entscheidungsmustern als Erwachsene zu erkennen. Sie rationalisieren ihr Verhalten als »So ist es nun einmal«. Oder sie spielen jegliches Unbehagen in dem Bemühen herunter, es schnell zu überwinden, finden Wege (gesunde wie ungesunde), es zu lindern oder es einfach zu verbergen. Es ist schwierig, sich mit Traumata auszusöhnen.

Im Grunde handelt es sich bei einem Trauma um die anhaltenden Auswirkungen eines emotionalen Schocks. Setzt man sich nicht mit dem traumatischen Erlebnis auseinander, kann dies langfristige körperliche, emotionale und soziale Folgen zeitigen. Ich habe mein Erwachsenenleben damit verbracht, Geschichten über diese Folgen zu lauschen und sie aufzusaugen – über den Schaden, den ungelöste Traumata anrichten.

Für mich gibt es zwei Brillen, durch die man die Frage »Was ist dir passiert?« beziehungsweise »Was ist dein Schmerz?« betrachten kann. Da gibt es zum einen die wissenschaftsbasierte Erklärung der Wirkungen frühkindlicher Traumata auf das Gehirn. Und dann gibt es zum anderen die unzähligen alltäglichen Handlungen, die das Ergebnis eines solchen Traumas sind und es widerspiegeln. Dies sind die Handlungen, die oberflächlich betrachtet wie schlechte Entscheidungen, schlechte Gewohnheiten, Selbstsabotage, Selbstzerstörung wirken – Handlungen, die andere Menschen dazu veranlassen, Urteile zu fällen.

Deswegen glaube ich so fest an den Ansatz »Was ist dein Schmerz?« – er vermeidet das Urteil, das die Frage »Was stimmt nicht mit dir?« impliziert.

Ob es sich um eine wie auch immer geartete Sucht, eine Depression, Wut, die Schwierigkeit, einen Job zu behalten, oder einen Kreislauf ungesunder Beziehungen handelt: Ich weiß genau, dass der Schmerz immer der gleiche ist. Und ich glaube, dass die Verzweiflung, die fast allen destruktiven Verhaltensweisen zugrunde liegt, ein tief verwurzeltes Gefühl der Unwürdigkeit ist. Es macht einen Unterschied, ob man denkt, dass man es verdient, glücklich zu sein, oder weiß, dass man es wert ist. Und so blenden wir Glücksmomente oft aus, weil wir tief in unserem Innersten nicht glauben, dass wir sie verdienen. Selbst wenn Sie es zu einem Haus voller hübscher Dinge gebracht haben und das Bild von Ihrem Leben in einen wunderschönen Rahmen passt – wenn Sie ein Trauma erlebt und es nicht freigelegt haben, werden Ihre Verletzungen sich auf alles, was Sie sich aufgebaut haben, negativ auswirken.

Dieses Kapitel soll Ihnen helfen, die Hinweise darauf zu erkennen, dass Sie möglicherweise ein Trauma erlebt haben. Ich hoffe, dass Sie mithilfe der Tools, die Experten wie Dr. Perry entwickelt haben, herausfinden werden, welche Augenblicke dazu beigetragen haben, Sie zu der Person zu machen, die Sie heute sind.

Vergessen Sie, während Sie in Ihre Vergangenheit eintauchen, nicht, dass allein die Tatsache, dass Sie hier sind, Sie wertvoll sein lässt, egal, was passiert ist. Und dass es Hoffnung gibt. Wie Cynthia schrieb: »Sich wohlzufühlen, ist möglich. Es geschieht Augenblick für Augenblick, Schritt für Schritt.«

Oprah

Oprah: Wir beide sprechen seit über dreißig Jahren über Traumata. Irgendwann einmal haben Sie mir gesagt, dass fast 40 Prozent der Kinder unter achtzehn irgendeine Art von Trauma erlitten haben. Das ist eine erschreckend hohe Zahl.

Dr. Perry: Leider stellte sich heraus, dass ich mich geirrt habe. Inzwischen wissen wir, dass die Zahlen sogar noch höher liegen. Eine neuere vom National Survey of Children's Health durchgeführte Studie ergab, dass fast 50 Prozent der Kinder in den Vereinigten Staaten mindestens ein schweres traumatisches Erlebnis hatten. Im Rahmen einer noch neueren, von 2019 stammenden Studie des U.S. Center for Disease Control and Prevention (CDC) stellte man fest, dass 60 Prozent der amerikanischen Erwachsenen mindestens ein belastendes Kindheitserlebnis und fast ein Viertel drei oder mehr dieser belastenden Erlebnisse hatten. Diese Zahlen sind noch ernüchternder, wenn man bedenkt, dass die CDC-Forscher sie für zu niedrig gegriffen halten.

Oprah: Lassen Sie uns erläutern, was Sie meinen, wenn Sie den Begriff »Trauma« benutzen. Es ist zwar ein Wort, das wir oft hören, doch viele Menschen haben noch immer keine klare Vorstellung von seiner genauen Definition. Ist ein belastendes Kindheitserlebnis dasselbe wie ein Trauma?

Dr. Perry: Da sprechen Sie ein wirklich wichtiges und für alle, die sich mit dieser Frage beschäftigen, herausforderndes Thema an. Wie Sie bereits sagten, wird das Wort »Trauma« heutzutage sehr salopp benutzt. Die meisten meinen damit einen wirklich schlimmen Vorfall oder eine böse Erfahrung, normalerweise eine, die »haften bleibt«, die man nicht vergisst und die eine nachhaltige destruktive Wirkung haben kann.

Wir wissen seit jeher, dass Menschen durch die Blutbäder und das Sterben, das sie während Kampfeinsätzen erleben, verändert werden können. Seit Jahrhunderten beschreiben eifrige Beobachter des menschlichen Verhaltens signifikante emotionale und Verhaltensprobleme als Folge von Kriegen. Um 800 v. Chr. schilderte Homer in der *Ilias* den traumabezogenen emotionalen Verfall von Ajax. 400 Jahre später beschrieb der griechische Historiker Herodot bei Kriegern, die an der Schlacht bei Marathon teilgenommen hatten, traumaartige Symptome, einschließlich hysterischer Blindheit und emotionaler Erschöpfung. Traumbezogene Beeinträchtigungen der psychischen Gesundheit waren nach dem Sezessionskrieg als »Kardioneurose« bekannt und nach dem Ersten Weltkrieg als »Kriegsneurose«.

In unserer Literatur und unseren Filmen finden wir eine Fülle von »Traumageschichten«. So geht es zum Beispiel in fast allen Storys über die Herkunft der Superheros um einen traumatischen Verlust. Ich bin mir sicher, dass Cynthia Bonds Roman *Ruby* in der Tat nicht das einzige für Oprahs Book Club ausgewählte Buch mit einem Trauma als narrativem Kernelement ist. *Jenseits von Eden* ist zum Beispiel ein Meisterkurs in puncto transgenerationales Trauma.

Doch die akademische Welt tut sich schwer damit, den Begriff »Trauma« zu definieren, und damit auch, Traumata in ihrer ganzen Tragweite zu verstehen. Das liegt unter anderem daran, dass das, was der Einzelne unter einem »schlimmen Erlebnis« versteht, subjektiv ist.

Lassen Sie uns ein Beispiel nehmen. Stellen Sie sich vor, dass in einer Grundschule ein Feuer ausbricht. Eine erfahrene Feuerwehrfrau kann direkt auf die Flammen zugehen und sie löschen; für sie ist dies Business as usual. Im Gegensatz dazu wird ein Erstklässler, der Zeuge davon wird, wie sein Klassenraum in Flammen aufgeht, Minuten intensiver Angst, Verwirrung und Hilflosigkeit erleben. Dies macht eines der Hauptprobleme deutlich, ein potenziell traumatisches Erlebnis zu verstehen. Wie erlebt das *Individuum* das Ereignis? Was geht in der Person vor? Wird die Stressantwort auf extreme oder anhaltende Weise aktiviert?

Oprah: Mit anderen Worten: So wie sich das innere Erleben eines Ereignisses von Person zu Person unterscheidet, unterscheiden sich auch die langfristigen Auswirkungen.

Dr. Perry: Genau. Alle langfristigen Auswirkungen hängen mit mehreren Faktoren zusammen, einschließlich der Art unserer Stressantwort (zum Beispiel Erregung versus Dissoziation versus eine Kombination von beidem) sowie der Intensität und des Musters dieser Antwort.

Stellen Sie sich vor, dass der Erstklässler auf das Feuer in seiner Klasse mit schrecklicher Angst reagierte, während sich ein Fünftklässler in einem anderen Teil des Gebäudes nicht so bedroht fühlte. Er empfand das Feuer fast als aufregend. Da er weiter von der direkten Gefahr entfernt war, fühlte er sich die ganze Zeit über sicher.

Wir haben es hier also mit drei Menschen zu tun, die dasselbe Ereignis unterschiedlich erlebten. Und weil sie es unterschiedlich erlebten, unterschied sich auch ihre Stressantwort. Aufgrund ihrer jahrelangen Erfahrung und Praxis wurden die Stressantwortsysteme der Feuerwehrfrau moderat aktiviert. Das Ereignis fühlte sich vorhersehbar und kontrollierbar an. Für sie war es eine resilienzfördernde Erfahrung, kein Trauma.

Bei dem Fünftklässler wurde die Stressantwort vorübergehend aktiviert. Nach ungefähr einer Woche sind die akuten Wirkungen dieser Aktivierung verschwunden. Er ist wieder bei seinem Ausgangsniveau angelangt, ist »im Gleichgewicht«, nicht traumatisiert. Bei dem Erstklässler wurden die Stressantwortsysteme jedoch stark aktiviert, und er wird ein sensibilisiertes Stressantwortsystem entwickeln (siehe Abbildungen 3 und 5).

Oprah: War das Feuer also ein Trauma?

Dr. Perry: Für den Erstklässler, ja, aber nicht für den Fünftklässler. Letzterer hatte eine »akute Stressreaktion« und erreichte nach kurzer Zeit wieder sein Ausgangsniveau. Und für die Feuerwehrfrau war es, wie wir sagten, eine resilienzfördernde Erfahrung.

Das ist die Schwierigkeit beim Studium »traumatischen Stresses«. Wie können wir die Auswirkungen von Traumata studieren, wenn wir nicht imstande sind, mit einer standardmäßigeren Definition aufzuwarten?

Als Reaktion auf diese Schwierigkeit hat die Substance Abuse and Mental Health Services Administration (SAMHSA) eine Gruppe von Wissenschaftlern und Klinikern zusammengetrommelt. Diese entwickelten eine Definition, die das enthält, was wir eben sagten: dass ein Trauma drei wesentliche Komponenten hat – das Ereignis, die Erfahrung und die Auswirkungen. Die Komplexität dieser drei zusammenhängenden Komponenten ist das, was bei der klinischen Arbeit berücksichtigt und erforscht werden sollte.

Nicht ganz einfach oder befriedigend, ich weiß. Das Problem, den Begriff »Trauma« zu definieren, ist noch nicht vollständig gelöst, und so wird er weiterhin verwirrend verwendet.

Während Sie und ich hier miteinander sprechen, befinden wir uns mitten in einer Pandemie, und einige haben mir geschrieben, es sei traumatisch, dass ein Highschool- oder Collegeabsolvent seine Abschlussfeier nicht bekommt. Oder dass das Tragen einer Maske in der Schule ein Kind traumatisieren wird. Oder dass die Pandemie ein Trauma für alle ist.

Andere, wie ich zum Beispiel, sagen: Moment mal, diese Umstände und Maßnahmen mögen unangenehm und schwierig und sogar tragisch sein, aber sie sind nicht unbedingt *traumatisch*, und sie sind es gewiss nicht für alle. Eine Pandemie ist in vielerlei Hinsicht ein von allen gemeinsam erlebtes Ereignis, doch für jeden von uns eine unverwechselbare Erfahrung. Viele werden nicht krank oder obdachlos werden, ihren Job verlieren oder den Tod von Familienmitgliedern oder Freunden erleben. Die Privilegien von einigen, einschließlich meiner selbst, werden genauso offen zutage treten wie die Verletzlichkeit anderer. Die Mängel unserer öffentlichen Systeme und die systembedingten Ungleichheiten werden noch verstärkt. Diejenigen, die am wenigsten haben, werden am ehesten traumatisiert werden. Doch für viele wird die Erfahrung zwar stressig, aber nicht traumatisch sein.

Traumata zu verstehen ist für mich seit jeher damit verbunden, die ereignisspezifischen Veränderungen zu studieren, die in den Stressantwortsystemen vor sich gehen. Diese Ereignisse können bedeutend und wie im Fall eines körperlichen Missbrauchs durch ein Elternteil für uns alle klar erkennbar sein. Doch ich glaube, Traumata können auch die Folge leiserer, weniger offensichtlicher Erlebnisse sein, zum Beispiel einer Demütigung, einer Bloßstellung oder eines anderen emotionalen Missbrauchs durch Eltern oder auch der Marginalisierung eines einer Minderheit angehörenden Kindes in einer Mehrheitsgemeinschaft (mit »Fremdgruppen«-Erfahrungen aufzuwachsen kann die Stressantwortsysteme sensibilisieren [siehe Abbildung 3]). Diese Erlebnisse können langfristige posttraumatische Auswirkungen auf das Gehirn und den Rest des Körpers haben.

Für die spezifischen Auswirkungen auf die Gesundheit werden einige andere Faktoren verantwortlich sein, einschließlich der genetischen Vulnerabilität, des Entwicklungsstadiums, in dem die traumatischen Erlebnisse stattfanden, vorangegangener Traumata, Familientraumata und des Vermögens gesunder Beziehungen, der Familie und der Gemeinschaft, das Trauma abzupuffern. Doch zu verstehen, wie Stressmuster die Regulation oder das Gleichgewicht beeinflussen können, ist die Voraussetzung dafür zu verstehen, wie das, *welchen Schmerz jemand erfahren hat,* mit seiner Gesundheit verknüpft ist – und zwar in allen Bereichen: mental, physisch und sozial.

Schätzungen zufolge spielen belastende Kindheitserlebnisse in 45 Prozent aller psychischen Störungen bei Kindern und in 30 Prozent aller psychischen Störungen bei Erwachsenen eine wichtige Rolle. Diese Schätzungen stimmen mit den Ergebnissen weiterer Studien überein, die zeigen, dass das Risiko, an einer schweren Depression, einer Angststörung, an Schizophrenie oder an anderen psychotischen Störungen zu erkranken, nach Kindheitstraumata oder belastenden Kindheitserlebnissen erhöht ist.

Oprah: Lassen Sie uns noch ein wenig mehr über belastende Kindheitserlebnisse sprechen. Erklären Sie mir bitte genau, was ein belastendes Kindheitserlebnis ist und wie die zu derlei Erlebnissen durchgeführte sogenannte ACE-(Adverse-Childhood-Experiences-)Studie geholfen hat, die Auswirkungen von Traumata auf die Gesundheit besser zu verstehen.

Dr. Perry: Die ursprüngliche ACE-Studie wurde 1998 veröffentlicht. Die Autoren schufen einen einfachen, zehn Items umfassenden Fragebogen zu den »Belastungen«, die es möglicherweise während der ersten achtzehn Lebensjahre gegeben hat (siehe Abbildung 7). In der ursprünglichen Studie füllten 17 000 Erwachsene den Fragebogen aus. Aus ihren Antworten ergab sich ein ACE-Score, der von 0 bis 10 reichte. Die Autoren schauten sich im Anschluss die physische, mentale und soziale Gesundheit dieser Erwachsenen an.

Bei der ersten epidemiologischen ACE-Studie fand man einen Zusammenhang zwischen dem ACE-Score und den neun Haupttodesursachen bei Erwachsenen; das heißt, je mehr Belastungen man in der Kindheit hatte, desto größer war das Risiko späterer gesundheitlicher Probleme. Folgestudien, bei denen die gleichen Daten verwendet wurden, zeigten einen ähnlichen Zusammenhang zwischen dem ACE-Score von Erwachsenen und der Gefahr von Suizid, psychischen Gesundheitsproblemen, Drogenkonsum und -abhängigkeit sowie mehreren anderen Probleme.

Die ACE-Studie gehört zu den wichtigsten zu unseren Lebzeiten durchgeführten epidemiologischen Untersuchungen. Sie ist mehrfach wiederholt worden. Anfangs wurde sie von der Fachwelt und der Allgemeinheit so gut wie ignoriert. In den letzten zehn Jahren ist sie zwar bekannt geworden, wird jedoch weithin missverstanden.

Oprah: Inwiefern?

Dr. Perry: Ursprünglich gab es wegen des Designs der Studie einen gewissen Widerstand. Da der Fragebogen einer Stichprobe von vorrangig weißen, zur Mittelschicht gehörenden Probanden gegeben wurde, stellte man die Anwendbarkeit der Ergebnisse auf andere demografische Gruppen infrage. Ein weiteres Problem war, dass der ACE-Fragebogen nur zehn Belastungen aufführte – und zahlreiche andere potenziell traumatische Erlebnisse ausließ.

Das Hauptmissverständnis bei dieser Studie besteht jedoch darin, dass die Leute Korrelation mit Kausalität verwechseln. Einen hohen ACE-Score zu haben bedeutet nicht, dass man ein Herzleiden bekommen *wird*. Es bedeutet nur, dass das Risiko für eine Herzkrankheit erhöht ist.

Oprah: Ich verstehe, dass man das falsch interpretieren kann.

Dr. Perry: Nicht jede groß gewachsene Person ist ein guter Basketballspieler, und nicht alle guten Basketballspieler sind groß gewachsen. Doch insgesamt wird eine Gruppe von 1,95 Meter großen Sportlern wahrscheinlich besser College-Basketball spielen als eine Gruppe von 1,65 Meter großen Sportlern. Ebenso bedeutet ein ACE-Score von 5, dass man *wahrscheinlich* mehr zu kämpfen haben wird als jemand mit einem ACE-Score von 1.

Lassen Sie uns dies noch eingehender betrachten. Von all den 1,95 Meter großen Studenten, die man auf einem Collegecampus findet, werden nur ein paar dem College-Auswahlteam angehören. Viele von ihnen werden unkoordiniert und unsportlich sein. Dasselbe gilt für den ACE-Score. Zahlreiche Menschen mit einem ACE-Score von 5 sind gesund, produktiv, positiv und haben nicht zu kämpfen. Und einige Menschen mit einem ACE-Score von 1 werden große Probleme bekommen.

Noch einmal: Diese ACE-Studien sind ungeheuer *wichtig*. Doch der ACE-Score hat im Einzelfall oder als klinisches Tool keine wirklich große Vorhersagekraft. Es stellt nur einen sehr oberflächlichen Blick auf die Frage »Was ist dir passiert?« dar – nicht die eingehende Erforschung, die nötig ist, wenn wir unsere persönliche Reise wirklich verstehen wollen.

Denken Sie nur, wie oberflächlich und bizarr Ihre Interviews wären, wenn Sie nur einen Fragebogen mit zehn Fragen austeilten und von jedem Gast eine einzige Zahl erhielten. Der ACE-Score offenbart seine Geschichte nicht; die Zahl kann nicht seine Geschichte *sein*.

Der ACE-Score verrät nichts über das Timing, das Muster und die Intensität von Stress und Disstress oder über das Vorhandensein von abpuffernden Faktoren oder Heilfaktoren. Er lässt einige der wichtigsten Variablen aus, die bei der Vorhersage von Gesundheit und Risiko eine Rolle spielen.

Lassen Sie mich Ihnen zwei Beispiele aus unserer Arbeit geben. Im Lauf der Jahre haben wir Entwicklungsdaten von über 70 000 individuellen Fällen in 25 Ländern gesammelt – Daten von Kleinkindern, Kindern, Jugendlichen und Erwachsenen. Wir erfassten detailliert ihre Traumageschichte und Belastungen wie auch die Geschichte ihrer »beziehungsmäßigen Gesundheit« (vor allem Verbundenheit, das heißt die Art, Qualität und Quantität der Beziehungen zu Familie, Gemeinschaft und Kultur).

Abbildung 7

ACE-FRAGEBOGEN

Vor Ihrem achtzehnten Geburtstag:

1. Hat ein Elternteil oder ein anderer Erwachsener in Ihrem Haushalt Sie oft oder sehr oft beschimpft, beleidigt, erniedrigt oder gedemütigt? Oder so gehandelt, dass Sie Angst hatten, Sie könnten körperlich verletzt werden?

   Nein _____ Falls ja, 1 eingeben _____

2. Hat ein Elternteil oder ein anderer Erwachsener in Ihrem Haushalt Sie oft oder sehr oft gestoßen, gepackt, geschlagen oder etwas nach Ihnen geworfen? Oder Sie jemals so stark geschlagen, dass Sie Spuren davon aufwiesen oder verletzt wurden?

   Nein _____ Falls ja, 1 eingeben _____

3. Hat ein Erwachsener oder eine Person, die mindestens fünf Jahre älter als Sie war, Sie jemals auf sexuelle Art und Weise angefasst oder gestreichelt oder Sie veranlasst, deren Körper in sexueller Art und Weise zu berühren? Oder versucht, oralen, analen oder vaginalen Geschlechtsverkehr mit Ihnen zu haben oder diesen tatsächlich gehabt?

   Nein _____ Falls ja, 1 eingeben _____

4. Haben Sie oft oder sehr oft empfunden, dass niemand in Ihrer Familie Sie liebte oder dachte, Sie seien wichtig oder etwas Besonderes? Oder dass Ihre Familienangehörigen nicht aufeinander aufpassten, sich einander nicht nahe fühlten oder sich gegenseitig nicht unterstützten?

   Nein _____ Falls ja, 1 eingeben _____

5. Haben Sie oft oder sehr oft empfunden, dass Sie nicht genug zu essen hatten, Sie schmutzige Kleidung tragen mussten und niemanden hatten, der Sie beschützte? Oder Ihre Eltern zu be-

trunken oder »high« waren, um sich um Sie zu kümmern oder Sie zum Arzt zu bringen, wenn Sie es benötigten?

Nein ____ Falls ja, 1 eingeben ____

6. Waren Ihre Eltern jemals getrennt, oder haben sie sich scheiden lassen?

Nein ____ Falls ja, 1 eingeben ____

7. Wurde Ihre Mutter oder Stiefmutter oft oder sehr oft gestoßen, gepackt, geschlagen, oder wurde etwas nach ihr geworfen? Oder manchmal, oft oder sehr oft getreten, gebissen, mit der Faust oder einem harten Gegenstand geschlagen? Oder jemals über mindestens einige Minuten wiederholt geschlagen oder mit einer Pistole oder einem Messer bedroht?

Nein ____ Falls ja, 1 eingeben ____

8. Haben Sie mit jemandem zusammengelebt, der Alkoholprobleme hatte, alkoholabhängig war oder Drogen konsumierte?

Nein ____ Falls ja, 1 eingeben ____

9. War ein Mitglied Ihres Haushalts depressiv oder psychisch krank, oder hat ein Mitglied Ihres Haushalts einen Suizidversuch unternommen?

Nein ____ Falls ja, 1 eingeben ____

10. War ein Mitglied Ihres Haushalts im Gefängnis?

Nein____ Falls ja, 1 eingeben ____

Zählen Sie nun Ihre Ja-Antworten zusammen ___
Dies ist Ihr ACE-Score.

Unsere wichtigste Erkenntnis ist, dass die Geschichte unserer beziehungsmäßigen Gesundheit – der Verbundenheit mit Familie, Gemeinschaft und Kultur – mehr Aufschluss über unsere psychische Gesundheit gibt als die Geschichte unserer Belastungen (siehe Abbildung 8). Zu ähnlichen Erkenntnissen sind auch andere Forscher gelangt, welche die Bedeutung positiver Beziehungen für die Gesundheit erforschen. Verbundenheit hat die Macht, Belastungen auszugleichen.

Unsere zweitwichtigste Erkenntnis ist, dass das *Timing* der Belastungen in hohem Maße ausschlaggebend für das Gesamtrisiko ist. Einfach gesagt: Wenn man im Alter von zwei Jahren ein Trauma erleidet, wird dies mehr Auswirkungen auf die Gesundheit haben, als wenn dies mit siebzehn geschieht. Leider hilft der ACE-Fragebogen nicht, diese Unterscheidung zu treffen. Er fragt nur, ob irgendwelche dieser zehn Belastungsfaktoren während der ersten achtzehn Jahre des Lebens vorhanden waren.

Wenn wir das Timing von Entwicklungsrisiken ein wenig genauer betrachten, gelangen wir jedoch zu folgender grundlegender Erkenntnis: dass die Erfahrungen in den ersten zwei Monaten des Lebens einen unverhältnismäßig wichtigen Einfluss auf die langfristige Gesundheit und Entwicklung haben. Dies hängt mit dem erstaunlich schnellen Wachstum des Gehirns in der frühen Kindheit und der Organisation der hochwichtigen zentralen Regulationsnetzwerke (siehe Abbildung 2) zusammen.

Wenn ein Kind in den ersten zwei Monaten seines Lebens hohen Belastungen ausgesetzt war und diese durch Beziehungen nur geringfügig abgepuffert wurden, es dann aber für die nächsten zwölf Jahre in eine gesündere Umgebung kam, waren die Auswirkungen schlimmer als bei Kindern, die in den ersten zwei Monaten wenige Belastungen und eine gesunde relationale Verbundenheit, in den nächsten zwölf Jahren jedoch hohe Belastungen hatten.

Bedenken Sie: Dem Kind, das »nur« zwei Monate lang wirklich schlimme Erfahrungen gemacht hat, ergeht es schlechter als dem

Abbildung 8

DIE AUSWIRKUNGEN VON ENTWICKLUNGSERFAHRUNGEN

DAS GLEICHGEWICHT ZWISCHEN BELASTUNG UND VERBUNDENHEIT

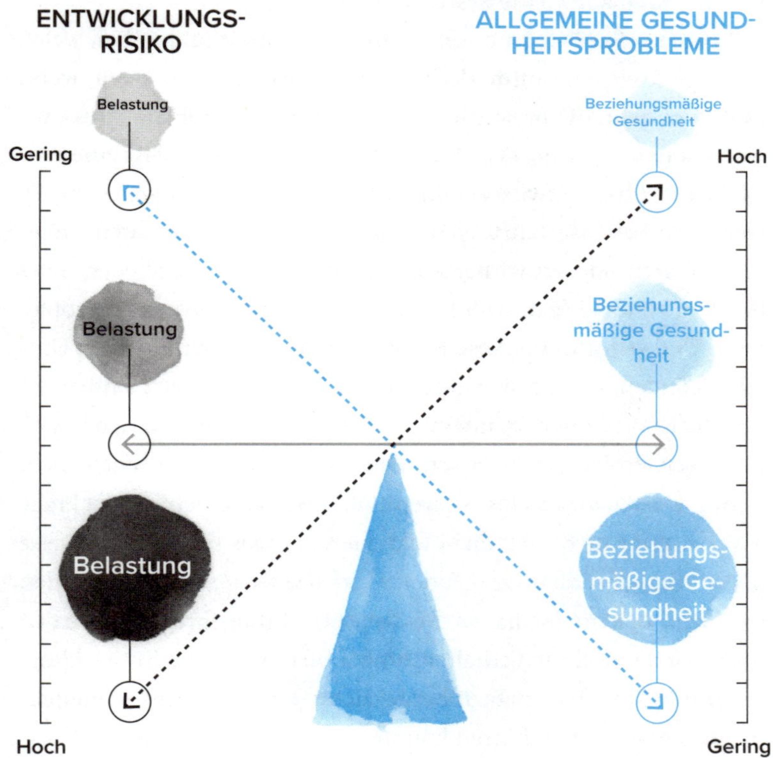

Bei hoher Verbundenheit und geringen Belastungen während der Entwicklung (blaue gestrichelte Linie) schlägt die Waage beim Entwicklungsrisiko in Richtung eines geringeren Risikos für mentale, soziale und psychische Gesundheitsprobleme aus. Im Gegensatz dazu erhöhen große Belastungen und eine geringe Verbundenheit (schwarze gestrichelte Linie) das Entwicklungsrisiko und die Wahrscheinlichkeit signifikanter allgemeiner Gesundheitsprobleme.

Kind mit fast zwölf Jahren schlimmer Erfahrungen, und das wegen des Timings der Erlebnisse.

Das klingt entmutigend. Doch wir glauben, dass schlimme Auswirkungen nicht unvermeidbar sind. Tatsächlich glauben wir, dass dies ein perfektes Beispiel dafür ist, warum wir entwicklungsinformierte, traumabewusste Systeme brauchen.

Erinnern Sie sich an unsere früheren Gespräche darüber, welch wichtige Rolle eine aufmerksame, responsive Fürsorge spielt, wenn es darum geht, die organisierenden Erfahrungen für die Stressantwortsysteme des Kindes zu bieten. Denken Sie daran, dass eine sensibilisierte Stressantwort gebildet wird (siehe Abbildungen 3 und 5), wenn die Lebenserfahrungen in den ersten zwei Monaten unberechenbaren oder unvorhersehbaren Stress mit einschließen. Dies führt zu einer Vielzahl von Problemen – traumabezogenen Problemen. Und selbst wenn diese Kinder sich nicht länger in einem Umfeld befinden, in dem sie einem hohen Risiko ausgesetzt sind, müssen Bezugspersonen, Kinderärzte, Therapeuten und Erzieher sich mit ihren Problemen befassen. Doch wenn diese Menschen nicht richtig verstehen, was los ist, wenn diese Systeme sich auf die Frage »Was stimmt nicht mir dir?« fokussieren – was sie normalerweise leider tun –, werden die Kinder nicht wieder gesund. Sie werden weiterhin zu kämpfen haben. Bei der Betrachtung ihrer emotionalen Reaktivität und ihrer Verhaltensprobleme werden ihre Entwicklung sowie mögliche Traumata unberücksichtigt gelassen, was zu ineffektiven Interventionen führen könnte.

Wir glauben, dass diese Kinder ein glücklicheres und gesünderes Leben führen könnten, wenn die Heime, Schulen und psychosozialen Gesundheitssysteme, in denen sie aufwachsen, die Frage »Was stimmt nicht mit dir?« durch die Frage »Was ist dein Schmerz?« ersetzten.

Und wir erkennen die Macht und das Potenzial der sehr frühen Kindheit. Denken Sie nur, wie sich schon wenige Monate beständiger, vorhersehbarer Unterstützung auf einen jungen Elternteil auswirken könnten. Für das Kind könnte es eine positive Starthilfe ins Leben darstellen, die zur Entwicklung resilienterer Stressantwortsysteme führen würde. Und diese regulierten Stressantwortsysteme würden wiederum dazu beitragen, eine gesündere Entwicklung in höheren Gehirnarealen zu garantieren.

Oprah: Das zeigt, wie wichtig die Vorsorge ist. Wenn wir junge Eltern in diesen ersten Monaten unterstützen könnten, wäre das so, als würden wir ihren Kindern resilienzbildende Megavitamine geben.

Dr. Perry: Und wirklich faszinierend finde ich, welche Macht kurze, aber positive Fürsorgeinteraktionen haben. Einige der Kinder, deren Entwicklung wir beobachteten, erfuhren nur in den ersten beiden Monaten ihres Lebens eine aufmerksame und responsive Fürsorge – und dann brach ihre Welt zusammen. Jahre des Chaos, der Gefahr, der Instabilität und der Traumata folgten diesen positiven ersten zwei Monaten – doch sie kamen viel besser zurecht als Kinder, die ein anfängliches Trauma erlitten, vernachlässigt wurden und anschließend jahrelang eine aufmerksame, unterstützende Fürsorge erfuhren. Das Timing ist das Entscheidende. Der Wert früher Interventionsprogramme, selbst jener, die nur kurze »Dosen« positiver Interaktion vorsehen, darf nicht unterschätzt werden.

Oprah: Das Timing ist ausschlaggebend. Doch was passiert, wenn man nicht frühzeitig das bekommt, was man braucht? Kann man das wieder wettmachen? Kann man Traumata heilen?

Dr. Perry: Natürlich. Das ist die gute Nachricht, etwas, was wir später noch eingehender erforschen werden. Erst einmal ist jedoch das Thema Zeit und Timing sehr wichtig. Die neuronalen Netze, die an der relationalen Verbundenheit beteiligt sind, reagieren stark auf

Augenblicke. Das heißt, dass 45 Minuten einmal pro Woche keine sinnvolle Dosis therapeutischer Interaktion sind. Wenn man es mit einem intensiven Trauma zu tun hat, beträgt die »erträgliche« Dosis, wie wir festgestellt haben, nur wenige Sekunden.

Oprah: Wirklich?

Dr. Perry: Man kann die emotionale Intensität, den Trümmerhaufen seines durch ein Trauma zerbrochenen Lebens in Augenschein zu nehmen, nur ein paar Sekunden lang aushalten, bevor das Gehirn beginnt, etwas zu unternehmen, um die Betroffenen vor dem Schmerz zu schützen. Ich konnte dieses Verhalten bei einem dreijährigen Jungen beobachten, mit dem ich vor einiger Zeit gearbeitet habe.

Dieser Junge saß mit seiner Mutter zusammen, als in ihr Haus eingebrochen wurde, und musste mit ansehen, wie seine Mutter ermordet wurde. Direkt danach begannen wir, sowohl mit dem Jungen als auch seinem Vater zu arbeiten. Nach etwa sechs Wochen rief der Vater mich an. »Mein Sohn ist suizidgefährdet«, sagte er. »Er hat gerade versucht, sich umzubringen.«

Nun, es kommt äußerst selten vor, dass Dreijährige versuchen, sich umzubringen. Doch ich bat den Vater, mir zu erzählen, was geschehen sei. »Er lief vor ein Auto, nachdem wir darüber gesprochen hatten, dass wir Mom vermissen«, sagte er. Ich bat ihn, *genau* zu erklären, was passiert sei. Sie waren im Lebensmittelladen gewesen, und sein Sohn hatte im Einkaufswagen gesessen, als sie zur Kasse kamen. Der Junge hatte die Kassiererin angesehen und gesagt: »Meine Mom ist tot. Sie wurde umgebracht.«

Die Kassiererin hatte erwiderte: »Oh, Herzchen, das tut mir leid.« Und das war's. Doch der Vater dachte sich, dass es für den Jungen vielleicht wichtig sei, noch weiter darüber zu sprechen. Er dachte: *Wir müssen es rauslassen. Wir müssen zum Trauma vordrin-*

gen. Und so fragte er seinen Sohn, während sie zum Parkplatz gingen: »Denkst du an Mom?« Der Junge antwortete nicht. Der Vater fuhr fort: »Weißt du, ich vermisse Mom, und es ist okay, darüber zu reden.«

Der Vater sprach behutsam und erinnerte den Jungen an die liebevollen Zeiten mit seiner Mutter. Doch das »erneute Durchleben« dieser emotionalen Momente wurde nicht von dem Jungen kontrolliert, und er fühlte sich völlig überfordert. Während der Vater sprach, begann der kleine Junge, vor und zurück zu schaukeln, dann zu stöhnen, sich die Ohren zuzuhalten und schließlich wie wahnsinnig zu schaukeln – alles in dem Bemühen, sich selbst zu regulieren.

Der Vater versuchte, ihn mit Worten zu trösten. »Es ist okay, über Mom zu reden.« Doch der Junge sprang aus dem Einkaufswagen und begann, wie der Vater erzählte, um den Parkplatz herumzurennen.

Dieses Verhalten spiegelt eine vorhersehbare Sequenz wider, zu der es kommt, wenn die Übererregungsreaktion aktiviert wird. Während die Arousal-(Übererregungs-)Systeme aktiv werden, schalten sie den obersten Teil des Gehirns ab (siehe Abbildung 6), und die unteren, primitiveren Bereiche des Gehirns übernehmen das Kommando. Die für das Denken verantwortliche Gehirnregion des armen kleinen Jungen war abgeschaltet. Er hatte nicht vor, sich umzubringen. Er *plante* gar nichts. Er versuchte einfach zu »fliehen« – um den schmerzlichen Bildern von der Ermordung seiner Mutter zu entkommen, die sein Vater durch seine bohrenden Fragen heraufbeschwor.

Der Vater meinte es gut, doch es war nicht die richtige Dosis für einen therapeutischen Moment. Kommen wir also zurück auf das Thema Zeit. Als der kleine Junge die Kassiererin ansieht und eine Frau etwa im Alter und mit der Haarfarbe seiner Mutter sieht, löst dies etwas bei ihm aus. Einen Augenblick lang ist er in Gedanken wieder bei seiner Mutter, bei dem Mord. Er sieht die Kassiererin an, macht eine kurze Bemerkung – fünf Sekunden, höchstens – und erhält eine Bestätigung. Das reichte. Ein kleines Bruchstück in dem Trümmerhaufen – eine Dosis therapeutischen Durchlebens, die er kontrollierte. Denn durch kontrollierbare kurze Momente erneuten Durchlebens kann das sensibilisierte System langsam, schmerzlich wieder »neu eingestellt« werden. Idealerweise kann das therapeutische Netz liebevoller, sensibler Menschen in unserem Leben uns Tausende dieser therapeutischen Momente bescheren.

Überlegen Sie einmal, wie Sie in Ihrem eigenen Leben mit Schwierigkeiten umgegangen sind. Wenn es um Dinge geht, mit denen man nur schwer fertigwerden kann, möchte man nicht 45 Minuten lang ununterbrochen über den Schmerz, den Verlust oder die Angst reden. Man möchte mit einem wirklich guten Freund vielleicht zwei oder drei Minuten lang über einen Aspekt davon sprechen. Wenn es zu schmerzlich wird, hört man auf und will abgelenkt werden. Und vielleicht möchte man später noch weiter darüber reden. Die therapeutische Dosierung ist es, die wirklich zur Heilung führt. Momente. Vollständig präsent, machtvoll, aber kurz.

Oprah: Ihre Worte rufen in mir große Dankbarkeit für meine Beziehung zu Gayle King hervor. Sie ist eine Konstante in meinem Leben, seit wir uns 1976 kennenlernten, als wir beide für einen Nachrichtensender in Baltimore arbeiteten. Obwohl wir nun an unterschiedlichen Küsten, in unterschiedlichen Zeitzonen leben und immer sehr beschäftigt sind, sprechen wir jeden Tag miteinander. Ich bin ihre Therapeutin. Sie ist meine Therapeutin. Ich bin nie bei einem ausgebildeten Therapeuten gewesen, aber ich glaube, dass wir beide, während wir über alles reden, was passiert, und hin- und herwechseln zwischen dem, was ich auf dem Herzen habe und was sie auf dem Herzen hat – ich glaube, dass wir tatsächlich dosieren.

Dr. Perry: Sie sprechen über etwas, lassen es ruhen und kommen dann wieder darauf zurück.

Oprah: Richtig. Man lacht über etwas anderes, und das triggert etwas Neues. Dann kommt man vielleicht wieder auf das schwierige Erlebnis zu sprechen oder auch nicht. Genau das passiert, wenn man ständig mit seinen Freundinnen spricht.

Dr. Perry: Richtig. Das ist heilsam. Es ist der Kern einer therapeutischen Erfahrung.

Oprah: Man fühlt sich hinterher besser, weil man es rausgelassen hat. Man ist gestärkt worden, so wie der kleine Junge von der Kassiererin »gehört« und beruhigt wurde.

Dr. Perry: Ja! Man hat diese positive fürsorgliche menschliche Interaktion gehabt. Das ist bereichernd, und es reguliert und bindet.

Oprah: Ich habe gerade einen Aha-Moment gehabt! Wonach wir wirklich suchen, ist jemand, der uns in dem Gedanken bestärkt: Hey, ich bin nicht verrückt. Ich denke und fühle auf diese Weise wegen etwas, was mir widerfahren ist, und meine Reaktion ist begründet – wir suchen jemanden, der uns dies bestätigt.

Dr. Perry: Genau. Und diese Person reguliert Sie, indem sie Sie »sieht«. Und was diesen kleinen Jungen angeht: Im Lauf der Jahre sorgten Tausende von kleinen liebevollen Interaktionen mit Dad, den Großeltern, Nachbarn, Freunden und Lehrern für die bereichernden, regulierenden und heilenden Erfahrungen, die ihm halfen. Heute ist er ein positiver, gesunder junger Mann. Der Verlust seiner Mutter kann immer noch Traurigkeit und Sehnsucht hervorrufen, doch die gehen vorbei. Grundsätzlich ist er offen, neugierig und liebenswürdig; er ist nicht dysreguliert, traurig oder beeinträchtigt. Die psychotherapeutische Behandlung dauerte etwa ein Jahr. Doch diese anderen therapeutischen Momente, die zwanzig Jahre lang jeden Tag stattfanden, waren es, die ihm wirklich halfen, aus den traumabedingten Trümmern seines drei Jahre alten Selbst eine gesunde innere Welt aufzubauen.

Oprah: Hatte dieser kleine Junge eine posttraumatische Belastungsstörung? Sehr viele von uns haben im Zusammenhang mit Kriegsveteranen wie Mr Roseman in Kapitel 1 von der PTBS erfahren. Aber ich weiß, dass Traumata in jedem Alter eine PTBS verursachen können, richtig?

Dr. Perry: Ja. Traumata können, egal, in welchem Alter man sie erleidet, eine Vielzahl von Symptomen hervorrufen, die wir als »posttraumatische Belastungsstörung« bezeichnen. Und dieser Junge hatte eine PTBS. Von den drei »Komponenten« eines Traumas, über die wir sprachen – das Ereignis, die Erfahrung und die Auswirkungen –, geht es bei der PTBS um die Auswirkungen. Bei dieser Störung handelt es sich um ein spezifisches Syndrom – oder eine Sammlung von Symptomen –, das als Folge eines traumatischen Ereignisses oder traumatischer Ereignisse auftreten kann, und sie gehört zu den psychischen Störungen, die im *Diagnostischen und Statistischen Manual Psychischer Störungen* (DSM) aufgeführt sind, einem Leitfaden, den die meisten Kliniker nutzen, um psychische Gesundheitsprobleme zu klassifizieren.

Personen, bei denen eine PTBS diagnostiziert wurde, weisen als Folge eines traumatischen Ereignisses oder traumatischer Ereignisse vier wesentliche Symptomcluster auf. Wie Sie gerade erwähnt haben, litt Mike Roseman, der Koreakrieg-Veteran, der durch die Fehlzündung des Motorrads getriggert wurde, unter einer PTBS.

Beim ersten Cluster handelt es sich um die sogenannten »Intrusionen«. Zu diesen gehören wiederkehrende unerwünschte Bilder und Gedanken an das traumatische Ereignis und mit diesem zusammenhängende Träume oder Albträume. Eine Möglichkeit, diese Symptome zu betrachten, ist, dass sie mit dem Bemühen des Gehirns zusammenhängen, die Wirklichkeit zu verstehen. Wenn ein traumatisches Ereignis stattfindet, ist es oft so bedrohlich und liegt so weit außerhalb unserer normalen Erfahrung, dass es nicht zu unserem Arbeitsmodell der Welt passt. Denken Sie an unsere früheren Gespräche: Unser Verstand versucht immer, das Weltbild aufrechtzuerhalten, das wir früh in unserem Leben entwickelt haben. *Menschen sind gut. Eltern sind da, um uns zu schützen. Schulen sind sicher.* Der Verstand will sehen, was wir glauben, sodass er sich an das klammert, was diese Überzeugungen – dieses Weltbild – unterstützt, und das ignoriert, was dies nicht tut. Doch ein Trauma macht diese innere Landschaft zunichte. Das Weltbild zerbricht. *Menschen kann man nicht trauen. Ich habe schreckliche Angst vor meinem Vater, er tut mir weh. In der Schule wurden meine Freunde erschossen.*

Ein Trauma ist so, als hätte man Schiffbruch erlitten. Man muss seine innere Welt wieder aufbauen. Zu diesem Wiederaufbau, dem Heilungsprozess, gehört es, zum zerstörten Rumpf des alten Weltbildes zurückzukehren. Man durchsucht die Trümmer, um zu sehen, was geblieben ist, sucht nach den zerbrochenen Stücken. Träume, intrusive Bilder des Traumas und »Reenactments« (Wiederaufführungen, Nachstellungen) des Erlebten bedeuten, dass der Verstand sich abmüht, die neue Realität zu verstehen. Während man das Schiffswrack noch einmal besucht, es sich Stück für Stück ansieht, findet man ein Fragment und bringt es an den neuen, geschützteren Ort in der nun veränderten Landschaft. Man entwickelt ein neues Weltbild. Das braucht Zeit. Und erfordert viele Besuche des Wracks. Dieser Prozess beinhaltet sowohl unbewusste als auch bewusste wiederholte »Reenactments« wie zum Beispiel Schreiben, Zeichnen, Bildhauern oder Spielen. Wieder und wieder besucht man die Stätte des Erdbebens, durchsucht die Trümmer, nimmt etwas und bringt es in einen sicheren Hafen. Das ist Teil des Heilungsprozesses. Ich vereinfache sehr komplexe Prozesse, auf die wir näher eingehen werden, wenn wir uns auf die Heilung fokussieren.

Beim zweiten Cluster handelt es sich um »Vermeidung«. Wir glauben, dass es zu diesen Vermeidungssymptomen kommt, wenn jemand niedergeschlagen ist, nachdem er erneut Menschen, Orten oder anderen traumarelevanten Erinnerungen ausgesetzt war. Erinnern Sie sich, dass Mr Roseman sagte, er hasse den 4. Juli? Da ihm bewusst war, dass Feuerwerke Auslösereize darstellten, mied er Feiern, bei denen sie üblich waren. In gewisser Hinsicht ist das Vermeidungsverhalten ein Versuch, die Kontrolle über das wiederzugewinnen, was sich wie die Unkontrollierbarkeit des traumatischen Erlebnisses anfühlt. Vielleicht erinnern Sie sich auch, dass Vermeidung Teil einer dissoziativen Reaktion auf eine Gefahr darstellt (siehe Abbildung 6). Wenn jemand sich in einer unvermeidbaren, quälenden Situation befindet, kann das Vermeidungsverhalten Schutz bieten.

Ein Mensch kann ein Vermeidungsverhalten auch entwickeln, ohne die direkte Verbindung zu einem traumabedingten Auslösereiz herzustellen. Dies ist oft der Fall, wenn der Missbrauch oder das Trauma im Kontext früher Beziehungen zwischen Bezugsperson und Kind stattfand. Wenn ein Kind im Rahmen einer engen Beziehung (zum Beispiel von einem Elternteil) missbraucht wurde, wird es Intimität – emotionale und physische Nähe – als Bedrohung empfinden. Es wird sich oft nach Verbundenheit sehnen, aber ängstlich, verwirrt oder überfordert sein, wenn es jemandem nahekommt. Es wird Intimität in einer Beziehung meiden. Lässt sie sich nicht meiden, wird es die Beziehung sabotieren oder gefährden. Dies gehört zu den üblichsten, aber auch unterschätztesten Auswirkungen eines Entwicklungstraumas.

Oprah: Wenn man eine PTBS hat, wird man also in bestimmten Momenten getriggert, weil die »Erinnerung« an das Trauma aktiviert wird.

Und die Menschen reagieren unterschiedlich, weil die PTBS-Reaktion in direktem Verhältnis dazu steht, welche Auswirkungen das traumatische Ereignis ursprünglich auf sie hatte.

Dr. Perry: Erinnern Sie sich an unser früheres Gespräch über das Knüpfen von Gedankenverbindungen? Bei einem traumatischen Erlebnis werden eine gewisse Anzahl traumabezogener »Erinnerungen« gebildet; diese werden mit der Art von Stressantwort »verbunden«, zu der es bei dem spezifischen Erlebnis kam.

Sie werden sich erinnern, dass Jesse, der Junge, der im Koma lag, zwei sehr deutliche Reaktionen auf verschiedene Auslösereize zeigte. Bei Mike Roseman aktivierte der Auslösereiz, das heißt die Fehlzündung des Motorrads, die Übererregungsreaktion – denn ebendiese wurde während Kampfhandlungen aktiviert. Das Geräusch von Geschützfeuer – oder die Fehlzündung eines Motorrads – führte zu einem erhöhten Puls, dem Instinkt, in Deckung zu gehen, und so weiter.

Doch bei einem anderen Patienten löst das Geräusch von Geschützfeuer vielleicht eine völlig andere Reaktion aus. Ich hatte einmal eine Patientin namens Bisa, eine junge Flüchtlingsfrau aus Somalia, die brutale Stammeskriege miterlebt hatte. Sie musste hilflos zusehen, wie ihr Bruder gezwungen wurde, ihre Eltern zu erschießen. Viele weitere traumatische Erlebnisse folgten, bevor sie nach Kanada kam. Für Bisa wurde Geschützfeuer, so wie es bei Mike Roseman der Fall gewesen war, zu einem Auslösereiz. Doch während es bei Mike eine Übererregungsreaktion provozierte, führte es bei Bisa zum dissoziativen Shutdown. Ihre Traumata hatten Momente unentrinnbaren, unerträglichen Schmerzes enthalten. Sie reagierte mit der Flucht in ihr Inneres (siehe Abbildung 6). Ihr Puls stieg. Im Extremfall wurde sie ohnmächtig. Wenn sie später ein lautes, unerwartetes Geräusch hörte, brach sie zusammen, weil sie dieses Geräusch mit Geschützfeuer assoziierte. Sie verlor dann tatsächlich das Bewusstsein.

Ein Kollege von mir, ein Fotojournalist, war in einem der ersten Flüchtlingslager, die für die Opfer des Völkermords in Ruanda errichtet worden waren. Dort gab es Menschen, die wie Zombies herumliefen, ausdruckslos, schweigend. Gerade als mein Kollege fragte, warum einige von ihnen Helme trugen, ertönten Schüsse aus dem das Camp umgebenden Dschungel, und mehrere Menschen wurden auf der Stelle ohnmächtig. Sie trugen Helme, damit sie sich keine Kopfverletzung zuzogen, wenn sie umfielen.

Oprah: Das lag also an dem, was Sie als überaktive und übermäßig reaktive dissoziative Reaktion beschreiben, richtig?

Dr. Perry: Absolut. Was uns zurück zu unserer Liste von PTBS-Symptomen bringt. Wir haben über die ersten beiden Symptomcluster, Intrusionen und Vermeidung, gesprochen und kommen jetzt zum dritten: negative Kognitionen und Stimmung. Hierzu können Symptome einer Depression gehören – Traurigkeit, Interessenverlust, ein Gefühl der Schuld, ein übermäßiger Fokus auf Negatives und im Grunde ein Gefühl der emotionalen und körperlichen Erschöpfung.

Beim vierten Cluster handelt es sich um das Arousal (Übererregung). Die Symptome, zu denen Angst, Hypervigilanz, übertriebene Schreckreaktionen, ein hoher und unregelmäßiger Puls sowie Schlafstörungen gehören, hängen damit zusammen, dass die sensibilisierten Stressantwortsysteme überaktiv und übermäßig reaktiv sind.

Wenn jemand Symptome in jeder dieser vier Kategorien hat, lautet das DSM-Etikett PTBS. Es ist jedoch wirklich wichtig, nicht zu vergessen, dass eine PTBS nicht die einzige Möglichkeit ist, wie ein Trauma unsere psychische und physische Gesundheit beeinträchtigt. Die negativen Auswirkungen eines Traumas, über die wir gesprochen haben, können einen genauso bedeutenden Einfluss auf jemandes Leben haben. Tatsächlich handelt es sich bei der Mehrzahl der langfristigen Auswirkungen eines Traumas nicht um PTBS-Symptome.

Oprah: Während ich Ihnen zuhöre, denke ich immer wieder: Depression, Angst, PTBS – dies scheinen die großen drei zu sein, wenn es um die langfristigen mentalen und emotionalen Auswirkungen von Traumata geht. Wenn wir also wissen, dass es *fünfzig Millionen* Kinder gibt, die Traumata erlitten haben, dann bedeutet dies, dass es Abermillionen von Erwachsenen gibt, die diesen Schmerz – in ihrem alltäglichen Leben, bei der Arbeit, in ihren Beziehungen – mit sich tragen und ihn dann an ihre Kinder weitergeben. Und diese Erwachsenen realisieren vielleicht nicht einmal, was ihnen passiert ist.

Dr. Perry: Nicht nur *sie* realisieren nicht, was geschehen ist, sondern auch nicht *ihre* Partner, Ärzte und Arbeitskollegen. Das führt zu sehr vielen Missverständnissen. Und das hat manchmal tragische Folgen.

Wir haben viel darüber gesprochen, wie das Handeln von Bezugspersonen ein Kind beeinflusst, doch wir sollten uns unbedingt vor Augen halten, dass diese Bezugspersonen ebenfalls Kinder waren, die von ihren Bezugspersonen beeinflusst wurden. Die Auswirkungen von Traumata erstrecken sich über ganze Generationen und Gemeinschaften, und es ist wichtig, immer wieder mit Mitgefühl zu unserer zentralen Frage zurückzukehren: »Was ist dir passiert?«

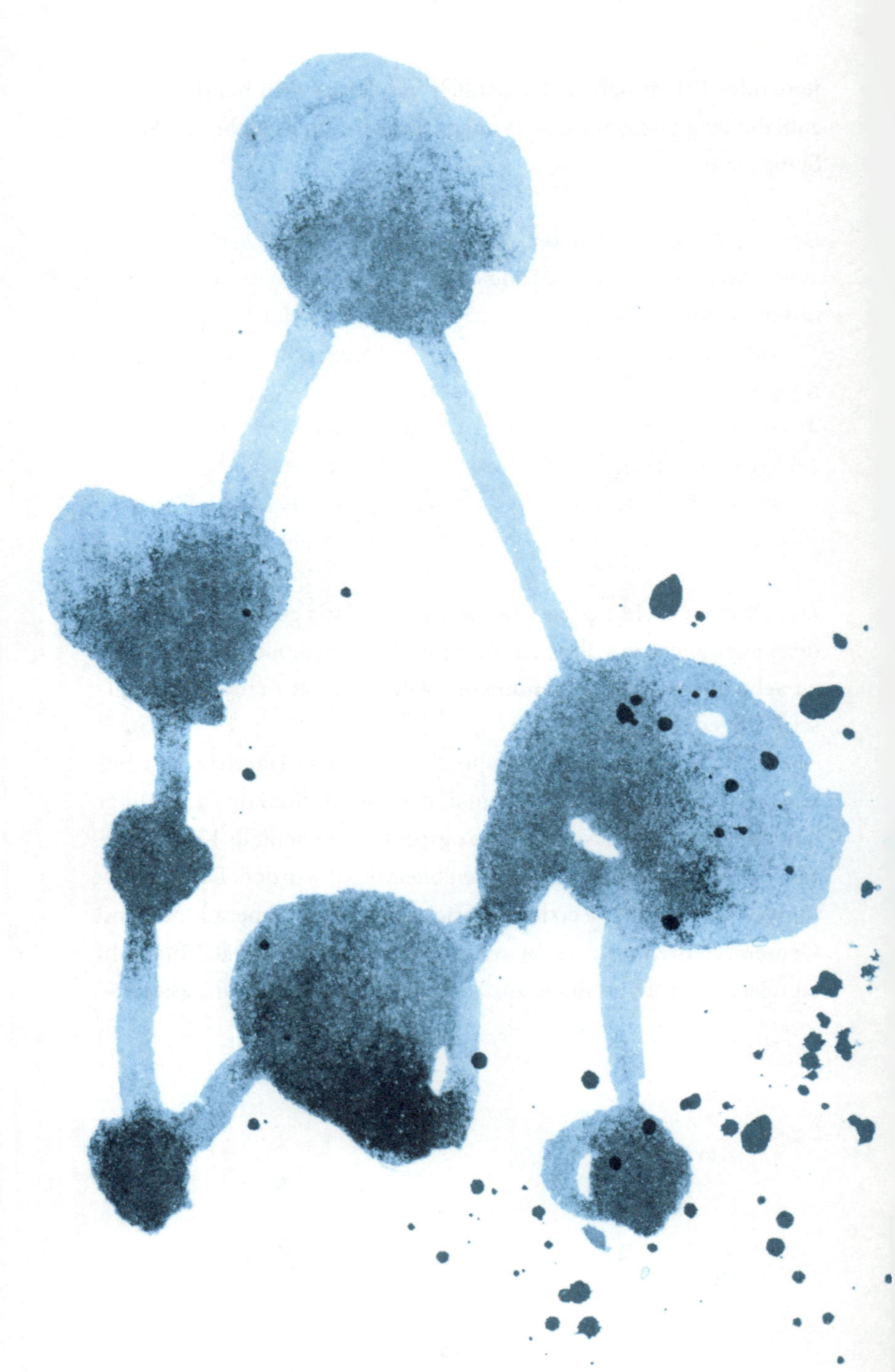

KAPITEL 5

ZUSAMMEN-HÄNGE HERSTELLEN

Die meiste Zeit meines Erwachsenenlebens war es für mich extrem stressig, nachts allein zu sein. Selbst in Chicago, wo ich im 57. Stock eines Gebäudes wohnte, in dem es Sicherheitspersonal und einen Pförtner gab, fühlte ich mich nicht sicher. Tatsächlich überkam mich eines Abends, nachdem ich bereits mehrere Jahre in dieser Wohnanlage gelebt hatte, plötzlich so große Angst, dass ich mir einredete, ich müsse das Gebäude verlassen, weil mir etwas Schlimmes passieren würde, wenn ich es nicht täte. Ich stieg aus dem Bett, verließ mein Zuhause und checkte im Hotel nebenan ein. Ich fühlte mich in diesem Hotel sicherer, weil niemand wusste, dass ich dort war. Meine Ängste ergaben keinen Sinn für mich, und sie wurden schlimmer. Ich wusste, dass ich herausfinden musste, war los war, hatte aber keine Ahnung, wo ich beginnen sollte.

Zur gleichen Zeit wurde Chicago von einem der ersten Amokläufe an einer Schule in den USA erschüttert. Am 20. Mai 1988 betrat Laurie Dann den Unterrichtsraum einer zweiten Klasse in Winnetka, Illinois, und eröffnete das Feuer. Sechs Kinder wurden verletzt und der achtjährige Nick Corwin getötet.

Nach dem Amoklauf forderten wütende und angstvolle Eltern, die Türen der Schule zu verschließen, mit Türketten zu versehen und Sicherheitswachen aufzustellen. Eines Tages las ich einen Artikel, in dem erklärt wurde, warum der Schulleiter sich weigerte, diese Änderungen vorzunehmen. Er sagte, Türketten würden den Kindern signalisieren, dass sie in dieser Schule nicht sicher seien.

Und während ich dies las, fing ich plötzlich aus heiterem Himmel an zu weinen.

Nicht nur um die Kinder und ihre Eltern, die nach einer Tragödie die Scherben aufsammelten, sondern weil die Worte des Schulleiters, der sich weigerte, die Schule zu verbarrikadieren, eine lang vergessene Erinnerung an ein Ereignis triggerte, an das ich seit Jahren nicht mehr gedacht hatte.

Während meiner Kindheit in Mississippi schlief ich immer bei meiner Großmutter mit im Bett. Mein Großvater, der an Demenz litt, schlief in einem Nebenraum. Eines Nachts wurde ich plötzlich geweckt und sah meinen Großvater am Bett stehen. Noch bevor ich die Augen öffnete, spürte ich die Angst meiner Großmutter. Ich spürte ihr geschärftes Bewusstsein, während sie langsam wiederholte: »Geh zurück ins Bett, Earlest. Geh zurück ins Bett, Earlest.« Doch er ging nicht. Er wollte sie würgen, versuchte, seine Hände um ihren Hals zu legen. Als es ihr schließlich gelang, ihn wegzustoßen und zur Tür zu rennen, rief sie nach einem unserer Nachbarn, den wir »Cousin Henry« nannten. »Henry! Henry! Henry!« Henry war blind, doch ohne Zögern kam er mitten in der Nacht, um meiner Großmutter dabei zu helfen, meinen Großvater wieder in sein Zimmer zu bringen. Meine Großmutter klemmte dann einen Stuhl unter den Griff ihrer Schlafzimmertür und stellte ein paar Dosen um das Bett. Am nächsten Morgen band sie die Dosen zusammen und hängte sie an der Tür auf. Und solange ich bei meiner Großmutter lebte, schob sie jeden Abend den Stuhl unter den Türgriff und hängte die Dosen vor die Tür. Ich versuchte zu schlafen, während ich darauf lauschte, ob die Dosen sich bewegten.

Als ich von dem Schulleiter las, der sich weigerte, Türketten anzubringen, hatte ich einen Aha-Moment. *Die Dosen an der Tür meiner Großmutter vermittelten genau die Botschaft, die der Schulleiter seinen Schülern nicht vermitteln wollte. Die Ketten hätten die Kinder vielleicht geschützt, doch nach Ansicht des Schulleiters war es schädlicher, sie ständig an einen traumatischen Vorfall zu erinnern und ihnen den Eindruck zu vermitteln, dass sie in ihrer Schule nicht sicher waren.*

Ich verstand endlich, warum ich Angst hatte, nachts allein zu Hause zu sein. Der Angriff auf meine Großmutter, während wir schliefen und am verletzlichsten waren, war traumatisierend gewesen. Offensichtlich hatte er tiefe emotionale Wunden hinterlassen. Selbst als Erwachsene war mein Geist, während ich zu schlafen versuchte, noch darauf konditioniert, in einem ständigen Arousalzustand zu bleiben, bereit anzugreifen.

Diese Verbindung zu ziehen, endlich Ursache und Wirkung meiner Schlafprobleme zu verstehen, veränderte alles. Obwohl ich nach wie vor merke, dass ich reagiere, wenn bestimmte wunde Punkte getriggert werden, die mit dem Geschehen im Schlafzimmer meiner Großmutter vor all den Jahren zusammenhängen, verfüge ich jetzt über die Tools, einen Schritt zurückzutreten, zu beobachten, was ich fühle, und zu entscheiden, wie ich die Angst überwinden kann.

Was Ihre individuellen Reaktionsmuster angeht: Machen Sie sich bewusst, dass Sie es sich ermöglichen, präsent zu bleiben und letztlich die Kontrolle wiederzuerlangen, wenn Sie einen kleinen Moment des Abstands zwischen dem unmittelbaren Gefühl und Ihrer instinktiven Reaktion schaffen.

Oprah

Oprah: Ist es möglich, dass man ein gesteigertes Angstgefühl erbt?

Dr. Perry: Auf diese Frage würde ich gern näher eingehen.

Oprah: Ich hätte mir denken können, dass Sie nicht einfach mit »Ja« oder »Nein« antworten würden. Sie werden die Angelegenheit verkomplizieren stimmt's?

Dr. Perry: Ja, richtig. Das werde ich. Weil Sie auf die Frage »Was ist *uns* passiert?« hinauswollen – und das beeinflusst auf komplexe Weise, wer wir werden. Wir übernehmen etwas von früheren Generationen und geben es weiter an die nächste Generation. Unsere Gene, Familie, Gemeinschaft, Gesellschaft und Kultur sind alle Teil hiervon. Ihre Frage, ob Angst vererbt wird, ist also von zentraler Bedeutung für das Verständnis von Traumata, vor allem von »historischen Traumata«.

Als Beispiel soll uns hier die Angst vor Hunden dienen. Diese Angst mag auf persönlichen Erfahrungen basieren – zum Beispiel darauf, als Kind von einem Hund gebissen worden zu sein. Das Gehirn des Kindes schuf Verbindungen zwischen Hunden und Gefahr, ähnlich wie Mr Rosemans Gehirn Verbindungen aufgrund seiner Kriegserlebnisse zog. Doch wir wissen, dass einige Menschen große Angst vor Hunden haben, obwohl sie keine persönlichen Erlebnisse mit ihnen hatten. Woher kommt diese Angst? Meines Erachtens ist hierfür eine transgenerationale Weitergabe verantwortlich (siehe Abbildung 9). Stellen Sie sich zum Beispiel vor, Sie wären in einer Welt aufgewachsen, in der Hunde darauf trainiert wurden, zu jagen, Spuren zu verfolgen und Menschen anzugreifen. Sklavenhunde werden von Tyler Parry, einem führenden Wissenschaftler auf dem Gebiet Kolonialismus und Sklaverei, als das »effektivste und furchterregendste Tool beschrieben, um Schwarze zu disziplinieren und ihren Raum zu beherrschen«. Generationen später wurden Hunde auf die gleiche Weise dazu benutzt, Bürgerrechtler im Süden bei ihren Protestmärschen einzuschüchtern und zu terrorisieren, womit bei vielen eine transgenerationale Angst vor Hunden verstärkt wurde. Wenn Sie an unsere Gespräche über emotionale Ansteckung denken, fällt es nicht schwer, sich vorzustellen, dass ein Kind in Gegenwart eines Hundes Angst »verspürt«, wenn sein Vater oder seine Mutter seine Hand fester hält oder schnell auf die andere Straßenseite wechselt, um jemandem auszuweichen, der seinen Hund ausführt. Die Angst des Großelternteils wird zur Angst des Elternteils und schließlich zur Angst des Kindes.

Zu verstehen, *was* wir »erben« und *wie* wir es »erben«, ist unerlässlich, um eine intentionale Veränderung herbeiführen zu können – eine Veränderung auf der individuellen Ebene (wie die Heilung nach einem Trauma) *und* eine Veränderung auf der kulturellen Ebene (wie die Identifizierung und Änderung destruktiver Richtlinien, die zum Beispiel Rassismus einschließen).

Oprah: Im Lauf der Jahre habe ich mit der Autorin und spirituellen Lehrerin Iyanla Vanzant zahlreiche Gespräche darüber geführt, dass wir in so vielerlei Hinsicht ein Produkt unserer Vorfahren sind. Iyanla sagt: »Jede Familie hat Gedanken-, Glaubens- und Verhaltensmuster sowie -pathologien, die auf die gleiche Weise wie physische Merkmale von einer Generation an die nächste weitergegeben werden.« Und obwohl wir gern die Stärken und Erfolge unserer Vorfahren feiern, so sagt Iyanla doch: »Viele dieser bewussten und unbewussten Merkmale sind wirkmächtig und produktiv. Andere sind es nicht.«

Ich bin also neugierig zu erfahren, was die Wissenschaft sagt. Können bestimmte psychologische Merkmale, emotionale Charakteristika und Verhaltensmuster aus biologischer Sicht über lange Zeitspannen hinweg von einem Familienmitglied an ein anderes vererbt werden?

Abbildung 9

MECHANISMEN DER TRANSGENERATIONALEN WEITERGABE

Genetik

- DNA

Epigenetik (Modifikation und Kontrolle der Genexpression)

- Histonmodifikation
- DNA-Methylierung

Intrauterin

- Mütterliches Milieu (zum Beispiel Stress)
- Umweltgifte
- Andere (zum Beispiel Alkohol, Drogen)

Perinatale Erfahrungen

- Bindung und Verbundenheit (Bildung eines grundlegenden Regulations- und Beziehungskerns)

Postnatal

- Von der Familie vermittelt (zum Beispiel Sprache, Werte und Überzeugungen)
- Durch Erziehung, Gemeinschaft und Kultur vermittelt

Dr. Perry: Absolut – Generation für Generation. Und es gibt mehrere Wege, die wir nutzen, um diese Merkmale »weiterzugeben« (siehe Abbildung 9). Nehmen Sie zum Beispiel Ihre Frage zur Angst. Wenn Sie fragen, ob wir ein Gefühl der Angst *erben*, fragen Sie genau genommen, ob dieses Merkmal in unseren Genen kodiert ist und uns von unseren Eltern weitergegeben wurde. Worauf es keine eindeutige Antwort gibt.

Doch wenn wir etwas anders fragen (»Lässt sich Angst von einer Generation auf die nächste übertragen? Kann die Angst eines Elternteils auf das Kind übergehen?«), ist die Antwort ein nachdrückliches Ja.

Wie wir bereits gesagt haben, sind wir im Grunde Beziehungswesen: soziale Wesen. Und deswegen sind wir neurobiologisch auf andere eingestellt. Ein Teil unseres Gehirns überwacht ständig die Menschen um uns herum. Wir versuchen, die Absichten und Gefühle anderer zu erfassen. Dies ist Teil unseres Versuchs, die Welt zu verstehen. Wir spüren und saugen die Emotionen der Leute auf, von denen wir umgeben sind. Dies gilt vor allem für diejenigen, mit denen wir die meiste Zeit verbringen und von denen wir am abhängigsten sind. Insbesondere Kinder sind sehr empfänglich für die Gefühle der Menschen in ihrem Umfeld. Denken Sie an sich und Ihre Großmutter in der Geschichte, die Sie gerade erzählt haben. Sie empfanden Angst. Die Angst Ihrer Großmutter wurde an Sie weitergegeben – Sie »fingen« Ihre Angst und nahmen sie mit in Ihre Generation.

Oprah: Ja, ich konnte ihre Angst spüren. Und sie war eine starke Frau, die in unserem Haus das Sagen hatte. Dies war eine ungewöhnliche Reaktion für sie. Ich wusste also, dass es eine gefährliche Situation war; und ich glaube, dieses Erlebnis veränderte mich auf einer zellulären Ebene.

Wenn ich an die afroamerikanische Gemeinschaft denke, dann sehe ich, dass Traumata über Generationen hinweg zurückverfolgt werden können – bis hin zur Sklaverei. Hunderte von Jahren der Internalisierung der mit Rassismus, Rassentrennung, Brutalität, Angst und der Auflösung der Kernfamilie einhergehenden traumatischen Erfahrungen – all dies spielte sich immer und immer wieder auf der Mikroebene ab und war schließlich auf der Makroebene der Gesellschaft sichtbar und spürbar. Deswegen waren die Black-Lives-Matter-Proteste 2020 so machtvoll. Das Individuum auf der Mikroebene und die Gesellschaft auf der Makroebene hatten beide einen Gipfel des Schmerzes erreicht.

Dr. Perry: Und wenn wir besser verstehen, wie dieser Schmerz – dieses Trauma – von einer Generation an die nächste weitergegeben wird, haben wir meiner Ansicht nach eine größere Chance, ihm bewusst und effektiv ein Ende zu setzen.

Womit wir wieder bei der *Übertragbarkeit* sind – der emotionalen Ansteckung. Das Wort »übertragbar« wird verwendet, um die Tatsache zu beschreiben, dass ein Merkmal (oder eine Fertigkeit, eine Überzeugung und so weiter) von einer Person an die andere weitergegeben werden kann. Wenn Kinder, die in einem Haushalt aufwachsen, in dem nur Spanisch gesprochen wird, als Erwachsene Spanisch sprechen, haben sie Spanisch nicht »geerbt«. Die Fähigkeit, Verbindungen zwischen Klang und Bild zu ziehen, ist in erster Linie genetisch, aber die spezifische Art, ebendiese Fähigkeit in Sprache umzusetzen, ist es nicht. Es gibt keine Gene für Chinesisch oder Englisch oder Spanisch.

Doch Sprache *ist* übertragbar. In den ersten Lebensjahren sind die für die Sprache verantwortlichen Systeme im Cortex unseres Gehirns so schwammartig, dass sie sich verändern, wenn wir auf eine Art und Weise mit Menschen interagieren, die das Sprechen mit einschließt. Indem wir mit dem Säugling sprechen, verändern wir sein Gehirn. Dies ermöglicht es ihm, die Sprache seiner Familie zu lernen.

Der gleiche erfahrungsabhängige Prozess trifft auf viele andere Merkmale zu, ebenso auf Werte und Überzeugungen. Diese sind nicht genetisch kodiert – sie werden erlernt, absorbiert, manchmal modifiziert und dann der nächsten Generation vermittelt: durch Vorleben, bewusste Anleitung und Beharrungsvermögen. Es gibt komplexe Merkmale wie Altruismus, die eine genetische Superstruktur benötigen, doch unsere Art, dieses Merkmal in die vielschichtigen Glaubenssätze und Praktiken des Buddhismus, des Christentums oder des Islams zu integrieren, ist nicht genetisch bedingt. Möglicherweise sind genetische Elemente im Spiel, wenn wir bei der Interaktion mit jemandem, der sich stark von unserer Ursprungsfamilie oder unserem Clan unterscheidet, misstrauisch oder abwehrend sind, doch beim Rassismus handelt es sich um erlernte Vorstellungen von der Überlegenheit eines Volkes, und in der Praxis geht es bei Rassismus um Macht, Vorherrschaft und Unterdrückung.

Die Sprache, die wir sprechen, und unsere Überzeugungen – gute wie schlechte – werden durch Erfahrung von einer Generation an die nächste weitergegeben. Und sehr viele Aspekte der menschlichen Erfahrung resultieren aus Erfindungen – das heißt, sie entspringen nicht einfach unseren Genen. Vor zehntausend Jahren hatte die Menschheit das genetische Potenzial, ein Buch zu lesen, doch kein einziger Bewohner dieses Planeten konnte es; das genetische Potenzial, Klavier zu spielen, war vorhanden, doch niemand war dazu in der Lage; das genetische Potenzial, um einen Basketball zu versenken, einen Satz zu tippen, Fahrrad zu fahren – das Potenzial, all dies zu tun, existierte, doch es blieb ungenutzt.

Mehr als alle anderen Spezies kann die Menschheit die kumulierten, destillierten Erfahrungen früherer Generationen nehmen und deren Erfindungen, Überzeugungen und Fertigkeiten an die nächste Generation weitergeben. Das ist die soziokulturelle Evolution. Wir lernen von unseren Ältesten, wir erfinden, und wir geben das, was wir gelernt und erfunden haben, an die nächsten Generationen weiter. Das Organ, welches uns dies ermöglicht, ist das menschliche Gehirn – insbesondere der Cortex. Wie bereits gesagt, ist der Cortex der Teil unseres Körpers, der den Menschen ausmacht und uns zu etwas befähigt, was allein unserer Spezies vorbehalten ist. Sprechen, Sprache, abstraktes Denken, Nachdenken über die Vergangenheit, Planen für die Zukunft. Der Cortex ist an der Entstehung unserer Hoffnungen, unserer Träume und eines wesentlichen Teils unseres Weltbildes beteiligt.

Oprah: Und wie gehen wir damit um, wenn Generationen von Erfahrungen, die zu unserem Weltbild beitragen, negativ sind?

Dr. Perry: Zunächst müssen wir uns bewusst sein, auf welche Art jeder Aspekt unserer Welt uns auf starke und oft unbekannte Weise beeinflussen kann.

Unsere Medien, unsere Institutionen und Systeme, unsere Gemeinschaften – sie alle kennzeichnet ein gewisses Maß an Voreingenommenheit. In sehr vielen Fällen geben wir die Sprache der Überlegenheit, Dominanz und Unterdrückung auf leise und unsichtbare, aber mächtige Weise weiter.

Der Cortex, der eine entscheidende Rolle beim Lesen, Schreiben, Rechnen wie auch der Herausbildung unserer Überzeugungen und Werte spielt, ist unglaublich formbar. Wir alle wissen, dass wir unsere eigene neurobiologische Fähigkeit zu lesen letztlich dadurch erwerben, dass wir wiederholt darin unterwiesen werden, uns Buchstaben anzusehen, Wörter zu buchstabieren und anderen beim Lesen zuzuhören. Wir *lernen* zu lesen. Durch das wiederholte strukturierte Stimulieren spezifischer neuronaler Netze ändern wir das Gehirn. Dies ist eine erfahrungsbasierte Weitergabe einer Fertigkeit von einer Generation an die nächste. Wenn wir ein Kind unterrichten, ändern wir sein Gehirn. Und mit diesem veränderten Gehirn kann das Kind heranwachsen und jemandem in der nächsten Generation das Gelernte weitervermitteln. Es findet eine transgenerationale Weitergabe statt – etwas wird an die nächste Generation weitergegeben.

Das Gleiche gilt für unsere Überzeugungen – sowohl unsere humanen und mitfühlenden Überzeugungen als auch unsere hasserfüllten, unterdrückerischen und entmenschlichenden Überzeugungen. Ebendiese Formbarkeit des Gehirns – die schwammartige Qualität, die Kinder die Sprache ihrer Eltern in sich aufnehmen und lernen lässt – ermöglicht es den Kindern auch, gute wie schlechte Überzeugungen einflussreicher Erwachsener zu übernehmen.

Es ist also wichtig zu verstehen, wie wir Dinge an die nächste Generation weitergeben. Wenn wir mehr humane, mitfühlende Werte, Überzeugungen und Praktiken und weniger hasserfüllte, destruktive Überzeugungen weitergeben wollen, müssen wir genau darauf achten, was und wem wir unsere Kinder aussetzen. Verbringen sie Zeit mit Menschen, die anders sind als sie? Erleben sie, dass Vielfalt gefeiert wird? Oder werden sie dazu erzogen, jeden, der anders als sie denkt, aussieht oder spricht, zu fürchten und zu beurteilen? Der Weitergabe von Vorurteilen von einer Generation an die nächste *kann* ein Ende gesetzt werden. Wir können damit aufhören, hasserfüllte, destruktive und falsche Überzeugungen an die nächste Generation weiterzugeben. Doch um dies zu können, müssen uns all die Arten, auf die wir unsere Säuglinge und Kleinkinder beeinflussen, vollkommen bewusst sein. Wir müssen über die Bilder nachdenken, die sie in den Zeitschriften sehen, die wir lesen, über die Menschen, die wir in unserem Zuhause willkommen heißen, die Art, wie wir mit Menschen umgehen, die anders aussehen als wir. Und das ist erst der Anfang; so viele Aspekte unserer Welt müssen sich ändern. Doch all dies kann den transgenerationalen Weitergabeprozess beeinflussen.

Oprah: Das bringt mich zu etwas, was ich schon mein Leben lang gewusst und im Lauf der Zeit immer besser verstanden habe. Alles ist wichtig. Alles, was dir je passiert ist, deiner Mutter passiert ist, der Mutter vor ihr passiert ist und dem Vater und so weiter – alles ist wichtig.

Dr. Perry: Unsere eigenen Erfahrungen und die Echos der Erfahrungen unserer Vorfahren beeinflussen unsere Art, zu denken, zu fühlen und uns zu verhalten. Sie sind die Hauptdeterminanten unserer Gesundheit. Und uns dessen bewusst zu sein kann uns helfen, daran zu denken, dass alles, was wir in diesem Moment tun, in der Zukunft nachklingen wird. Unser Handeln ist wichtig. Wir beeinflussen die nächsten Generationen. Sind wir also so achtsam, wie wir es sein könnten?

Oprah: Unser Handeln hat einen enormen Welleneffekt – sodass es umso entscheidender für unsere Entwicklung ist, dass wir verstehen, was uns passiert ist.

Dr. Perry: Was uns zu Ihrer einfachen Frage zurückbringt, ob es möglich ist, dass man ein gesteigertes Angstgefühl erbt. Lassen Sie uns diese Frage also noch einmal aufgreifen und zu Ende denken.

Zu den wichtigsten Möglichkeiten, »Informationen« an die nächste Generation weiterzugeben, gehören unsere Gene. Und einige Aspekte unserer Stressantwortsysteme sind »erblich«: Es gibt genetische Mechanismen, die eine Rolle dabei spielen, wie unsere zentralen Regulationsnetzwerke (ZRNs) funktionieren (siehe Abbildung 2).

Einige Menschen scheinen eine genetisch beeinflusste »Robustheit« zu haben – sie können eine größere sensorische Vielfalt und eine größere Bandbreite an Stressoren tolerieren. Bei diesen Menschen kommt es nicht so leicht zu einer Dysregulation. Im Gegensatz dazu scheinen andere mit einer »sensiblen« Stressantwort geboren worden zu sein. Geringe Änderungen der sensorischen Vielfalt überfordern sie leichter. Manchmal ist bei ihnen schon bei der Geburt erkennbar, dass sie nur »schwer zu beruhigen« sind, also ein »schwieriges« Temperament haben.

Neben den mit der Stressregulation verbundenen erblichen Anlagen gibt es auch erbliche »epigenetische« Faktoren. Auch Epigenetik gehört zu den in unserem Fachbereich viel benutzten und weitgehend unverstandenen Begriffen, sodass ich Ihnen einen ganz kurzen Überblick geben möchte.

Jede Zelle in Ihrem Körper hat die gleichen Gene, doch nicht in jeder Zelle sind die gleichen Gene »eingeschaltet«. Dies liegt daran, dass unsere Zellen – zum Beispiel Knochen-, Blut- oder Nervenzellen – unterschiedliche Funktionen haben und dementsprechend dort auch jeweils andere Gene aktiv sind. Während der Entwicklung sind die Gene, die, sagen wir, an der Muskelarbeit beteiligt sind, in den Muskelzellen eingeschaltet, während die Gene für Blut, Knochen und Gehirn abgeschaltet sind. Wenn Zellen sich zu »spezialisierten« Zellen entwickeln, werden viele ihrer Gene abgeschaltet.

In manchen Situationen wie zum Beispiel beim Verhungern schickt der Körper jedoch chemische Botschaften an die abgeschalteten Gene, um ihnen zu sagen, dass sie wieder aktiv werden sollen. *Hey, normalerweise brauchen wir euch nicht, aber da wir verhungern, müssen wir Zucker und Fett effizienter nutzen, und so schalten wir euch ein, damit ihr diese Arbeit erledigt.* Es handelt sich hier um epigenetische Veränderungen – *epí* ist altgriechisch und bedeutet »daneben, darüber, darauf« –, weil die Gene selbst sich nicht ändern, aber zelluläre Mechanismen »auf« dem Gen Schlüsselgene ein- oder abschalten können. Diese Genregulationsprozesse sind in unserem Körper ständig in Gang und versuchen, uns »im Gleichgewicht« zu halten – gut reguliert und so gesund wie möglich.

Nun, verschiedene Stressmuster können, wie wir gesagt haben, entweder zu Sensibilisierung oder zu Resilienz führen. In beiden Fällen sind epigenetische Veränderungen an der Änderung der Sensibilität der ZRNs beteiligt. Dies ist ein weiteres Beispiel für die erstaunliche Flexibilität des Körpers, Veränderungen vorzunehmen, um uns im Gleichgewicht zu halten.

In manchen Fällen werden diese epigenetischen Veränderungen im Ei oder Sperma gespeichert und an die nächste Generation weitergegeben. Lassen Sie uns ein paar Jahrhunderte zurückgehen und uns einen in Afrika gefangen genommenen jungen Mann vorstellen, der brutal versklavt und in Ketten gelegt wird, den man hungern lässt und per Schiff zu einem Leben in Knechtschaft transportiert, das von Verlusten, Gewalt und einer Vielzahl von Traumata geprägt sein wird. Um solch extreme, andauernde Traumata überleben zu können – wie es Millionen bemerkenswerter Menschen gelang –, waren wahrscheinlich zahlreiche adaptive Veränderungen nötig, bis hin zur Steuerung der Genexpression. Um das klarzustellen: Die Gene selbst änderten sich nicht. Sie konnten vielmehr, wie bereits dargelegt, ein- und abgeschaltet werden. Die Kinder und Enkel des jungen Mannes, die immer noch versklavt waren und andere Traumata erlitten, profitierten von dieser epigenetischen, molekularen Adaptation. Doch ein ständig sensibilisiertes Stressantwort-Netzwerk zu haben hat seinen Preis. Wahrscheinlich wurden die einst adaptiven Veränderungen im Lauf von Generationen in verschiedenen Umfeldern maladaptiv.

Stellen Sie sich ein Kind vor, das mit einem Stressantwortsystem geboren wird, das bereits auf Traumata vorbereitet ist, bereit für eine unberechenbare, chaotische und bedrohliche Welt. Wenn die Welt nicht mehr so extrem chaotisch, bedrohlich und unberechenbar ist, werden die epigenetischen Veränderungen, die dieses Kind auf das Chaos vorbereiten, zu einem irgendwie verzerrten Prozess der Formung seines »Weltbilds« führen. Die epigenetische Forschung steckt noch in den Kinderschuhen, und es gibt noch so vieles zu lernen, doch denkbar ist, dass die Erfahrungen unserer Großeltern, Urgroßeltern und Ururahnen einen bedeutsamen Einfluss auf unsere Art der Genexpression hatten. Und – um auf Ihre ursprüngliche Frage zurückzukommen – einen bedeutsamen Einfluss auf unser Angstgefühl.

Die gute Nachricht ist, dass das Gehirn nach wie vor veränderbar ist. Wie zu erwarten, sind die für die Genregulation verantwortlichen epigenetischen Mechanismen reversibel – sie würden keinen großen adaptiven Vorteil bieten, wenn sie es nicht wären. So wie Gefahren und Taumata zu epigenetischen Veränderungen führen können, so können fürsorgliche Interaktionen diese umkehren. Umfeld und Herausforderungen ändern sich – und wenn wir im Gleichgewicht bleiben wollen, muss sich auch unsere Physiologie ändern.

Oprah: Wir haben früher darüber gesprochen, dass belastende Kindheitserlebnisse uns beeinträchtigen können. Und nun haben wir darüber gesprochen, dass emotionale Muster, Verhaltensmuster, Erfahrungen und Überzeugungen von vorangegangenen Generationen weitergegeben werden können. Dies macht mir auf einer noch viel tieferen Ebene deutlich, dass es unsere Priorität sein sollte zu verstehen, »was jemandes Schmerz ist« – im Gegensatz zu »was nicht mit ihm stimmt«. Doch sehr viele Menschen haben nicht die Möglichkeit gehabt zu erforschen, was ihnen passiert ist, oder zu verstehen, dass das, was ihnen widerfuhr, nach wie vor ein Teil von ihnen ist und dass sie für diese Erlebnisse nicht verantwortlich sind.

Wenn wir also lernen, eine Verbindung zwischen unserer Geschichte und unserer derzeitigen emotionalen und physischen Gesundheit zu ziehen, welche potenziellen Problembereiche sollten wir dann nicht außer Acht lassen?

Dr. Perry: Einer der wichtigsten Bereiche ist die Art, wie wir eine Verbindung zu anderen Menschen herstellen. Entwicklungstraumata können unsere Fähigkeit beeinträchtigen, Beziehungen zu knüpfen und aufrechtzuerhalten. Wann immer es im Kontext von Beziehungen zwischen Bezugspersonen und Kindern zu traumatischen Erlebnissen oder Vernachlässigung kommt, ist das Risiko hoch, dass diejenigen neuronalen Netze verändert werden, die eine Rolle spielen, wenn wir andere Menschen lesen und auf sie reagieren. Wenn diese »Bindungs«fähigkeiten beeinträchtigt sind, wird es Schwierigkeiten mit Freundschaften, in der Schule, bei der Arbeit, in puncto Intimität und mit der Familie geben. Es besteht sogar das Risiko, dass sich transgenerationale Missbrauchsmuster wiederholen.

Oprah: Manchen Menschen ist es kaum möglich, mit dem Strom zu schwimmen oder mit anderen auszukommen. Sie explodieren und brüllen ihren Chef an. Sie sind unzuverlässig als Freunde. Sie sabotieren neue Beziehungen.

Dr. Perry: Doch in den meisten Fällen wollen diese Leute wirklich mit anderen in Verbindung stehen. Vielleicht sind sie sogar gut darin, Beziehungen zu knüpfen; sie sind nur äußerst schlecht darin, sie aufrechtzuerhalten. Und da wir in unserem Innersten Beziehungswesen sind, ist diese Schwierigkeit natürlich physiologisch und psychologisch verheerend. Sie führt zu Isolation, zu einem Gefühl der Ausgeschlossenheit und zu Einsamkeit und ist mit allen möglichen anderen Problemen verbunden, einschließlich des Risikos für physische Gesundheitsprobleme.

Oprah: Deswegen ist es wichtig, dass – neben den im Bereich psychische Gesundheit Tätigen – auch Hausärzte, im Gesundheitswesen Tätige und Ärzte aller Fachrichtungen sich nicht nur damit befassen, was physisch mit ihren Patienten nicht in Ordnung sein könnte, sondern auch damit, was ihnen passiert, was ihr Schmerz ist.

Dr. Perry: Ja. Und die körperliche Gesundheit ist ein weiterer mit Entwicklungstraumata in Zusammenhang stehender großer potenzieller Problembereich. Wie wir bereits besprochen haben, erhöhen

Entwicklungsbelastungen das Risiko für alle Arten von Gesundheitsproblemen, einschließlich Herzkrankheiten, Asthma, Magen-Darm-Problemen und Autoimmunkrankheiten. Die Zusammenhänge zu verstehen kann unsere Art ändern, diese körperlichen Probleme zu diagnostizieren und zu behandeln.

Diabetes ist ein ausgezeichnetes Beispiel. Weltweit leiden 415 Millionen Menschen unter dieser Krankheit, in den Vereinigten Staaten ungefähr 34 Millionen – rund einer von zehn. Weitere 88 Millionen amerikanische Erwachsene haben Prädiabetes und ein kardiometabolisches Risiko. Wenn ein Trauma die ZRNs geändert hat (siehe Abbildung 2), wird es tiefgreifende Regulationsprobleme geben, einschließlich der Regulation des Blutzuckers und der Insulinausschüttung. Sowohl das Risiko für Diabetes als auch das Diabetesmanagement hängen mit belastenden Erfahrungen zusammen.

Oprah: Okay. Ich würde Sie gern kurz unterbrechen. Denn ich weiß, dass es Menschen geben wird, die sagen: »Diabetes ist strikt biologisch.« Doch dieses Gespräch zeigt es, und Ihre Studien während der vergangenen dreißig Jahre beweisen, dass das physische Wohlbefinden und die emotionale Gesundheit nicht voneinander getrennt, sondern eng miteinander verbunden sind.

Dr. Perry: Absolut. Ich weiß, dass die meisten Menschen – einschließlich vieler Ärzte – eine Unterscheidung zwischen »biologisch« und »psychisch« treffen, wenn es um die Gesundheit geht. Und es ist in der medizinischen Fachwelt zum Beispiel sehr üblich, traumabezogene physische Symptome wie Kopf- oder Bauchschmerzen, von denen Menschen mit einer sensibilisierten dissoziativen Reaktion oft geplagt werden, unbeachtet zu lassen. Hier ein Beispiel aus Lehrmaterial zu Bauchschmerzen, das 2020 von einem akademischen medizinischen Zentrum verteilt wurde. Solche Zentren sind Einrichtungen, die neue Ärzte ausbilden, und das Material ist Teil dessen, was dort nach wie vor gelehrt wird: »Die große Mehrheit der Kinder und Jugendlichen mit wiederkehrenden *Bauchschmerzen* hat *funktionelle Bauchschmerzen* oder *›nichtorganische‹ Schmerzen,* was heißt, dass der *Schmerz* nicht durch körperliche Anomalitäten verursacht wird.«

Hier wird natürlich unterstellt, dass der Schmerz »psychosomatisch« oder »nur im Kopf« ist. Er wird also abgetan. Und in der Tat werden viele traumabezogene Gesundheitsprobleme abgetan, übersehen und missverstanden. Doch sobald man mehr von der Neurowissenschaft versteht und davon, wie unsere Sinne und unser Gehirn Erlebnisse in »biologische« Aktivitäten übersetzen, fällt diese künstliche Unterscheidung weg. Wenn man die Neurobiologie von Traumata versteht, dann weiß man, dass eine körperliche »Anomalität« die Bauchschmerzen verursacht, die im Zusammenhang mit sensibilisierten dissoziativen Systemen auftreten können. Man beginnt zu begreifen, dass das »Weltbild« eines Menschen sein Immunsystem ändern und ein positives Gespräch mit einem Freund Auswirkungen darauf haben kann, wie das Herz oder die Lunge eines Patienten an diesem Tag funktionieren. Die Tatsache, dass alles miteinander verbunden ist, wird deutlich. Wie Sie schon sagten, Oprah: *Alles ist wichtig.*

Insbesondere aber erkennt man, dass der Wunsch nach Zugehörigkeit biologisch bedingt ist und dass Unverbundenheit unsere Gesundheit ruiniert. Traumata zerstören die Verbundenheit und beeinträchtigen damit jedes unserer Körpersysteme.

Lassen Sie mich Ihnen ein Beispiel geben. Ich wurde um eine psychiatrische Beratung im Fall von Tyra, einem hospitalisierten sechzehnjährigen Mädchen mit Diabetes, gebeten. Tyra hatte Typ 1, den insulinabhängigen Diabetes mellitus (IDDM), manchmal auch »juveniler Diabetes« genannt. Um dies unmissverständlich klarzustellen: Am Ausbruch dieser Form von Diabetes sind neben einer genetischen Komponente auch verschlimmernde Ereignisse im frühen

Kindesalter (zum Beispiel eine Infektion oder eine Autoimmunreaktion) beteiligt. Ich sage nicht, dass Tyras IDDM durch ein Trauma verursacht wurde. Er wurde diagnostiziert, als sie viel jünger war, und vor ihrer Hospitalisierung hatte sie die Krankheit gut unter Kontrolle. Sie wusste, wie sie ihren Blutzucker testen und sich Insulin spritzen musste.

Tyra befand sich im diabetischen Koma, als sie ins Krankenhaus eingeliefert wurde. Ihr Blutzucker war so erhöht, dass sie das Bewusstsein verloren hatte. Das medizinische Team brachte die Sache unter Kontrolle und stabilisierte Tyra. In den nächsten Tagen im Krankenhaus versuchte man, die korrekte Insulindosis herauszufinden – doch das medizinische Team bekam es nicht hin. Eine Dosis, die morgens zu funktionieren schien, erwies sich dann entweder als zu hoch (sodass Tyras Blutzucker fiel) oder zu niedrig (sodass der Blutzuckerspiegel gefährlich hoch blieb). Das Team dachte schon, Tyra würde ihr Insulin absichtlich manipulieren oder heimlich Süßigkeiten essen. Angesichts der seiner Ansicht nach richtigen Insulindosen konnte es die enormen Schwankungen ihres Blutzuckerspiegels nicht verstehen. Da es »selbstzerstörerisches« Verhalten vermutete, bat es um eine psychiatrische Beratung.

Ich traf Tyra in ihrem Krankenzimmer. Sie war eine positive, sympathische, kooperative junge Frau und wunderte sich über die Unfähigkeit des medizinischen Teams, die richtige Insulindosis herauszufinden. Sie selbst hatte die Dosierung jahrelang gut hinbekommen.

Nachdem wir uns etwa zehn Minuten unterhalten hatten, hörte Tyra plötzlich auf zu reden und verspannte sich sichtlich. Ich dachte, ich hätte sie irgendwie verärgert. Dann merkte ich, dass sie aus dem Fenster schaute, und zwar in Richtung der Sirene eines Krankenwagens, der zur Notaufnahme des Krankenhauses fuhr. Wenn man in einem Krankenhaus arbeitet, hört man ständig Sirenen und blendet sie aus. Ich hatte sie nicht einmal registriert. Tyra hingegen schon.

»Darf ich Ihren Puls fühlen?«, fragte ich.

Die Frage holte sie aus ihrer Erstarrung. »Klar.«

Ich kam näher, umfasste ihr Handgelenk und nahm ihren Puls. 128 Schläge pro Minute. Sehr hoch für eine junge Erwachsene im Ruhezustand.

»Mir ist aufgefallen, dass die Sirene Sie aus der Fassung zu bringen schien.«

»Oh. Kann sein. Ich frage mich dann, wer da wohl verletzt ist.«

»Kennen Sie jemanden, der in einem Krankenwagen gelandet ist? Abgesehen von Ihnen, natürlich.« Bei dieser Frage verfiel sie wieder ins Starren. Ich wartete ab.

Schließlich blinzelte sie und begann, leise zu sprechen. »Vor etwa zwei Wochen habe ich einfach mit ein paar Freunden im Park abgehangen. Wir saßen auf einem Picknicktisch, haben nichts gemacht.« Sie hielt inne.

»Sie müssen nicht darüber sprechen.«

»Doch. Ist okay.« Ich war mir da nicht so sicher, ließ sie aber fortfahren: »Ich habe die Schüsse nicht einmal wirklich gehört. Keisha sagt, sie hätte sie gehört. Ich saß direkt neben Nina, und plötzlich sah sie mich direkt an. Ihre Augen wurden groß, so …« Tyra riss die Augen weit auf, um es mir zu zeigen.

»Sie sah völlig überrascht aus – stieß einen kleinen Schrei aus und fiel vornüber. Ihr ganzer Rücken war voller Blut.« Ich sah, dass Tyra den Moment noch einmal durchlebte; ihre Angst und ihre Verwirrung waren offensichtlich.

Als die Sirene draußen vor dem Krankenhaus verstummte, begann sie wieder zu sprechen. »Da waren Sirenen und die Polizei. Es dauerte ewig, bis der Krankenwagen kam. Sie nahmen sie mit. Es war mitten am Tag. Wir saßen einfach nur da.«

Wieder umfasste ich ihr Handgelenk. Sie hatte einen Puls von 160, atmete schnell, befand sich eindeutig in einem Zustand der Angst (siehe Abbildung 6).

»Wissen Ihre Ärzte, dass das passiert ist?«

»Ich glaube, nicht. Warum sollten sie?«

»Ja. Vermutlich haben Sie recht. Ich würde nicht erwarten, dass sie nach solchen Ereignissen fragen. Lassen Sie mich Ihnen also erklären, Tyra, was meiner Meinung nach mit Ihrem Insulin los ist.« Ich zeichnete das auf den Kopf gestellte Dreieck und sprach über die Stressantwort, darüber, wie unser Körper sich darauf vorbereitet, zu fliehen oder zu kämpfen, wenn wir Angst haben.

Tyra wusste eine Menge darüber, wie Insulin hilft, Zucker vom Blut zu den Zellen im Körper zu transportieren, doch ihr war nicht klar, dass während Disstress oder Gefahr freigesetztes Adrenalin gespeicherte Zuckerreserven »mobilisiert«, damit sie uns beim Kampf-oder-Flucht-Verhalten unterstützen. Adrenalin hebt den Blutzuckerspiegel an. Tyras durch das kürzliche Trauma überaktivierte Stressantwort sorgte für eine vermehrte Adrenalinausschüttung – sodass viel mehr Zucker im Blut war. Die Insulindosis, die in der Vergangenheit funktioniert hatte, war nicht mehr die richtige. Und wenn sie einem Auslösereiz wie den Sirenen ausgesetzt war, kam es außerdem zu einer Überreaktion ihres sensibilisierten Systems, das dann riesige Mengen an Adrenalin ausschüttete, wodurch wiederum sehr viel Zucker freigesetzt wurde. Tyra verbrachte also ihre Tage in einem Zimmer, in dem das episodische Geräusch von Sirenen zu episodischen Blutzuckerspitzen führte. Sie manipulierte das Insulin nicht und aß auch nicht heimlich Süßigkeiten. Sie zu fragen, was ihr *Schmerz* war, änderte die dynamische Regulation ihres Blutzuckers.

Wir verlegten Tyra in ein Zimmer auf der anderen Seite des Krankenhauses, wo sie nicht ständig Sirenen hören würde, und begannen mit einer Therapie, die ihre Heilung unterstützen sollte. Innerhalb von wenigen Tagen hatte man das Insulinregime so angepasst, dass der Blutzuckerspiegel stabil gehalten werden konnte, und sie durfte nach Hause gehen.

Oprah: Ihre Ärzte konnten nicht erklären, was »biologisch« los war, sodass sie annahmen, sie sei schuld an der Situation. Sie hatten nicht in Betracht gezogen, dass irgendein Trauma Auswirkungen auf Tyras Biologie haben könnte.

Dr. Perry: Sie hatten nicht einmal daran gedacht zu fragen. Vor zwanzig Jahren wurden Traumata nie wirklich als Faktor betrachtet, der Auswirkungen auf die Gesundheit eines Menschen hatte. Ehrlich gesagt wurde er selten als Faktor im Zusammenhang mit jemandes psychischer Gesundheit erachtet. Bis heute wird die Rolle, die Traumata und Entwicklungsbelastungen für die psychische und physische Gesundheit spielen, unterschätzt.

Kinder und Erwachsene mit einem Entwicklungstrauma haben oft chronische Bauch-, Kopf-, Brustschmerzen, Ohnmachtsanfälle und krampfanfallartige Episoden – Symptome, die im Zusammenhang mit einer sensibilisierten Stressantwort durchaus üblich sind. Wenn sie keine typischen medizinischen Ergebnisse finden, etikettieren die meisten Ärzte diese Symptome als »funktionell« oder »psychisch«. Mit dieser abweisenden Haltung streuen sie nur Salz in die Wunde.

Oprah: Über die Jahre haben Sie im Rahmen Ihrer Arbeit wirklich versucht, dies zu thematisieren. Einer der Begriffe, die Sie verwenden, wenn Sie über das Gehirn und Traumata lehren, ist »sequenziell«. Wir haben schon kurz hierüber gesprochen, aber können Sie bitte noch einmal erklären, was dieser Begriff bedeutet und warum er wichtig ist, wenn wir verstehen wollen, was uns »passiert ist«?

Dr. Perry: Aber ja! Alles Sequenzielle spielt sich in einer *Sequenz* ab, einer Reihe von Schritten – erst *a*, dann *b*, dann *c*. Und wie wir gesagt haben, verarbeitet das Gehirn unsere Erlebnisse sequenziell. Aller sensorische Input (körperliche Empfindungen, Gerüche, Ge-

Abbildung 10

SEQUENCE OF ENGAGEMENT (SEQUENZ DES ZUGANGFINDENS)

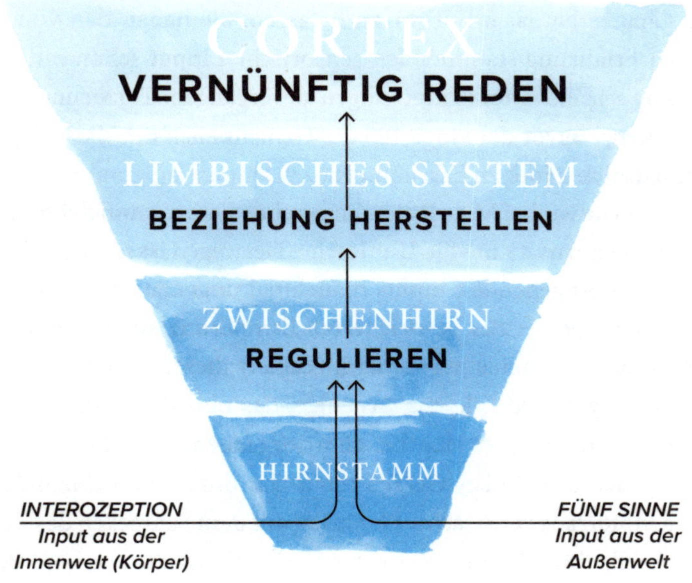

Unser Gehirn enthält ständig Input von unserem Körper (Interozeption) und dem Umfeld (fünf Sinne). Diese eingehenden Signale werden sequenziell verarbeitet, wobei das erste Sortieren in den niederen Hirnbereichen stattfindet (Hirnstamm, Zwischenhirn). Um mit einer anderen Person vernünftig reden zu können, müssen wir effektiv durch ihre niederen Hirnareale zu ihrem Cortex durchdringen, dem Teil, der für das Denken einschließlich des Problemlösens und der reflektierenden Kognition verantwortlich zeichnet. Ist jemand jedoch gestresst, wütend, frustriert oder anderweitig dysreguliert, wird der eingehende Input gestört, sodass der Cortex ineffizienten, verzerrten Input erhält. Hier kommt die Sequence of Engagement ins Spiel: die Sequenz des Zugangfindens. Ohne ein gewisses Maß an Regulation ist es schwierig, zu jemandem eine Beziehung herzustellen, und ohne eine Beziehung lässt sich kaum vernünftig miteinander reden. Regulieren, eine Beziehung herstellen und dann vernünftig reden. Der Versuch, mit jemandem vernünftig zu reden, bevor er reguliert ist, wird nicht funktionieren und bei beiden die Frustration (Dysregulation) nur noch verstärken. Effektives Kommunizieren, Lehren, Coachen und Erziehen sowie ein effektiver therapeutischer Input erfordern die Kenntnis und das Einhalten der Sequence of Engagement.

schmacksrichtungen, Anblicke, Geräusche) wird zuerst in den niederen Gehirnarealen verarbeitet. Die haben den Vortritt. Das bedeutet, dass sie jede neue Erfahrung bereits interpretiert und auf sie reagiert haben, *bevor* der höhere »denkende« Bereich des Gehirns die Chance hat, sich mit ihr zu befassen. Sie haben den von der neuen Erfahrung stammenden sensorischen Input schon mit dem Katalog gespeicherter Erinnerungen an vergangene Erfahrungen abgeglichen – bevor der kluge Teil des Gehirns auch nur die Gelegenheit hat, sich damit zu beschäftigen.

Doch wie wir bei Mike Roseman gesehen haben, kann der niedere Teil des Gehirns nicht »die Uhr lesen«. Deswegen ist seine Interpretation des eingehenden Inputs manchmal ungenau. Wenn irgendetwas davon mit einer gespeicherten Erinnerung an ein vergangenes Erlebnis übereinstimmt, dann reagiert dieser Hirnbereich, als sei das vergangene Erlebnis dasjenige, das nun stattfindet. Das ist ein Problem, wenn es sich bei dem vergangenen Erlebnis um ein Trauma handelt. Mikes Gehirn setzte das durch die Fehlzündung eines Motorrads verursachte Geräusch mit dem Schrecken des Krieges gleich. Tyras Gehirn setzte das Geräusch von Sirenen mit dem Schrecken des Todes ihrer Freundin gleich. Bei Ihnen, Oprah, triggerte das nächtliche Alleinsein die sensorische Erinnerung an jene so viele Jahre zurückliegende Nacht, in der Ihr Großvater Ihre Großmutter angriff.

Oprah: Das Gehirn interpretiert also zwei Erlebnisse auf die gleiche Weise, obwohl sie vielleicht Jahrzehnte auseinanderliegen. Man betrachtet sie möglicherweise als getrennt, doch das Gehirn kategorisiert sie als gleich. Sie beschreiben dies als eine Art Fehlkommunikation im Gehirn.

Dr. Perry: Ja. Und zu verstehen, dass unser Gehirn jedes Erlebnis sequenziell verarbeitet, hilft auch, die Fehlkommunikation zwischen

Gehirnen – mit anderen Worten: zwischen Menschen – zu erklären. Bei der Kommunikation geht es schließlich darum, dass eine Idee, eine Vorstellung oder eine Geschichte von Ihrem Cortex zum Cortex eines anderen Menschen gelangt. Vom klügsten Teil Ihres Gehirns zum klügsten Teil seines Gehirns. Das Problem ist, dass wir nicht direkt von Cortex zu Cortex kommunizieren. Wir müssen den Weg durch die niedrigeren Bereiche des Gehirns nehmen. Alle rationalen Gedanken müssen die emotionalen Filter dieser Bereiche durchlaufen. Unser Gesichtsausdruck, unser Tonfall und unsere Worte werden von den Sinnen der anderen Person in neuronale Aktivität umgewandelt, und dann findet der sequenzielle Prozess des Abgleichens, Interpretierens und Weiterleitens an den Cortex statt. Auf dem Weg dorthin gibt es viele Gelegenheiten, die Bedeutung dessen, was vermittelt werden soll, zu verwässern, zu verzerren, aufzubauschen oder zu bagatellisieren. Oft geht sie auch verloren.

Lassen Sie uns darüber nachdenken, was geschieht, wenn die Stressantwort aktiviert wird. Frustration, Zorn und Angst können Teile des Cortex abschalten. Wenn jemand dysreguliert ist, kann er einfach nicht den klügsten Teil seines Gehirns benutzen. Betrachten Sie noch einmal Abbildung 6, die das zustandsabhängige Funktionieren illustriert. Je weiter wir uns am »Erregungs«kontinuum entlangbewegen, desto mehr dominieren die niederen Bereiche des Gehirns unser Funktionieren.

Neurowissenschaftler sprechen hier davon, »zum Cortex zu gelangen« – den Ort zu erreichen, an dem man rational mit jemandem kommunizieren kann. Wenn die Person reguliert ist, kann man den Kontakt zu ihr auf eine Weise herstellen, die eine rationale Kommunikation erleichtert. Ist sie jedoch dysreguliert, wird nichts von dem, was man sagt, tatsächlich zu ihrem Cortex gelangen, und sie wird auf nichts von dem, was sich bereits in ihrem Cortex befindet, leicht zugreifen können. Es ist unerlässlich, dass Lehrer dies verstehen, denn während das regulierte Kind lernen kann, ist das dysregulierte Kind nicht dazu imstande. Dasselbe gilt, wenn man Menschen in einem Arbeitsumfeld betreut oder mit Kollegen, seinem Partner oder seinen Kindern – ja: egal, mit wem – kommuniziert. Regulation ist der Schlüssel, um eine sichere Verbindung herzustellen. Und verbunden zu sein ist die effizienteste Methode, dafür zu sorgen, dass Informationen hoch zum Cortex gelangen. Ein Tutor, ein Trainer, ein Mentor, ein Therapeut – alle sind davon abhängig, eine Beziehung als Superhighway zum Cortex herzustellen.

Wir verwenden den Begriff »Sequence of Engagement«, um die Schritte zu beschreiben, die erforderlich sind, um zum Cortex zu gelangen. Lassen Sie mich Ihnen dazu ein Beispiel aus dem wirklichen Leben geben.

Im Lauf der Jahre hatte ich die Gelegenheit, mit Strafverfolgungsbehörden zu arbeiten, einschließlich des Federal Bureau of Investigation (FBI). Dabei ging es in erster Linie darum, über die Auswirkungen von Traumata aufzuklären und Kinder zu befragen. Eine Zeit lang habe ich vor allem die Child Abduction and Serial Killer Task Force des FBI beraten. In dieser Rolle wurde ich gelegentlich gebeten, Kinder zu befragen – Opfer und Zeugen.

Joseph, ein drei Jahre alter Junge, hatte vor mehreren Wochen die Entführung seiner elfjährigen Schwester miterlebt. Zum Zeitpunkt der Entführung spielten die beiden am Nachmittag in ihrem Wohnviertel. Als Joseph nach Hause gerannt kam, war alles, was er seiner Mutter sagen konnte: »Der Mann hat Sissy mitgenommen.« Eine Woche später wurde ihre Leiche gefunden.

Die örtliche Strafvollzugsbehörde und das FBI hatten Joseph interviewt, doch dieser kleine überforderte Junge war nicht in der Lage, ihnen viele Details über »den Mann« oder die Entführung zu geben.

Dreijährige Kinder zu befragen ist immer schwierig, egal, unter welchen Umständen, und natürlich erst recht, wenn man als völlig Fremder im schmerzlichsten Ereignis im Leben eines Kindes herumschnüffelt. Ich wusste, dass alle nützlichen Informationen in Josephs »narrativem« Gedächtnis gespeichert sein würden – im Wesentlichen seine mentale Rekonstruktion des Ereignisses. Schlüsselelemente narrativer Erinnerungen werden in höheren Gehirnarealen, vor allem im Cortex, gespeichert.

Ich wusste auch, dass Angst viele kortikale Systeme blockiert, ja, abschaltet, unter anderem auch diejenigen, die mit dem narrativen Gedächtnis zu tun haben (siehe Abbildung 11). Joseph würde nie in der Lage sein, mir irgendwelche nützlichen Informationen zu geben, wenn er sich nicht sicher fühlte.

Da mir die Macht der sozialen Ansteckung bewusst war (erinnern Sie sich an das Schwarmverhalten), überlegte ich, dass Joseph sich in meiner Gegenwart sicherer fühlen würde, wenn seine Mutter Signale der Akzeptanz und Vertrautheit aussenden könnte. Hier haben wir es mit der Interpretation des Gehirns von »Deine Freunde sind auch meine Freunde« zu tun.

Darüber hinaus tragen auch positive Erfahrungen mit einer Person dazu bei, dass man sich bei ihr sicher fühlt. Je mehr positive Zeit man mit jemandem verbringt, desto mehr kategorisiert das Gehirn diese Person als sicher und vertraut. Deswegen sind in einer Therapie oft zehn bis zwanzig Sitzungen nötig, bevor der Klient sich sicher genug fühlt, um von einigen seiner emotional schwierigsten Erlebnisse zu berichten. Bei einer »Dosis« von fünfzig Minuten einmal pro Woche, wie beim traditionellen therapeutischen Prozess üblich, würde Joseph zehn Wochen brauchen, um sich sicher mit mir zu fühlen. Das war bei einer Befragung wie dieser nicht zweckdienlich.

Wie also konnte ich Joseph schnell ein Gefühl der Sicherheit und Vertrautheit vermitteln? Wie erreichen, dass die Netzwerke in seinem Gehirn mich als sicher einordneten? Wie wir schon im Zusammenhang mit dem kleinen Jungen besprochen haben, der miterleben musste, wie in sein Zuhause eingebrochen und seine Mutter ermordet wurde, ist es nicht sinnvoll, die neuronalen Netze mehr

Abbildung 11

ZUSTANDSABHÄNGIGKEIT UND GEDÄCHTNIS

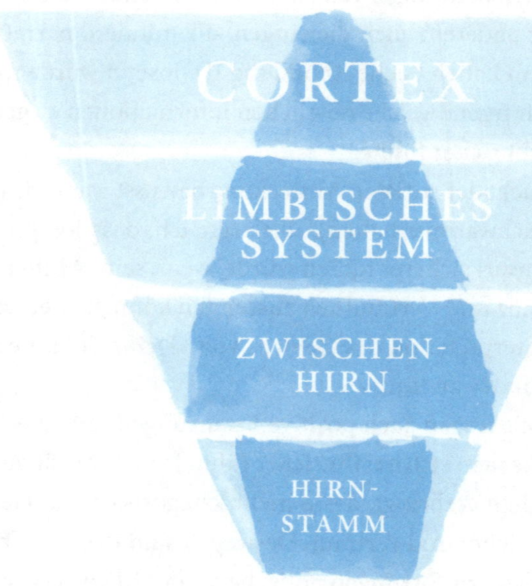

DYSREGULIERT

Ineffizienter Zugang zu im Cortex gespeicherten Erinnerungen

ZUSTANDSABHÄNGIGKEIT UND ZUGANG ZUM »NARRATIVEN« GEDÄCHTNIS

Befindet man sich in einem Angstzustand (dysreguliert), werden einige der Systeme in höheren Hirnregionen (zum Beispiel kortikal) »abgeschaltet«. Dies macht das Abrufen früherer linearer, narrativer Erinnerungen unmöglich. Ein übliches Beispiel hierfür ist die Prüfungsangst. Der Inhalt ist gespeichert worden, lässt sich aber im Augenblick (das heißt während der Prüfung) nicht abrufen. Wenn die Person reguliert ist und sich verbunden und sicher fühlt, ist der gespeicherte Inhalt zugänglich und leichter abrufbar.

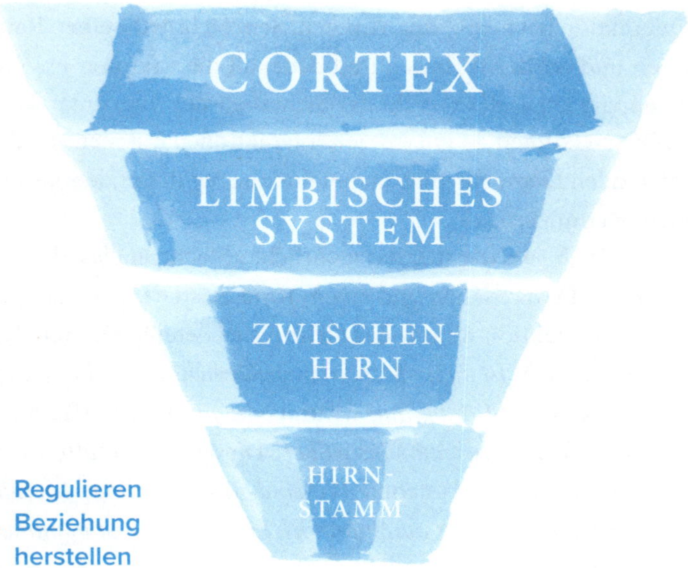

CORTEX

LIMBISCHES SYSTEM

ZWISCHENHIRN

HIRNSTAMM

1. Regulieren
2. Beziehung herstellen
3. Vernünftig reden

→ **REGULIERT**

Zugang zu im Cortex gespeicherten Erinnerungen

als wenige Sekunden lang zu aktivieren. Statt also zehn fünfzigminütige Sitzungen mit Joseph durchzuführen, um ihm die Bildung eines Satzes an Erinnerungen an mich zu ermöglichen, gab es zehn oder zwölf fünfminütige Interaktionen. Sich mit ihm beschäftigen, eine Beziehung herstellen, klären, die Interaktion beenden: fünf Minuten. Sich mit ihm beschäftigen, eine Beziehung herstellen, spielen, die Interaktion beenden: fünf Minuten. Sein Sichtfeld, seinen Raum betreten und wieder verlassen und dabei all die Faktoren im Kopf behalten, die jemandes Gefühl der Sicherheit bei einer Interaktion beeinflussen können. Meine kurzen Interaktionen mussten alle dysregulierenden Elemente minimieren und die regulierenden, verbindenden maximieren.

Teil des Problems war hier das natürliche »Machtgefälle«, das zwischen einem Erwachsenen und einem Kind existiert. Bei jeder persönlichen Interaktion nimmt das Gehirn der Beteiligten komplexe Berechnungen vor: *Ist dieser Mensch ungefährlich? Ist er ein Verbündeter oder ein Feind? Wird er mir wehtun oder mir helfen? Was hat er vor? Was versucht er zu tun? Was will er?* Dieses Kalkül hilft uns zu definieren, wo wir jeweils stehen: *Wir sind gleichberechtigt. Ich fühle mich nicht bedroht. Ich bin dominant: Ich bin sicher. Er ist dominant: Ich bin verletzlich.*

Wenn wir uns verletzlich fühlen, geht in unseren Stressantwortsystemen eine zustandsabhängige Veränderung vor sich – und dementsprechend ändert sich auch unsere Art, zu fühlen, zu denken und die Interaktion zu interpretieren.

Dieses Beziehungskalkül hat den Zweck, uns zu schützen und am Leben zu erhalten. Wenn wir uns ungeschützt fühlen, werden wir dysreguliert. Das hat tiefgreifende Folgen. Diese Machtdynamiken sind übrigens ein inhärenter Teil unserer soziopolitischen Systeme und spielen zum Beispiel eine Schlüsselrolle, wenn es um systemischen Rassismus geht.

Oprah: Ich erinnere mich, dass Sie das Machtgefälle am Beispiel der Person erklärt haben, deren Stimme anders interpretiert wird. Über mich hat man bei der OWLAG während eines Gesprächs über Führungsherausforderungen gesagt: »Ihr Flüstern wird als Schrei gehört.« Das war ein *Aha-Moment.*

Dr. Perry: Nun, Sie *sind* der Oprah-Effekt. Wenn jemand im Machtgefälle ganz oben steht, ist ihm die Macht, die er hat, nicht bewusst – oder die Wirkung, die seine bloße Anwesenheit auf andere haben kann. Wir werden hierüber noch ausführlich sprechen, wenn wir zum Thema »Heilung« kommen.

Stellen Sie sich in diesem Fall einen 1,88 Meter großen Mann vor, der mit einem 92 Zentimeter großen Jungen über einen Mann spricht, der die Schwester des Kleinen ermordet hat – das Machtgefälle ist riesig. Wenn ich »zu seinem Cortex gelangen« wollte, musste ich daran arbeiten, dieses Gefälle zu verringern.

Nachdem ich mit den FBI-Agenten, der Mutter und Mitgliedern meines Teams gesprochen hatte, beschlossen wir, die Befragung bei Joseph zu Hause durchzuführen, wo er sich am sichersten fühlte. Als wir begannen, saßen die Mutter und ich am Küchentisch und unterhielten uns, während Joseph misstrauisch immer wieder in den Raum hineinkam und ihn dann schnell wieder verließ. Die Mutter war gebeten worden, mich ihm vorzustellen.

»Joseph, komm her, Schatz«, sagte sie. »Das ist mein Freund, Dr. Perry.« Voller Angst kam Joseph näher. Ich stand auf und kniete mich auf den Boden. Ich versuchte, den offensichtlichen Größenunterschied zu verringern, mich kleiner zu machen und Joseph auf Augenhöhe zu begegnen.

»Hi, Joseph. Ich bin Dr. Perry. Ich bin hier, um deine Mutter und dich zu besuchen.« Er sah mich an. Da das Unbekannte Angst macht, wollte ich ihn über das Wer, Was, Warum in Kenntnis setzen. »Ich bin ein Arzt, der mit Kindern arbeitet, in deren Familie schlimme

Dinge passiert sind. Deine Mom hat mir von deiner Schwester erzählt. Es tut mir sehr leid.« Joseph stand bewegungslos da und starrte ins Leere. »Heute werden du und ich spielen. Und später werde ich dir, wenn du bereit bist, ein paar Fragen über deine Schwester stellen.« Dann erhob ich mich.

»Ich geh mal Kaffee holen«, sagte ich. »Möchtest du irgendetwas?« Joseph sah mich nicht an und sagte kein Wort.

Ich fragte seine Mutter. »Ja, bitte«, sagte sie. »Ich hätte gern einen Kaffee.«

Das Ganze hatte etwa drei Minuten gedauert. Ich ging zur Haustür hinaus. Zehn Minuten später kam ich wieder. Ich setzte mich und sprach weitere zehn Minuten mit der Mutter, während Joseph erneut immer wieder in die Küche hineinspazierte und sie dann wieder verließ, wobei er jedes Mal ein wenig näher an den Küchentisch herankam. Auf dem Wohnzimmerboden standen ein paar Spielzeuglaster herum. Ich ließ mich auf den Boden nieder und begann, mit einem davon zu spielen. Zunächst ignorierte Joseph mich, doch dann kam er und zog vorsichtig den Laster von mir weg.

»Tut mir leid, Joseph, ich hätte fragen sollen, ob ich deinen Laster haben darf.« Er setzte sich ein Stück weit von mir entfernt hin und tat so, als spiele er mit dem Laster. Ich stand dann auf, sagte: »Ich muss noch eine Besorgung machen, komme aber wieder« – und verließ das Haus.

Nach rund zehn Minuten kam ich wieder, dieses Mal mit Buntstiften und Papier. Ich setzte mich an den Küchentisch und malte schweigend. Josephs Mutter setzte sich zu mir und nippte an ihrem Kaffee. Neugierig kam Joseph näher und beobachtete mich. Ich sah ihn nicht an, streckte jedoch langsam die Hand aus, in der ich einen Buntstift und ein Blatt Papier hielt. Er nahm die Sachen nicht.

Ich setzte mich mit Stiften und Papier auf den Wohnzimmerboden. Joseph kam mit dem Laster und hielt ihn mir hin. Ich nahm ihn und gab ihm Papier und einen Buntstift. Er legte sich neben mich auf den Bauch, und wir malten etwa fünf Minuten lang schweigend. Dann stand ich auf, und er sah mich direkt an, als wolle er fragen, wohin ich gehe. »Ich komme wieder. Kannst du für mich auf diese Buntstifte aufpassen?«

»Ja.« Sein erstes Wort.

Es folgten drei weitere kurze Sitzungen. Irgendwann sagte Joseph: »Hier sind meine besten Spielzeuge.« Er griff nach meiner Hand und nahm mich mit in sein Zimmer. Wir gingen seine gesamte Sammlung durch. Er sprach in ganzen Sätzen, im Plauderton, entspannt. Es war mir gelungen, ihn zu regulieren, durch Spielen, strukturiertes, wiederholtes Malen, die Unterstützung seiner Mutter, Herumspazieren und Reden. Und durch mein Kommen und Gehen kategorisierten die Gesichtserkennungssysteme seines Gehirns mich als vertraut. Es hatte ein Dutzend Interaktionsepisoden gegeben; diese Systeme registrierten nicht wirklich, dass sie alle Teil desselben vierstündigen Besuchs waren.

Joseph und ich hatten eine Beziehung hergestellt. Er nahm mich als ungefährlich und vertraut wahr. Seine kortikalen Netzwerke und sein narratives Gedächtnis waren zugänglich. Konnte er über die Entführung seiner Schwester sprechen, ohne dichtzumachen?

Ich überließ ihm die Kontrolle. »Weißt du noch, was ich über unser Gespräch über deine Schwester gesagt habe?«

»Ja.« Joseph nickte und hörte auf zu spielen.

»Wir müssen nicht darüber reden, wenn du nicht möchtest.«

»Okay«, sagte Joseph, fing aber nicht wieder an zu spielen.

Ich fragte, ob er sich erinnere, wie der Mann ausgesehen habe. Er nannte ein paar Details. Ich brauchte mehr – langes Haar, kurzes Haar, Oberlippenbart, Kleidung, dünn, dick? Ich nahm eine alte Zeitung, um ihm als Beispiel Bilder von dort abgebildeten Männern zu zeigen, wobei mir nicht bewusst war, dass diese Zeitung Fotos enthielt, die mit der Entführung seiner Schwester zusammenhingen.

Er sah ein Foto von ihr. »Das ist Sissy. Sie ist tot.«

In dem Versuch, ihm mehr Details zu entlocken, deutete ich auf verschiedene Werbeanzeigen: »Hatte er Haare wie diese?« Dann blätterte ich um, und Josephs Körperhaltung änderte sich.

Er beugte sich vor und betrachtete das Foto eines Verdächtigen. »Das ist er«, sagte er. »Das ist der böse Mann. Er hat eine Brille.«

Als ich ihm mehrere Fotos von anderen Männern mit ähnlichen Merkmalen zeigte, ignorierte Joseph sie. Später identifizierte er bei einer virtuellen Gegenüberstellung von Männern, die alle ähnliche Merkmale hatten, sofort den Verdächtigen.

Am Ende der Befragung sagte ich: »Joseph, erinnerst du dich, wohin der Mann deine Schwester gebracht hat?«

»Ja.«

»Kannst du mich dorthin bringen?«

Während wir durch sein Wohnviertel spazierten, erzählte Joseph mir, was geschehen war. Seine Schwester hatte seinen Ball hüpfen lassen; er war in einen tiefen Graben am Straßenrand gefallen. Als er losgegangen war, um ihn zu holen, fuhr ein roter Laster vor. Ein Mann stieg aus, packte seine Schwester und nahm sie mit ins Führerhaus. Der Mann sah Joseph nicht.

Die Situation noch einmal zu durchleben nahm Joseph sichtlich mit. Es reichte. Wir beendeten die Sache, doch seine Beschreibung der Entführung und die Identifikation des Mannes führten direkt zu Beweisen, die entscheidend für die Überführung des Mörders seiner Schwester waren.

Oprah: Sie sind zu seinem Cortex durchgedrungen.

Dr. Perry: Ja. Josephs Geschichte ist ein gutes Beispiel für die Sequence of Engagement. Um vernünftig und erfolgreich mit jemandem kommunizieren zu können, muss man sicherstellen, dass er *reguliert* ist, dass er sich mit einem *verbunden* fühlt. Erst dann kann man versuchen, vernünftig mit ihm zu reden. Vor zwanzig Jahren wusste ich genug hierüber – und über die Auswirkungen von Stress und Traumata auf das Gehirn im Allgemeinen –, um mit Joseph kommunizieren zu können, ohne seinen Cortex zum Abschalten zu veranlassen. Doch als ich das Haus verließ, ließ ich eine gebrochene Familie zurück. Der Schmerz des traumatischen Verlustes einer Tochter beziehungsweise großen Schwester blieb. An jedem Feiertag bleibt ein Platz am Familientisch leer; jedes Jahr sind Sissys Geburtstag und der Muttertag schmerzlich und bittersüß.

Wir wussten damals noch nicht genug über Heilung. Obwohl wir mit Hunderten von Familien arbeiteten und obschon ich eine ziemlich gute Erklärung hätte geben können, was meiner Meinung nach ihren Schmerz, ihre Erschöpfung, ihre Depression, ihre Angst, die intrusiven Bilder, ja sogar ihre dysregulierte Gesundheit verursachte, wusste ich einfach nicht, was zu tun war, um ihnen zu einer wirklichen Besserung zu verhelfen. Aber wir hörten weiter zu und lernten.

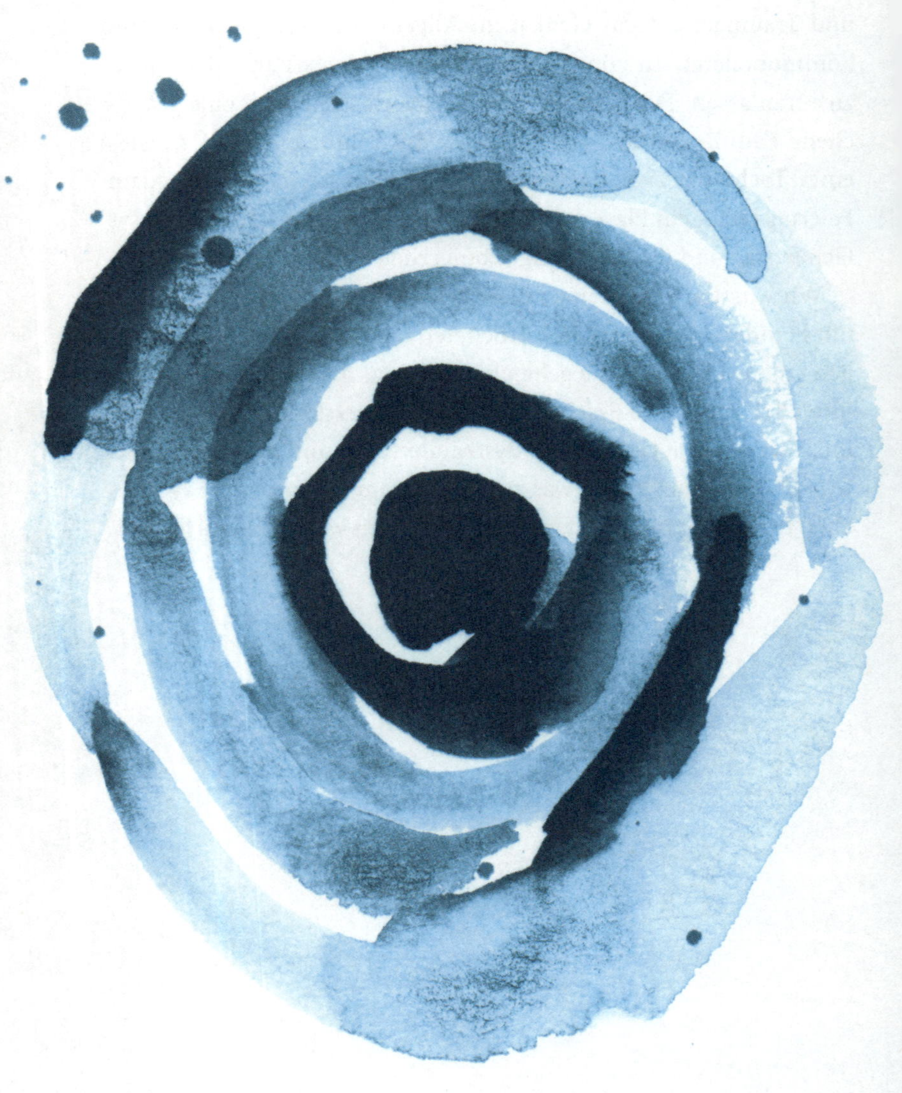

KAPITEL 6

VON DER TRAUMA-BEWÄLTIGUNG ZUR TRAUMA-HEILUNG

Den größten Teil meines Berufslebens verbrachte ich mit dem Versuch zu verstehen, wie Stress und Traumata uns verändern. Als Berufsanfänger war ich jedoch hauptsächlich auf extreme traumatische Erlebnisse fokussiert. Hunderte und letztlich Tausende von Kindern, Jugendlichen und Erwachsenen erzählten mir ihre Lebensgeschichten. Ich hörte zu und dachte darüber nach, inwiefern das Gehörte mit den umfassenden neurowissenschaftlichen Forschungen zu Stress bei Tieren übereinstimmte. Oft dachte ich: Ah, jetzt verstehe ich es. So funktioniert das Trauma. So beeinflusst ein Trauma das Gehirn und das Verhalten. *Doch ich irrte mich. Ich lernte wichtige Dinge, verstand es aber nicht – jedenfalls nicht vollständig.*

Ich begann, intensiver über die Heilung nach einem Trauma nachzudenken. Ich hatte geglaubt, dass eine Heilung schwieriger sein würde, wenn die Traumageschichte eines Menschen extremer wäre. Doch es gab Puzzleteile, die ich nicht sah.

Dies wurde mir vor dreißig Jahren bewusst, als ich versuchte, zwei zwölfjährige Jungen zu verstehen, die in einem stationären Behandlungszentrum lebten. Sie waren dorthin geschickt worden, weil sie in mehreren Pflegefamilien und Internaten »durchgedreht« waren. Beide gingen in die sechste Klasse, hatten aber Schwierigkeiten in der Schule und lasen wie Viertklässler. Bei der Durchsicht ihrer Akten sah ich, dass man beiden dieselben DSM-Etiketten verpasst hatte: ADHS, schwere Depression, intermittierende explosible Störung und Verhaltensstörung. Sie nahmen beide mehrere Medikamente ein, die man ihnen verschrieben hatte in dem Bestreben, ihre disruptiven Verhaltenssymptome zu dämpfen. Und beide waren seit etwa einem Jahr in diesem stationären Programm.

Als ich die Jungen kennenlernte, »fühlte« ich mich jedoch, je nachdem, mit wem von ihnen ich zusammensaß, völlig anders. Beide erzeugten eine bestimmte Stimmung im Raum, doch jeder ein völlig anderes emotionales Klima. Thomas war von einem explosiven, tobsüchtigen Vater körperlich missbraucht worden. Im Alter von sechs hatte man ihn aus der Familie genommen. Er war in zwölf Pflegefamilien gewesen, und drei Hospitalisierungen hatten schließlich zu seiner Unterbringung in diesem stationären Zentrum geführt. Dass er schon ein Jahr dort verbracht hatte, war ungewöhnlich: Nie zuvor hatte er irgendwo so lange gelebt. Er traf sich weiterhin mit seiner Mutter und gelegentlich auch mit seinem Vater. Trotz seiner Geschichte interagierte er mit mir, lächelte und versuchte, mir zu helfen, ihn kennenzulernen. Doch seine Hypervigilanz, Rastlosigkeit und extremen Stimmungsschwankungen waren unübersehbar. Bei unserem ersten Treffen hatte er einen Ruhepuls von 128 Schlägen pro Minute. Sein unaufmerksames, oppositionelles, aufsässiges und aggressives Verhalten zeugte von einer hyperaktiven Übererregungsreaktion (siehe Abbildungen 5 und 6). Er hatte ständig Angst. Ich glaubte nicht, dass es sinnvoll war, ihn als jemanden zu sehen, der vier gesonderte DSM-Störungen hatte: Er hatte eine *– eine Kindheitsversion der posttraumatischen Belastungsstörung.*

James verbreitete eine völlig andere »Atmosphäre« – eigentlich gar keine Atmosphäre. Es war, als habe ich einen Geist vor mir, als sei er hohl. Wenn ich mit ihm zusammen war, fühlte ich mich allein. In seiner Akte waren keine der »traditionelleren« traumatischen Erlebnisse verzeichnet, die Pflegekinder häufig haben. Seine Mutter, die wahrscheinlich unter einer Depression litt, hatte sich mit einem Freund davongemacht, als James drei Monate alt gewesen war. Nachdem er sechs Wochen in einem Heim verbracht hatte, erklärte sich seine allein lebende Großmutter mütterlicherseits bereit, ihn bei sich aufzunehmen. Sie scheint nicht glücklich gewesen zu sein, James großziehen zu müssen. Das Bild, das ich bei der Durchsicht der alten Akten gewann, war das von einer demoralisierten und verbitterten Bezugsperson. Doch sie tat ihr Bestes. Es gab keinen körperlichen Missbrauch, keinen sexuellen Missbrauch, und James war weder drogenbeeinflusstem Verhalten noch anderen Formen von Traumata ausgesetzt. In mehreren Berichten war einfach von einem gleichgültigen, von Überforderung geprägten, noninteraktiven Erziehungsstil die Rede, und es gab kaum verbale oder physische Interaktionen. Unter der Obhut seiner Großmutter begann James, unaufmerksam und ungehorsam zu sein. Belohnungen schienen nicht zu funktionieren, und Konsequenzen schienen ihm nichts auszumachen. Er nahm anderen scheinbar bedeutungslose Gegenstände weg – einen Stift, ein Armband, ein kleines Spielzeug. Wurde er wegen dieser Diebstähle zur Rede gestellt, leugnete er sie, selbst wenn es klare Beweise dafür gab. Mehrmals hatte er gedroht, andere Schüler niederzustechen, und er wurde als explosiv-aggressiv beschrieben. In Wirklichkeit hatte er jedoch nie jemanden geschlagen, geschubst oder angegriffen. Er hatte nur gedroht.

Als James acht war, gab seine Großmutter einfach auf. Sie war mit den Nerven am Ende. Sie überließ ihn »dem System«, weil er »log, stahl, undankbar war« und sie Angst vor ihm hatte. James hatte gedroht, sie im Schlaf zu töten. Das Jugendamt nahm ihn unter seine Fittiche, und er wechselte von einer Pflegefamilie in die nächste, bevor er in dieses stationäre Zentrum kam. Die Unaufmerksamkeit, die zu seiner ADHS-Diagnose führte, war nicht so wie bei Thomas durch Wachsamkeit und Ablenkbarkeit gekennzeichnet. James war unaufmerksam, weil er abwesend war und tagträumte. Im Gegensatz zu Thomas' Ruhepuls von 128 Schlägen pro Minute lag seiner bei sechzig.

Obwohl man beiden dasselbe DSM-Etikett verpasst hatte, waren Thomas und James völlig unterschiedlich. Ich begann mich zu fragen, wie es James wohl als Kleinkind ergangen war. Mit einer jungen, unerfahrenen Mutter, die mit einer Depression zu kämpfen hatte und durch die pausenlosen Bedürfnisse eines Säuglings überfordert war. Vielleicht hatte seine Mutter Beziehungs- oder Bindungsprobleme – was war mit ihr geschehen? Man kann nicht geben, was man nicht hat.

Stellen Sie sich eine frühe Kindheit vor, in der James' Mutter zwar seine Bedürfnisse erfüllt, aber vielleicht nicht viel mehr. Gerade als er beginnt, seine »relationale« Neurobiologie zu organisieren, ändert sich seine ganze Welt. Neue Erwachsene fangen an, für ihn im Kin-

derheim zu sorgen. Jeder dieser Erwachsenen riecht anders, hat eine andere Stimme und eine andere Art, ihn zu berühren. Und dann sind plötzlich auch sie alle fort. Der fünf Monate alte James, dessen Gehirn sich schnell entwickelt und eine Vielzahl konfuser, ungeordneter »Erinnerungen« an menschliche Bindungen enthält, hat gelernt, dass Menschen verschwinden. Es gibt in dieser Hinsicht keine Beständigkeit oder Vorhersagbarkeit. Sie sind nicht verlässlich, wenn es darum geht, seine Bedürfnisse zu erfüllen, ihn zu trösten oder zu belohnen.

Stellen Sie sich nun irgendein hungriges, verängstigtes, frierendes Kleinkind und eine nur episodisch responsive Bezugsperson vor. Die kindliche Version der Kampf-oder-Flucht-Reaktion ist zu weinen. Doch wenn das Weinen nicht dazu führt, dass eine responsive Bezugsperson kommt, oder zur Folge hat, dass eine frustrierte oder wütende Bezugsperson erscheint, ist das Kind gezwungen, andere selbstberuhigende Optionen zu nutzen. Bei Kindern besteht in Situationen wie diesen die vorherrschende adaptive Reaktion auf Stress darin, sich von der verwirrenden, bedrohlichen Außenwelt zu lösen und sich in ihre Innenwelt zurückzuziehen.

Als ich James kennenlernte, wusste ich, dass die Dissoziation bei Tieren bei bestimmten Arten von Stress die primäre adaptive Reaktion darstellte – wenn die Gefahr unausweichlich oder lähmend war und zu kämpfen keinen Sinn hatte. Diese Art von Stress führt bei Tieren zu einer »Kapitulations«- oder Niederlagenreaktion. Ihre Physiologie ändert sich. Sie stellen sich tot. Hierzu gibt es umfangreiche Forschungen. Seltsamerweise hinkt man mit der Erforschung der Neurophysiologie der Dissoziation beim Menschen bis heute weit hinterher.

Jedenfalls waren da zwei Kinder mit denselben DSM-Etiketten, aber unterschiedlichen Verhaltensweisen und unterschiedlichen Reaktionen auf die Behandlung. Woher rührten diese Unterschiede? Von dem Schmerz, *der ihnen als Kindern* zugefügt wurde.

Als ich mehr Zeit mit Thomas verbrachte, hörte ich einiges über die liebevollen Menschen in seiner turbulenten Welt. Seine Mutter, Tante und Großmutter mütterlicherseits waren alle sehr warmherzig und versuchten weiterhin zu erreichen, dass Thomas nach Hause kommen durfte. Allerdings wollte seine Mutter ihren Mann nicht verlassen. Und der konnte nicht aufhören, Drogen und Alkohol zu konsumieren.

Ich erfuhr, dass Thomas' Vater nicht immer gewalttätig gewesen war. Seine Probleme begannen der Familie zufolge, nachdem er aus Vietnam zurückgekommen war. Damals wurde die posttraumatische Belastungsstörung noch nicht hinlänglich verstanden, und viele Vietnam-Veteranen erhielten überhaupt keine Hilfe. Der Alkohol- und Drogenkonsum des Vaters führte dazu, dass er seinen Job verlor. Da er nicht mehr für seine Familie sorgen konnte, schwand sein Selbstwertgefühl dahin. Der traumatische Kreislauf – Scham, Schmerz, Alkohol, Wut, Erniedrigung und Verlust – beschleunigte die Auflösung der Familie.

Bevor es mit seinem Vater bergab ging, hatte Thomas einen guten Start ins Leben gehabt, geprägt von liebevoller und beständiger Fürsorge. Während seiner ersten Lebensjahre war sein Vater nicht gewalttätig gewesen. Schließlich hatten die Familie und vor allem die Mutter jedoch unter den Problemen des Vaters zu leiden. Dieser begann, Thomas zu schlagen, wenn der seine Mutter beschützen wollte. Und dann wurde der Junge zum Hauptblitzableiter für die Wut des Vaters. Doch seine Mutter und andere Familienmitglieder taten ihr Bestes, auch wenn sie Thomas nicht vollständig schützen konnten. Die abpuffernde Wirkung dieser Bezugspersonen und sein guter Start ins Leben machten den Unterschied aus. Thomas hatte trotz seiner durch Traumata sensibilisierten Stressantwort eine gesunde interpersonale Neurobiologie.

Thomas ging es durch die Behandlung besser. Seine gesunden Beziehungsfähigkeiten ermöglichten es ihm, von einem beziehungsfokussierten therapeutischen Prozess zu profitieren. Nach zwölf Monaten war er wesentlich weniger dysreguliert. Er war fähig, sich zu konzentrieren, und das Lernen fiel ihm leichter. Er hatte weitaus weniger Verhaltens-

probleme und machte innerhalb eines Jahres große Fortschritte in der Schule. Seine Heilung begann.

James kam nicht so schnell voran. Tatsächlich wurde es noch schlimmer mit ihm. Er verhielt sich weiterhin rücksichtslos und wurde cleverer darin, sich nicht erwischen zu lassen. Alle Anstrengungen, bei ihm eine Verhaltensänderung herbeizuführen oder gesunde Beziehungen aufzubauen, scheiterten. Es war fast so, als verfüge er einfach nicht über die Tools, um voranzukommen.

Beziehungen sind der Schlüssel zur Heilung, etwas, worüber wir noch viel ausführlicher sprechen werden. Doch bei James führte jede beziehungsmäßige Interaktion zum Rückzug. Für ihn stellten »andere« eine Gefahr dar. Gemäß seinem Weltbild taten Menschen einem weh oder verließen einen. Man konnte ihnen nicht vertrauen. Ich lernte daraus, dass ein wichtiger Aspekt der Frage »Was ist dir passiert?« die Frage ist: »Was ist nicht *für dich geschehen?« Welche Aufmerksamkeit, Fürsorge, Berührungen, Bestärkung – im Grunde welche Liebe – hast du nicht bekommen? Mir wurde klar, dass Vernachlässigung genauso toxisch ist, wie Traumata es sind.*

Dr. Perry

Oprah: Was meinen Sie damit, wenn Sie »Vernachlässigung« sagen? Ist Vernachlässigung nicht traumatisch?

Dr. Perry: Ich glaube, dass Vernachlässigung und Traumata in den meisten Fällen gemeinsam auftreten. Doch sie verursachen sehr unterschiedliche biologische Erfahrungen und können sehr verschiedene Auswirkungen auf das Gehirn und das sich entwickelnde Kind haben. Einige verwenden den Begriff »Komplextrauma«, um Vernachlässigung und Misshandlungen während der Kindheit zu erfassen, aber ich glaube, dass da zu viele Dinge in einen Topf geworfen werden.

Oprah: Dann helfen Sie mir bitte, Vernachlässigung zu verstehen.

Dr. Perry: Okay. Lassen Sie uns über das sich entwickelnde Kind nachdenken. Damit das genetische Potenzial dieses Kindes ausgeschöpft werden kann, ist eine Vielzahl notwendiger Erfahrungen erforderlich.

Wenn diese Erfahrungen fehlen oder wenn deren Timing, Muster oder Natur anormal sind, können sich wichtige Fähigkeiten nicht entwickeln. Vernachlässigung ist in der frühen Kindheit, wenn das Gehirn schnell wächst, am destruktivsten; sie verhindert, dass das Kind die für eine normale Entwicklung notwendige Stimulation erhält.

Sie haben vermutlich von den »rumänischen Waisenkindern« gehört. Wahrscheinlich verbrachten während des Ceaușescu-Regimes mehr als 500 000 Kinder einen Teil ihrer Kindheit in den staatlichen Waisenhäusern. Als der kommunistischen Diktatur 1989 ein Ende gesetzt wurde, erfuhren die Öffentlichkeit und die Presse von den entsetzlichen Zuständen, denen diese Kinder ausgesetzt gewesen waren. Oft befanden sich vierzig bis sechzig Säuglinge oder Kleinkinder in einem einzigen großen Raum, wo sie den ganzen Tag in ihren Kinderbetten verbrachten und während Zwölf-Stunden-Schichten nur von ein bis zwei Bezugspersonen versorgt wurden. Die Kinder litten unter Deprivation, Unterernährung, Missbrauch und vielem mehr. Und als man sie aus den Einrichtungen genommen hatte, wurden bei ihnen zahlreiche Defizite deutlich. Einige hatten einen niedrigen IQ, andere konnten nicht laufen, die meisten hatten große Probleme, Beziehungen einzugehen und aufrechtzuerhalten.

Ich arbeitete mit vielen Kindern, die in diesen Waisenhäusern gelebt hatten. Generell lässt sich sagen: Je länger das Kind dort gewesen war, je länger es unter Deprivation gelitten hatte, desto gravierender waren seine Probleme. Ironischerweise ging es manchen Kindern, die in überfüllten Waisenhäusern ihr Bett teilen mussten, besser.

Die rumänischen Waisenkinder sind längst Erwachsene. Die meisten von ihnen haben weiterhin Probleme. Insgesamt sind sie viel eher arbeitslos, haben häufiger psychische und physische Gesundheitsprobleme und Schwierigkeiten mit Beziehungen.

Ähnliche Einzelfälle gibt es in den Vereinigten Staaten, und wir arbeiten in unserer klinischen Praxis mit vielen Kindern und Jugendlichen, die völlig vernachlässigt wurden. Diese Kinder sind untersozialisiert. Sie haben keine Sauberkeitserziehung erfahren, können nicht mit Besteck umgehen und verfügen über nur geringe Sprachkenntnisse. Im extremsten Fall wirken sie *verwildert*.

Sie haben in der »Oprah Winfrey Show« die Aufmerksamkeit auf die Geschichte eines dieser Kinder gelenkt. Dani, das »Mädchen im Fenster«, war die ersten sechs Jahre ihres Lebens eingesperrt und wurde völlig vernachlässigt, was tragische Folgen hatte. Glücklicherweise wurde sie ihrer Mutter weggenommen und adoptiert. Ihr Heilungsprozess geht quälend langsam, aber stetig voran.

Oprah: Als sie in eine liebevolle Familie kam, ging es bergauf mit ihr. Aber sie hatte weiterhin Probleme mit der Kommunikation und sozialen Interaktionen.

Dr. Perry: Sie hat bis heute Probleme. In dem sich entwickelnden Gehirn eines Kindes passieren in den ersten sechs Lebensjahren so viele wichtige Dinge. Und wenn zentrale neuronale Netze nicht zur richtigen Zeit die richtigen »Erfahrungen« sammeln, werden sich einige wesentliche Fähigkeiten nicht normal entfalten. Wir müssen noch sehr viel darüber lernen, und wir wissen, dass in extremen Fällen wie dem von Dani andere Entwicklungsfaktoren wie ein intrauteriner Insult oder ein Geburtstrauma eine Rolle spielen können. Doch wie bei den rumänischen Waisen zu sehen war: Je länger man in einem Umfeld lebt, in dem man unter Deprivation leidet, desto schwieriger wird es, wieder zu gesunden.

Oprah: Aber Beispiele wie das von Dani sind sehr ungewöhnlich. Sechs Jahre – eine enorm lange Zeit. Was geschieht, wenn es »nur« ein Jahr dauert? Was, wenn man nur dann vernachlässigt wird, wenn ein bestimmter Babysitter kommt? Was ist, wenn man einem Teenager Hausarrest gibt und er einen Monat lang praktisch in seinem Zimmer bleiben muss? Ist das Vernachlässigung?

Dr. Perry: Einem Teenager Hausarrest zu geben ist keine Vernachlässigung, weil sich wichtige Systeme im Gehirn bereits entwickelt haben. Ich befürworte es nicht, wenn man einen Fünfzehnjährigen für einen Monat in sein Zimmer verbannt; aber es ist nicht dasselbe wie ein Monat Deprivation in der frühen Kindheit.

Doch die Themen, die Sie ansprechen, sind wichtig. Und so wie beim Trauma können mehrere grundlegende Fragen uns einzuschätzen helfen, ob es sich in einer Situation um Vernachlässigung handelt, und wenn ja, wie vehement die Auswirkungen sind. Wann während der Entwicklung fand die Vernachlässigung statt? Wie sah das Muster aus? Wie schwer oder deprivierend war sie? Wie lange hat sie gedauert? Und da es nur selten zu einer völligen Vernachlässigung kommt: Welche »abpuffernden« Faktoren gab es während dieser Zeit?

Die üblichste Form der Vernachlässigung ist eine unzureichende, unregelmäßige Versorgung. An einigen Tagen kommen Erwachsene, um das Kind zu füttern und zu pflegen, wenn es weint. An anderen Tagen kommt niemand. An wieder anderen Tagen kommt jemand und schreit oder tut dem Kind weh. Diese verwirrende, chaotische Welt ist sehr dysregulierend. Dem Kind fehlt die nötige »Struktur«, um einen klar organisierten Satz von Signalen an die sich entwickelnden Systeme des Gehirns zu senden. Seine Welt ist unvorhersehbar und das Ergebnis eine »chaotische« Vernachlässigung. Schlüsselsysteme entwickeln sich auf bruchstückhafte, unorganisierte Weise, was zu funktionellen Problemen führt.

Mit einer anderen Art der Vernachlässigung, der partiellen, haben wir es zu tun, wenn viele Aspekte der Entwicklung normal sind und manche Schlüsselsysteme zum richtigen Zeitpunkt Erfahrungsinput erhalten, eines oder mehrere hingegen nicht – was das Fehlen eines entscheidenden Aspekts einer gesunden Entwicklung zur Folge hat. Lassen Sie mich Ihnen ein Beispiel geben.

Ich habe einmal mit fünf Geschwistern gearbeitet, die elf, acht, sechs, vier und zwei Jahre alt waren. Alle entzückend! Ihre Mutter zog sie allein groß. Sie hatte zwei Doktortitel und liebte ihre Kinder sehr. Das Problem war, dass sie eine Wahnvorstellung und die tiefe Angst hatte, dass ihren Kindern etwas zustoßen würde, wenn sie nicht in Sichtweite blieben. Also mussten diese mit ihr in einem Zimmer bleiben – alle, den ganzen Tag, die ganze Nacht. Im Lauf der Zeit begann sie, die Kinder zu Hause zu unterrichten, und bestand darauf, dass sie in Kinderautositzen auf den Sofas saßen. Irgendwann ging sie sogar so weit, sie in den Autositzen festzubinden. Ja, sie ließ sie weder krabbeln noch laufen.

Sie ging liebevoll mit den Kindern um und war sehr auf deren kognitive Entwicklung fokussiert. Alle Kinder waren zwei oder drei Klassen weiter, als es ihrem Alter entsprochen hätte. Sie interagierten miteinander, verbal und sozial, doch selbst das älteste Kind konnte kaum stehen. Die Förderung der motorischen Entwicklung war völlig vernachlässigt worden – mit dem Ergebnis, dass ihre Beine und neuromotorischen Fähigkeiten extrem unterentwickelt waren. Dies ist ein extremes Beispiel für eine partielle Vernachlässigung. Doch es gibt viele andere Beispiele dafür, dass ein wichtiger Bereich der Entwicklung vergleichsweise ignoriert oder zu wenig stimuliert wird, einschließlich der emotionalen Entwicklung.

Oprah: Es gibt verschiedene Arten, Kinder nicht angemessen zu beachten. Ich habe Kinder vernachlässigt aufwachsen sehen, weil sie in ihrem Zuhause nicht gesehen wurden. Emotionale Geister – wie James.

Dr. Perry: O ja. Ich arbeitete mit mehreren emotional vernachlässigten Kindern sehr wohlhabender Eltern, die sich entschieden hatten, die Erziehung »outzusourcen«, es jedoch auf eine Weise umsetzten, die deutlich machte, dass sie keine Ahnung von der kindlichen Entwicklung hatten. Sie verstanden nicht die Bedeutung der Beständigkeit von Beziehungen in der Kindheit und Jugend, sodass ihre Kinder von verschiedenen Bezugspersonen im Schichtdienst versorgt wurden.

Oprah: Was wollen Sie damit sagen? Heutzutage ist doch viel die Rede davon, dass es egal ist, wer oder wie viele Menschen sich um ein Kind kümmern, solange dieses Kind Liebe und Aufmerksamkeit erhält. Stimmt das nicht?

Dr. Perry: Das ist eine gute Frage. Im Allgemeinen kann man sagen: Je mehr liebevolle und achtsame Menschen man in seinem Leben hat, desto besser. Doch wenn Sie an unsere früheren Gespräche über das sich entwickelnde Gehirn und den Prozess der Herausbildung des Weltbilds denken, dann werden Sie sich erinnern, dass das

Gehirn beständige, einem Muster folgende Erfahrungen braucht, um einige Schlüsselsysteme zu bilden. Lassen Sie uns die Sprachentwicklung betrachten, um zu verdeutlichen, was ich meine.

Nehmen wir einmal an, Sie würden mit einem Kind sechs Wochen lang Englisch sprechen und dann sagen: »Es reicht mit Englisch. Wir werden jetzt Chinesisch sprechen.« In den nächsten fünf Monaten hört das Kind nur Chinesisch, aber dann: »Es reicht mit Chinesisch. Jetzt werden wir Französisch sprechen.« Und die Sprache, die mit dem Kind gesprochen wird, ändert sich noch zehnmal, bevor es drei wird. Das arme Kind wird überhaupt keine Sprache sprechen. Trotz der Tatsache, dass all diese Sprachen für das Sprechen und die Sprache verantwortlichen Teil des Gehirns »aktivieren«, gab es nie genug Wiederholungen in einer von ihnen, um die Sprech- und Sprachfähigkeit des Kindes richtig zu organisieren.

Zu derartigen Störungen würde es ebenfalls kommen, wenn das Kind täglich fünfzehn verschiedene Sprachen hören würde. Es gäbe nicht genug Wiederholungen, und das sich entwickelnde Gehirn des Kindes hätte nicht genug Zeit, aus irgendeiner davon schlau zu werden. Die Sprachentwicklung würde verzögert und möglicherweise anormal.

Dasselbe gilt für Beziehungen. Wenn man sich sechs Wochen lang an eine Person gewöhnt, diese dann verschwindet, man von einer neuen Person versorgt wird, die auch wieder verschwindet – und so weiter –, hat das kindliche Gehirn nicht genügend Wiederholungen mit irgendeiner dieser Personen gehabt, um die Architektur zu bilden, die es ihm erlaubt, eine gesunde relationale Neurobiologie zu entwickeln.

Der Schlüssel dazu, viele gesunde Beziehungen im Leben herstellen und aufrechterhalten zu können, ist der, im ersten Lebensjahr nur wenige sichere, stabile und fürsorgliche Bezugspersonen zu haben. Es kommt dann zu genügend Wiederholungen, um das Fundament zu errichten – die fundamentale beziehungsmäßige Architektur, die es ermöglichen wird, weiterhin gesunde Beziehungen aufzubauen. Denken Sie noch einmal an die Sprache: Sobald man ein oder zwei Erstsprachen gelernt hat, kann man viele weitere lernen. Doch wenn ein Säugling, Kleinkind oder Kind in einem Haushalt aufwächst, in dem das »Lieben« outgesourct wird, kann das Ergebnis eine Form von partieller Vernachlässigung sein, und wichtige Beziehungsfähigkeiten bleiben unterentwickelt oder verkümmern.

Oprah: Und da wir in so vielen Bereichen unseres Lebens zunehmend technologieabhängig werden, ist die Betreuung unserer Kinder meiner Meinung nach ein sehr wichtiger Aspekt. Ich erlebe es immer öfter, dass Eltern die Kinderbetreuung an das Handy oder Tablet outsourcen. Oder die Kinder bleiben sich selbst überlassen, während die Eltern von ihren Geräten abgelenkt sind. In Chicago war ich einmal gezwungen, mit meinem Auto hinter einer Pferdekutsche herzufahren. Die Kinder hatten sich hinausgelehnt und schauten sich um. Die Mutter hing an ihrem Handy und quasselte – während der gesamten Fahrt. Kein einziges Mal beschäftigte sie sich mit den Kindern oder sah sie auch nur an. Und ich dachte: *Wenn die Fahrt vorbei ist, wird sie ein Foto posten, um zu verkünden: Schaut mal, war das nicht großartig. Wir haben eine Kutschfahrt gemacht.* Ich beobachte das heutzutage sehr oft: Eltern, die mit ihren Kindern zusammen, aber nicht wirklich *bei* ihnen sind.

Dr. Perry: Ich glaube, das ist ein großes Problem in unserer abgelenkten Gesellschaft. Wir sind nicht sonderlich gut darin, wirklich präsent zu sein.

Oprah: Und selbst Babys merken, ob man tatsächlich anwesend ist. Sie wissen, ob man aufgeregt oder glücklich ist. Sie spüren es. Sie wissen, ob sie sicher sind oder nicht. Sie wollen Augenkontakt.

Dr. Perry: Sie wollen, dass man sich voll und ganz mit ihnen beschäftigt, dass man präsent ist. Die Unfähigkeit, wirklich präsent zu sein, wirkt sich toxisch auf die gesunde Entwicklung aus. Wie schon an früherer Stelle besprochen, versucht das Gehirn des Kindes, die Welt zu verstehen; und da wir soziale Wesen sind, ist die Entwicklung eines Gefühls der Zugehörigkeit ein wichtiger Teil davon. *Ich bin wichtig. Ich gehöre zu diesem Clan.* Dieses Gefühl entsteht dadurch, dass man von anderen, insbesondere seiner Familie, bestimmte »Du bist wichtig«-Signale erhält. Und es erfordert, dem Säugling, Kleinkind oder Kind Aufmerksamkeit zu schenken. Nicht partielle Aufmerksamkeit – völlige Aufmerksamkeit. *Ich schaue dich an. Ich höre dir zu. Ich bin hier bei dir.*

Wir alle haben die Erfahrung gemacht, mit jemandem eine Unterhaltung zu führen und uns dann abgelehnt zu fühlen, wenn der Betreffende sich aus dem Gespräch ausklinkt, um auf sein Handy zu schauen. Und obwohl wir erwachsen sind, entwickelte Gehirne haben und wissen, wie die Welt funktioniert, fühlt es sich respektlos an und tut weh.

Oprah: Ich habe dann das Gefühl, ich sei nicht wichtig genug, um seine Aufmerksamkeit zu fesseln.

Dr. Perry: Genau. *Ich bin nicht wichtig genug.* Es ist schon schlimm genug, diese Botschaft als Erwachsener von jemandem zu erhalten, aber stellen Sie sich vor, was geschieht, wenn ein Säugling, der dabei ist, sein »Weltbild« zu entwickeln, ständig die Botschaft erhält: *Ich bin nicht wichtig.* Die Fähigkeit eines Kleinkinds, empathisch und fürsorglich zu sein – seine Fähigkeit zu lieben –, hängt von der Natur, Qualität und Anzahl liebevoller Interaktionen in seinen ersten Lebensjahren ab. Eine abweisende, desinteressierte Interaktion legt nicht den Grundstein, ein liebevoller Mensch zu werden. Im Gegenteil: Sie legt den Grundstein, sich zu einer emotional hungrigen, bedürftigen Person zu entwickeln, die sich danach sehnt dazuzugehören, aber nicht die neurobiologische Fähigkeit besitzt, wirklich zu finden, was sie braucht. Eine distanzierte Fürsorge kann zu einem unstillbaren Durst nach Liebe führen. Man kann nicht lieben, wenn man nicht geliebt wurde.

Oprah: Was geschieht aus wissenschaftlicher Sicht, wenn eine Mutter oder ein Vater am Handy hängt, während das Kind versucht, gemeinsam mit ihr oder ihm etwas zu erleben?

Dr. Perry: Ein berühmtes Experiment in der Entwicklungspsychologie, das sogenannte Still-Face-Experiment, das Dr. Ed Tronick, ein Freund und Kollege von mir, entworfen hat, kann uns hier einen Hinweis geben. Kurz gesagt geht es in diesem Experiment um Folgendes: Ein Elternteil erhält die Anweisung, keinerlei Regung zu zeigen, wenn er mit seinem Säugling interagiert. Er wird aufgefordert, distanziert und passiv sowie kühl gegenüber dem Kind zu sein. Das Kind versucht sofort, die Aufmerksamkeit des Elternteils auf sich zu ziehen, und ist, wenn ihm dies nicht gelingt, innerhalb weniger Sekunden sehr verzweifelt.

Oprah: Es fängt an zu weinen?

Dr. Perry: Ja, oft. Das Still-Face-Experiment zeigt ganz deutlich: Wenn ein Kind merkt, dass der Elternteil distanziert und emotional abwesend ist, verzweifelt es innerhalb weniger Sekunden und versucht, dessen Aufmerksamkeit wiederzugewinnen. Scheitert dieser Versuch, klinkt sich das Kind jedoch aus und zieht sich emotional zurück. Stellen Sie sich vor, welche Auswirkungen es auf ein sich entwickelndes Kind hat, wenn dies ständig geschieht. Ist eine Bezugsperson kalt, distanziert und teilweise unaufmerksam, kann das unmittelbare und potenziell lebenslange toxische Auswirkungen auf das Kind haben. Es wächst vielleicht mit dem Gefühl heran, unzulänglich und nicht liebenswert zu sein. Selbst wenn es viele Talente und Fähigkeiten hat, wird es als Erwachsener glauben, »nicht zu genügen«, und das kann zu einigen maladaptiven Verhaltensweisen führen, einschließlich eines ungesunden Beachtungsbedürfnisses, der Selbstsabotage oder sogar eines selbstzerstörerischen Verhaltens.

Oprah: Und wenn ein kleines Kind davon abhängig ist, dass seine Eltern oder Bezugspersonen es regulieren, und diese abweisend, distanziert oder sogar abwesend sind, falls es Trost oder Nahrung braucht, wird bei diesem Kind ein unvorhersehbares, unkontrollierbares Muster der Stressaktivierung geschaffen.

Dr. Perry: Ja. Und das wiederum erzeugt eine sensibilisierte Stressantwort (siehe Abbildung 3). Lassen Sie uns hierüber sprechen. Wir wissen, dass unser Körper – egal, ob man ein Kind oder ein Erwachsener ist – mehrere Systeme hat, die uns dabei helfen, mit jedweder Herausforderung fertigzuwerden, der wir uns in einem bestimmten Moment gegenübersehen. So wird in gewissen Situationen die Kampf-oder-Flucht-Reaktion aktiviert, mit der die meisten Menschen vertraut sind und über die wir bereits gesprochen haben (siehe Abbildung 6).

Oprah: Ich schaue mir gerade diese Abbildung an – Ruhe, Wachsamkeit, Alarmiertheit, Angst, große Angst. Würden Sie das bitte Schritt für Schritt mit mir durchgehen?

Dr. Perry: Wenn wir gestresst sind, kommt es zu einer abgestuften Reaktion, und die Systeme in Gehirn und Körper, die uns helfen sollen, werden nach und nach aktiviert. Steht man nicht unter Stress, kann man *ruhig* sein. Man kann über die Vergangenheit und die Zukunft nachdenken. Doch sobald man sich einer Herausforderung gegenübersieht – sagen wir: einer Präsentation bei der Arbeit –, gerät man in einen Zustand der *Wachsamkeit.* Man lässt den Blick über die Menge schweifen, studiert Gesichter, während man präsentiert, versucht abzuschätzen, ob das, was man sagt, bei den Zuhörern ankommt. *Verstehen sie es? Gefällt ihnen meine Präsentation? Sind sie gelangweilt?* Und später am Tag hat man einen kleinen Unfall mit Blechschaden und gerät einen Moment lang in einen Zustand der *Alarmiertheit.* Man ist irgendwie erstarrt, weiß nicht, was man tun soll. *Sollte ich meine Versicherung anrufen? Muss ich es der Polizei melden? Sollte ich mir die Personalien des anderen Fahrers geben lassen?* Einen Moment lang ist man wie gelähmt – bis plötzlich der andere Fahrer aus seinem Auto springt, anfängt zu schreien und einen möglicherweise sogar mit einer Waffe bedroht. Jetzt gerät man in einen Zustand großer *Angst.*

Das ist auch der Moment, in dem eine andere wichtige Komponente unserer Stressantwortfähigkeiten ins Spiel kommt: die Dissoziation. Unser Gehirn überwacht die ganze Zeit über die Situation und schätzt ständig die Optionen ein: *Werde ich in der Lage sein, hiervor wegzulaufen? Werde ich fähig sein, diesen Kampf zu gewinnen?* Unser Gehirn sagt, dass wir nicht in der Lage sein werden, einen Kampf mit einem Typen zu gewinnen, der eine Waffe hat. Also versuchen wir, einen zusätzlichen Konflikt zu vermeiden, und entschuldigen uns übermäßig. Wir haben das Gefühl, dabei zuzuschauen, wie alles geschieht, als wären wir im Kino. Wir reagieren völlig roboterhaft auf seine Forderungen und rücken auf der Stelle Geld heraus. Unser Zeitgefühl ist verzerrt. Wir dissoziieren. Unser Körper bereitet sich auf potenzielle Verletzungen vor, der Puls sinkt. Statt dass all unser Blut in unsere Muskeln gelenkt wird, um uns beim Kampf oder bei der Flucht zu unterstützen, wird der periphere Blutfluss eingeschränkt. Wir können blass oder sogar ohnmächtig werden. Der Körper bereitet uns auf Verletzungen vor, indem er uns von der Gefahr durch die Außenwelt abtrennt und uns in unsere Innenwelt bringt. Er setzt endogene Opioide frei – Endorphine, Enkephaline –, unsere eigenen natürlichen Schmerzmittel, und wir haben wie gesagt buchstäblich das Gefühl, dabei zuzuschauen, wie uns etwas widerfährt.

Oprah: Und das ist es, was die Leute als »außerkörperliche Erfahrung« beschreiben, wobei sie sich sehr oft nicht mehr ganz daran erinnern, was als Nächstes geschieht.

Dr. Perry: Genau. Zur dissoziativen Reaktion kommt es angesichts von unausweichlichem, unvermeidbarem Disstress oder Schmerz. Geist und Körper schützen uns. Da wir nicht körperlich fliehen können und Kämpfen sinnlos ist, flüchten wir psychisch in unsere Innenwelt. Kommen wir wieder auf das Kind mit einem distanzierten Elternteil zurück: Seine Kampf-oder-Flucht-Reaktion ist zu weinen. Doch wenn niemand kommt – oder jemand kommt und wütend ist –, wird das hilflose Kind dissoziieren, um diese unausweichliche, quälende Situation zu überleben. Das Gleiche gilt für Kinder, Jugendliche und Erwachsene, die mit unausweichlichem, unvermeidbarem Schmerz und Disstress konfrontiert werden. Sie dissoziieren. Und eine ganze Palette neurophysiologischer Veränderungen hilft ihnen, dies zu tun, einschließlich der Freisetzung der körpereigenen Opiate.

Oprah: Ist das der Grund, weshalb die Leute sagen: »Alles hat sich verlangsamt«?

Dr. Perry: Ja, richtig. Wenn man sich in diesem dissoziativen Zustand befindet, löst sich das Zeitgefühl auf. Sekunden können einem wie Minuten vorkommen. Minuten können sich anfühlen, als sei man in einem zeitlosen Moment gefangen.

Halte ich zum Beispiel mit FBI-Agenten Einsatznachbesprechungen nach Schießereien ab, kann es vorkommen, dass ein Agent acht

Minuten braucht, um etwas zu beschreiben, was tatsächlich nur zehn Sekunden dauerte. Das liegt daran, dass sein Gehirn in diesem Moment schwebte. Er hat seinen Körper verlassen und das Geschehen beobachtet.

Wir können dieses Gefühl nachempfinden, wenn wir schon einmal Leid erfahren haben, das ein Gefühl der Benommenheit hervorrufen kann. Wir führen dann manchmal die alltäglichen Verrichtungen wie ein Roboter aus oder haben wie gesagt zuweilen das Gefühl, als befänden wir uns in einem Film.

Oprah: Mich fasziniert, was Sie da sagen, weil ich zum Beispiel oft über die Menschen nachdachte, die sich am 11. September 2001 in den Flugzeugen befanden. Sie wussten, dass da ein Terrorist war und sie nur wenige Augenblicke hatten, um ihre Familien anzurufen. In dieser absolut bedrohlichen Situation muss es zu einer Art Dissoziation gekommen sein, denn viele Passagiere waren noch dazu imstande, mit ihren Angehörigen zu telefonieren, eine Mitteilung zu schreiben oder das Cockpit zu stürmen.

Dr. Perry: Sie weisen hier darauf hin, wie adaptiv es in vielen Situationen ist zu dissoziieren. Wenn ein Soldat während eines Gefechts einfach die Stadien des Erregungskontinuums durchliefe und dadurch zum Flucht- und dann zum Kampfstadium gelangte, würde er aufspringen und erschossen werden. Um den Zugang zu Teilen seines Cortex aufrechtzuerhalten – auf eine Weise zu denken und sich zu verhalten, die ihn in einem Gefecht am Leben erhält –, muss er bis zu einem gewissen Grad dissoziieren. Das ist entscheidend für das Überleben. Tut er dies nicht, wird seine Angst mit zunehmender Bedrohung wachsen und sein Cortex immer mehr abschalten. In der Lage zu sein, partiell zu dissoziieren, sich von Teilen der bedrohlichen Außenwelt zu lösen und sich auf trainierte Verhaltensweisen zu fokussieren ist der Schlüssel zum Erfolg beim Wettkampfsport oder bei stark fordernden künstlerischen Auftritten. Die Begriffe »Flow« und »völlig in einer Sache aufgehen« beschreiben einige dieser partiell dissoziativen Zustände.

Oprah: Tatsächlich dissoziieren wir alle jeden Tag. Denn das tun wir doch, wenn wir tagträumen, richtig? Und Tagträumen kann ein gesunder Bewältigungsmechanismus sein.

Dr. Perry: Genau – Gedankenwanderung. Reflektierendes Denken und Kreativität erfordern, dass wir mitten im Moment innehalten, nachdenken und Zeit »in unserem Kopf« verbringen. Wir denken über die Vergangenheit nach, stellen uns die Zukunft vor und machen das Dissoziieren zu einem wichtigen Teil unseres Lebens. Und es ist auch unerlässlich für die beziehungsmäßige Interaktion.

Oprah: Ich war überrascht, als Sie mir sagten, dass die meisten Menschen sich nur etwa fünfzehn Sekunden lang auf jemanden und das, was er sagt, konzentrieren können und dass der Geist dann umherzuschweifen beginnt. Zwischendurch fokussiert er sich immer wieder kurz darauf, inwiefern das, was die andere Person sagt, mit etwas anderem im Leben des Zuhörers in Zusammenhang steht, und dies wiederum mit etwas anderem – und so weiter.

Dr. Perry: Und hierbei handelt es sich um eine völlig normale und adaptive Fähigkeit. Wir sollten verstehen, dass Dissoziation nichts Schlechtes ist, auch wenn die Umstände, unter denen es dazu kommt, schlecht sein können. Dissoziieren ist an sich etwas Gutes. So kann es zum Beispiel ein Zeichen von Kreativität sein, wenn ein Kind im Unterricht tagträumt. Unser derzeitiges öffentliches Bildungssystem ist gut darin, »Arbeiter hervorzubringen, es kann jedoch ein miserabler Ort für Kreateure, Künstler und künftige Führungspersönlichkeiten sein.

Oprah: Sehr oft bestrafen wir Kinder, wenn sie tagträumen.

Dr. Perry: Ja, das tun wir. Doch in einer über die kindliche Entwicklung informierten, traumabewussten Schule versteht man, dass Pausen eine wichtige Rolle bei der Gedächtniskonsolidierung spielen. Dissoziatives Nachdenken wird gefördert.

Oprah: Ja, genau. Ich kenne dieses Prinzip der Dissoziation sehr gut durch meine Schule in Südafrika. Die Mädchen dort sind brillant – Sie haben viele von ihnen kennengelernt. Doch sie sind in einem sehr belasteten, traumatisierten Umfeld aufgewachsen, und wir mussten unsere Lehrer darin schulen zu verstehen, dass Tagträumen oder Dissoziieren gut für die Mädchen ist. Es ist ein üblicher Bewältigungsmechanismus, wenn man in einem Umfeld aufwächst, in dem ein unentrinnbares Chaos herrscht und man nur minimale Unterstützung erfährt oder kaum andere Möglichkeiten hat, reguliert zu bleiben. Man muss in der Lage sein dichtzumachen. Man muss sich von diesem Umfeld und seiner Intensität lösen, um überleben zu können.

Dr. Perry: Genau. Zur Dissoziation als Bewältigungsmechanismus kommt es häufiger, wenn das Individuum das Gefühl hat, sich in einer bedrohlichen Situation zu befinden, der es nicht entrinnen kann. Kinder haben nicht viele Optionen, wenn es in ihrer Familie eine Menge Konflikte gibt. Sie können nicht sagen: »Hey, ich ziehe aus.« Ganz kleine Kinder können nicht fliehen oder kämpfen. Sie müssen bleiben.

Oprah: An welchem Punkt wird aus der Dissoziation als Bewältigungsmechanismus eine dissoziative Störung, bei der das Kind sich zunehmend in seine Innenwelt zurückzieht?

Dr. Perry: Sie haben es vorhin quasi auf den Punkt gebracht, als Sie von dem Kind mit dem distanzierten Elternteil sprachen. Denken Sie daran, dass ein unvorhersehbares, unkontrollierbares und anhaltendes Stressmuster die Stressantwortsysteme sensibilisiert. Und wenn die Dissoziation in jungen Jahren über lange Zeiträume die bevorzugte Art der Stressadaptation ist, wird man schließlich bei jeder Herausforderung eine sensibilisierte dissoziative Reaktion zeigen. Die dissoziative Reaktion ist überaktiv und übermäßig reaktiv.

So werden zum Beispiel einige der jungen Frauen bei der OWLAG, nachdem sie als junge Mädchen im Chaos und unter ständigen Gefahren aufgewachsen sind, angesichts jeder Herausforderung dissoziieren. Bei jedweder Unannehmlichkeit.

Oprah: Ich glaube, dieser Teil unserer Diskussion wird hilfreich sein für viele Menschen, die sich fragen, warum sie dazu neigen, sich auszuklinken. *Warum kann ich nicht am Ball bleiben, wenn Dinge schwierig werden?* Das liegt daran, dass ihr Gehirn darauf trainiert ist zu dissoziieren, wenn es unangenehm wird oder sie sich bedroht fühlen. Obwohl ein Mathetest keine so große Bedrohung darstellt wie jemand, der einem ein Leid antun möchte, ist ihre dissoziative Reaktion vielleicht so übermäßig reaktiv, dass sie als Reaktion auf den Mathetest dichtmachen.

Dr. Perry: Richtig. Aber die Reaktion besteht nicht immer in einem völligen Abschalten. Wie wir bereits gesehen haben, erfolgt die dissoziative Reaktion auf Herausforderungen und Gefahren gemäß einem Kontinuum (siehe Abbildung 6). Bei Menschen, die zu einer dissoziativen Reaktion auf Stress neigen, ist das erste Stadium in diesem Kontinuum Vermeidung. Diese Menschen wollen keine Konflikte. Sie möchten unsichtbar sein, meiden Augenkontakt, melden sich nicht freiwillig, schweigen bei Diskussionen. Wenn sie nicht unsichtbar bleiben können und jemand sie anspricht: »Was denken

Sie?«, verlegen sie sich auf Zustimmung. Doch es handelt sich um eine leere Zustimmung.

Oprah: Sie antworten, was der andere ihrer Meinung nach hören will, doch sie sind nicht wirklich bei der Sache.

Dr. Perry: Dies gehört mit zu den größten Schwierigkeiten bei der Arbeit mit Kindern, die ein Entwicklungstrauma erlitten haben.

Oprah: Und nicht nur bei Kindern ist dies der Fall. Ich erlebe dieses Verhalten auch bei Erwachsenen. Ich erinnere mich an eine Show, die wir vor Jahren mit Gary Zukav machten. Darin erklärte eine Frau, dass sie als Folge von sexuellem Missbrauch in ihrer Kindheit als Erwachsene ihre Beziehungen – egal, ob sie glücklich gewesen seien oder nicht – durch emotionalen Rückzug sabotiert habe. Sie dissoziierte, obwohl sie, wie sie sagte, tiefe Gefühle für ihren Partner hatte. Sie verhielt sich so, als sei sie in der Beziehung – Zustimmung –, aber es war, wie Sie sagen, eine leere Zustimmung. Sie war nicht wirklich da. Doch nachdem sie mit einem Therapeuten daran gearbeitet hatte, gesunde Beziehungen zu knüpfen und aufrechtzuerhalten, übte sie nun, präsent zu bleiben. Gary Zukav erkannte ihre Gefühle an, indem er sagte, es sei für viele Menschen ein »Grauen, am Leben zu sein«. Ich werde diese Aussage nie vergessen.

Dr. Perry: Interessant, dass er das sagt. Eine übliche, mit einer sensibilisierten dissoziativen Reaktion einhergehende Verhaltensweise ist das Ritzen. Oft sagen diejenigen, die dies tun: »Mein Blut zu sehen gibt mir das Gefühl, am Leben zu sein. Es ist beruhigend.«

Oprah: Können Sie bitte erklären, was aus psychologischer Sicht hinter dem Ritzen steckt? Ich glaube, ich bin nicht die Einzige, die nicht wirklich verstehen kann, wie Menschen süchtig danach sein können.

Dr. Perry: Das Ritzen kann von außen betrachtet sehr verwirrend sein. Wir sprachen bereits darüber, dass die Stressantwortsysteme übermäßig reaktiv werden können, dass jemand, der ein unausweichliches, unvermeidbares Trauma erleidet, dissoziieren wird – und dass die dissoziativen Systeme sensibilisiert, überaktiv und übermäßig reaktiv werden, wenn wir es mit einem extremen, andauernden Traumamuster zu tun haben.

Vergessen Sie nicht, dass bei der Dissoziation Opioide ausgeschüttet werden (Enkephaline und Endorphine), die körpereigenen Schmerzmittel. Wenn jemand ohne eine sensibilisierte dissoziative Reaktion sich ritzt, setzt sein Körper ein wenig von diesen Opioiden frei, sodass er den Schnitt aushalten kann; die freigesetzte Menge ist ziemlich gering und proportional zu dem kleinen Schnitt. Doch wenn jemand mit einer sensibilisierten – übermäßig reaktiven – dissoziativen Reaktion sich ritzt, wird sehr viel Opioid freigesetzt. Es ist fast so, als nehme man ein bisschen Heroin oder Morphium.

Oprah: Wollen Sie damit sagen, dass es sich tatsächlich gut anfühlt? Dass der Schnitt sich nicht wie ein Schnitt anfühlt?

Dr. Perry: Der Opioid-»Ausstoß« beim Ritzen kann sich tatsächlich regulierend anfühlen. Beruhigend. Einige empfinden ihn als sehr angenehm. Er vermittelt ihnen ein gutes Gefühl.

Oprah: Es tut nicht weh.

Dr. Perry: Nein. Tatsächlich kann das Ritzen zu ihrer bevorzugten Methode der Selbstregulation werden.

Oprah: So habe ich die Sache nie gesehen. Um dieses beruhigende Gefühl zu haben, muss man also dysreguliert sein. Wenn man reguliert ist, tut Ritzen weh, richtig?

Dr. Perry: Richtig. Man muss eine sensibilisierte dissoziative Reaktion haben. Die ist in der Regel eine Folge von schmerzlichem, unentrinnbarem Missbrauch – im Grunde von chronischem Chaos und der Gefahr, der man als Säugling oder kleines Kind ausgesetzt war. Oder sehr oft von sexuellem Missbrauch.

Oprah: Man kann dem, was einem passiert, nicht entrinnen.

Dr. Perry: Ja, und dann wird die dissoziative Neurobiologie »sensibilisiert« – übermäßig reaktiv. Und man entdeckt, dass das Ritzen eine verlässliche Methode ist, sich selbst zu beruhigen, den Schmerz zu lindern.

Oprah: Das ist faszinierend. Ich mache mir schon seit Langem hierüber Gedanken, weil die Mädchen an der OWLAG, wie bereits erwähnt, aus sehr schwierigen Verhältnissen stammen. Ich habe die Schule geschaffen, um ihnen Möglichkeiten zu eröffnen, und der Entwicklungsverlauf ihres Lebens hat sich geändert. Trotzdem hatten wir an der Schule das Problem mit dem Ritzen. Und jedes Mal, wenn man mir davon erzählte, fragte ich mich, woher die Mädchen auch nur *wissen*, wie man sich ritzt. Wie lernen sie so etwas? Haben sie jemanden dabei beobachtet? Was wäre, wenn es die Schule nicht gäbe und ebendiese Mädchen noch immer in ihren Dörfern oder Townships wären? Würden sie sich dann auch ritzen? Ritzen Menschen in diesen Dörfern sich auch?

Dr. Perry: Das ist eine wirklich interessante Frage. Beginnen wir mit dem frühkindlichen Trauma: Kleine Kinder mit dieser sensibilisierten dissoziativen Reaktion entdecken manchmal, wenn sie Schorf abkratzen oder an einem Mückenstich herumkratzen: *Wow, das fühlt sich gut an.* Sie lernen dann, dass es regulierend sein kann, sich selbst zu verletzen. Doch sie machen nur einen Bruchteil der Gesamtgruppe von Menschen aus, die sich irgendwann ritzen. Wie sich herausstellt, lernen viele dies von ihren Altersgenossen. Manchmal kann man sogar einen Anstieg der Zahlen feststellen, wenn in einer beliebten Fernsehshow über das Ritzen gesprochen wird.

Einige Kinder werden mit dem Ritzen experimentieren und sagen sich: *Nein, das tut weh. Ich werde es nicht mehr tun.* Andere denken: *Wow, das fühlt sich gut an.* Wie bei Drogen. Ein bestimmter Prozentsatz der Highschoolschüler wird mit Drogen experimentieren, aber nur 18 bis 20 Prozent von ihnen werden Probleme mit wiederholtem Drogenkonsum haben. Und ein sehr hoher Prozentsatz von denjenigen, die immer und immer wieder Drogen konsumieren, leidet unter Entwicklungsbelastungen. Von den Kindern, die nicht wiederholt zu Drogen greifen, trifft dies nur auf einen kleinen Prozentsatz zu.

Oprah: Für einige Menschen, die Traumata erlitten haben, sind Drogen eine Form der Regulation.

Dr. Perry: Ja, das sind sie. Es gibt verschiedene maladaptive Formen der »Selbstregulation«, doch sie alle stehen in Zusammenhang mit derselben grundlegenden Neurobiologie der Stress- und Belohnungssysteme. Einige Kinder schaukeln und schlagen zum Beispiel mit dem Kopf gegen die Wand.

Oprah: Ja, das habe ich gesehen.

Dr. Perry: Es hat den gleichen Effekt. Und andere Kinder werden herausfinden, dass es eine beruhigende Wirkung hat, wenn sie sich die Haare oder die Augenbrauen ausziehen.

Oprah: Es ist so wichtig, dies zu verstehen. Mir war nicht klar, wie all dies zusammenhängt.

Dr. Perry: Kinder finden immer einen Weg, sich zu beruhigen. Sich zu übergeben kann ebenfalls diesen Opioidausstoß herbeiführen. Es gibt also Essstörungen, die mit »Selbstberuhigung« zusammenhängen und nicht mit dem Körperbild. Sie sind eine maladaptive Form der Beruhigung.

Oprah: Das ist faszinierend, doch diese Verhaltensweisen sind irgendwie extrem. Gibt es üblichere Formen des Bewältigungsverhaltens?

Dr. Perry: Allerdings! Und sie können sich zu Persönlichkeitseigenschaften entwickeln, die sich zunächst nicht leicht erkennen lassen, aber möglicherweise dazu führen, dass der Betreffende problematische Situationen entweder meidet oder direkt in sie hineingerät – oder auch einen Einfluss darauf haben, wie er mit schwierigen Menschen interagiert.

Oprah: Ich habe bereits erwähnt, dass während eines Großteils meines Lebens eine meiner wichtigsten Persönlichkeitseigenschaften die war, es allen recht machen zu wollen. Diese Eigenschaft hatte Einfluss auf alles – mein Gewicht, meine Gesundheit, meine Unternehmen, meine Beziehungen. Wenn man das Opfer von Missbrauch ist und einem eingebläut wird, hierüber Stillschweigen zu bewahren, dann entwickelt man sich schließlich zum People Pleaser, weil man gelernt hat, dass man bestraft wird, wenn man den Mund aufmacht. Man weiß nicht, wie man Nein sagen soll.

Dr. Perry: Es allen recht machen zu wollen ist ein klassischer Bewältigungsmechanismus, der zu den »konformen« Verhaltensweisen zählt, denen wir im Zusammenhang mit der Dissoziation begegnet sind. Aber noch einmal: Es ist wichtig, nicht zu vergessen, dass Dissoziation und selbstregulierendes, dissoziatives Verhalten nichts grundsätzlich Schlechtes sind.

Es ist äußerst hilfreich, seine dissoziativen Fähigkeiten kontrollieren zu können, denn sie verhelfen zu einem hohen Maß an reflektierender Kognition. Sie ermöglichen es, sich intensiv auf eine bestimmte Aufgabe zu fokussieren. Hypnose, Flow, »völlig in einer Sache aufgehen« – all dies sind Beispiele für den Trancezustand, den die Dissoziation ermöglicht. Es ist eine Gabe, kontrollieren zu können, wann und wie man in einen Trancezustand geht. Ich kann Ihnen versichern, Oprah, dass Sie wirklich gut im Dissoziieren sind. Es gehört zu Ihren Superkräften.

Oprah: Tatsächlich?

Dr. Perry: Aber ja. Denken Sie nur daran, wie gern Sie lesen.

Oprah: O ja, das stimmt. Bücher haben für mich immer eine Fluchtmöglichkeit dargestellt. Sie waren mein Weg zu persönlicher Freiheit. Ich habe schon mit drei Jahren lesen gelernt. Und dann habe ich schnell gelernt, dass es eine Welt jenseits des Bauernhofs meiner Großmutter in Mississippi gab.

Dr. Perry: Richtig. Und Sie sind eindeutig ein nachdenklicher Mensch.

Oprah: Ja, ein sehr nachdenklicher.

Dr. Perry: Und Sie können in Gedanken an Orte gehen und sich auf eine Weise Zukünftiges vorstellen, die vielen Menschen schwerfällt. Das ist Dissoziation. Sie ist gesund, heilsam und produktiv.

Deswegen ist es wichtig, vorsichtig damit zu sein, Dissoziation als eine Pathologie zu klassifizieren, als ein strikt negatives Verhalten. Sie kann eine unglaubliche Stärke sein.

Bei Ihnen scheint das Dissoziieren jedoch zuweilen dazu geführt zu haben, dass Sie nachgiebig waren. Sie haben versucht, den Menschen zu geben, was sie wollten.

Oprah: Ja, es allen recht zu machen.

Dr. Perry: Das war Ihr Standardverhalten: Bleib unter dem Radar, tu, worum man dich bittet, gib niemandem einen Grund, wütend zu sein – gib den Leuten einfach, was sie wollen.

Oprah: Absolut. Gib den Leuten einfach, was sie wollen.

Dr. Perry: Doch im Lauf der Zeit haben Sie sich geändert. Sie haben sich dieses übermäßig konforme Verhalten abgewöhnt. Sie verwenden oft den Begriff »Intention« – und wenn Sie dies tun, denke ich: *Kontrollierbar* (siehe Abbildung 3). Sie führen ein geschäftiges Leben voller Heraus- und Anforderungen, setzen jedoch Grenzen und nutzen die Intention, um das Stressmuster in Ihrem Leben vorhersagbarer, kontrollierbarer und moderater zu machen. Das ist ein heilendes und resilienzbildendes Muster der Stressaktivierung.

Oprah: Welche Kraft die Intention hat, lernte ich von Gary Zukav. Das änderte buchstäblich alles für mich. Die Intention ist die treibende Kraft in meinem Leben. Gary lehrte mich, dass jedem Gedanken und jeder Handlung eine Intention vorausgeht und dass es von unserer Intention abhängt, wie unsere Erfahrungen letztlich aussehen. Das klingt kompliziert, doch ich tue wirklich nichts, ohne mich vorher zu fragen: *Worin besteht meine Intention, dies zu tun?*

Nachdem ich das verstanden hatte, begann ich, meine Entscheidungen auf der Basis meiner Intentionen zu treffen und nicht einfach auf der Basis dessen, was jemand anders wollte oder was ihn meiner Meinung nach zufriedenstellen würde. Es gab viele Tyrannen in meinem Leben, doch die Kraft der Intention half mir, Grenzen zu setzen und nur das zu tun, was ich wollte, weil es sich für mich authentisch anfühlte. Mit jeder Entscheidung, ob groß oder klein, Nein sagen zu lernen, hat mich geheilt, und die Intention rettete mir das Leben.

Doch da wir gerade über Entscheidungen und Wahlmöglichkeiten sprechen, würde ich mich gern einer für sehr viele von uns rätselhaften Frage zuwenden. Warum landen Taumaopfer so oft in von Missbrauch geprägten Beziehungen?

Dr. Perry: Lassen Sie mich die Frage erweitern, weil es enorm wichtig ist, nicht nur Missbrauch, sondern jegliches Verhalten zu verstehen. Der Kernpunkt ist, dass wir uns alle von dem angezogen fühlen, was uns vertraut ist, selbst wenn das Vertraute ungesund oder destruktiv sein sollte. Wir werden von dem angezogen, womit wir aufgewachsen sind.

Wie wir zuvor gesagt haben, entwickelt unser Gehirn, wenn wir jung sind und es beginnt, unsere Erlebnisse zu verstehen, unser »Arbeitsmodell« der Welt. Es organisiert sich um unsere ersten Erfahrungen, wobei entscheidend ist, welcher Umgangston und welche Spannungen mit ihnen verbunden sind. Wenn man als Kind Fürsorge und ein Gefühl der Sicherheit erfährt, so denkt man, dass Menschen von Natur aus gut sind. Und wie wir auch schon besprochen haben, führt dieses Weltbild dazu, dass man »Gutheit« auf die Menschen projiziert, die man kennenlernt, und dass die Projektion der Gutheit wiederum Gutes hervorruft.

Wenn man als Kind jedoch Chaos und Gefahren ausgesetzt war oder Traumata erlitten hat, organisiert sich das Gehirn gemäß der Ansicht »Die Welt ist nicht sicher, und anderen kann man nicht vertrauen«. Denken Sie an James. Er fühlte sich in der Nähe von Menschen nicht sicher. Intimität empfand er als bedrohlich.

Und dies ist der verwirrende Teil: James fühlte sich am wohlsten, wenn die Welt im Einklang mit seinem Bild von ihr war. Abgelehnt oder schlecht behandelt zu werden bestätigte dieses Bild. Es gibt für uns alle nichts Destabilisierenderes, als wenn unsere Grundüberzeugungen infrage gestellt werden. Laut der Psychologin Virginia Satir fühlen wir uns besser mit der Gewissheit des Elends als dem Elend der Ungewissheit. Ob gut oder schlecht, wir werden angezogen von dem, was wir kennen.

Oprah: Wenn man in der Vergangenheit Missbrauch erlebt hat, geht man also möglicherweise eine Beziehung mit jemandem ein, der gewalttätig ist, weil einem dieses Verhalten vertraut ist?

Dr. Perry: Ja. Tatsächlich kann es sein, dass man sich zunehmend unwohl fühlt, wenn man eine Beziehung mit jemandem eingeht, der einen *nicht* schlecht behandelt. Und die Psyche sucht dann vielleicht unbewusst nach einer »vorhersehbaren« Reaktion. Man versucht möglicherweise, eine solche Reaktion zu provozieren. *Vielleicht tue ich X, und er wird wütend.* Wenn hierdurch genau das Verhalten hervorgerufen wird, mit dem man am vertrautesten ist – er wird wütend und behandelt mich schlecht –, kann dies bestätigend wirken. Das Weltbild hat sich als richtig erwiesen. Und man empfindet das Chaos und die Konflikte, die daraus resultieren, als tröstlich, weil sie einem vertraut sind.

Oprah: Ich erlebe dies bei vielen meiner Mädchen an der Schule. Die jungen Frauen dort sind handverlesen, klug und geben Anlass zu großen Hoffnungen. Doch sehr viele von ihnen sind in einem Umfeld aufgewachsen, in dem sie nicht erlebt haben, wie echte Liebe aussieht oder wie sich der Ausdruck echter Liebe anfühlt. In ihren

Gemeinden, zu Hause und innerhalb der Familie ist der Missbrauch von Frauen systemisch. Und er geht über körperliche Übergriffe hinaus. Die Leute tauchen nicht auf, wenn sie sagen, dass sie kommen werden; sie versprechen, etwas zu tun, halten sich aber nicht daran. Schließlich glaubt man, das sei Liebe. Dazu wird man erzogen. Wenn also eins meiner Mädchen einen jungen Mann kennenlernt, der sie wirklich respektiert, denkt sie automatisch, dass mit ihm etwas nicht stimmt. Und wie Sie schon gesagt haben, tut sie dann etwas, um ihn zu provozieren. Im Grunde sabotiert sie die Beziehung, um ihn dazu zu bringen, sie so zu behandeln, wie sie es gewohnt ist – ihn dazu zu bringen, sie zu verlassen. Wie Maya Angelou immer gesagt hat: »Du bringst den Leuten bei, wie sie dich behandeln sollen.«

Deswegen möchte ich unbedingt wissen, ob es überhaupt möglich ist, daran etwas zu ändern, wenn sich das Gehirn auf diese Weise entwickelt hat. Und wenn ja, wie?

Dr. Perry: Die gute Nachricht ist, dass das Gehirn ein Leben lang formbar bleibt. Wir *können* uns ändern. Aber wir ändern uns nicht willkürlich. Um Ihr Lieblingswort zu benutzen: Wir können uns *intentional* ändern, wenn wir wissen, was wir in Angriff nehmen müssen. Der Schlüssel ist der, die Muster zu erkennen.

Oprah: Okay, ja. Man beginnt, indem man Zusammenhänge herstellt. Aber wie hilft man Menschen zu erkennen, dass bei ihnen immer wieder dasselbe Problem auftaucht? Dass es nur in einem anderen Gewand daherkommt? Denn normalerweise läuft das bei uns so. Immer wieder taucht derselbe Menschentyp in unserem Leben auf. Er kommt vielleicht nur in einer anderen Gestalt daher – er ist möglicherweise der Boss oder ein herrischer Freund.

Ich sage zu meinen Mädchen: »Schaut, durch euer Leben zieht sich ein Faden. Seht euch die Freunde an, die ihr wählt, die persönlichen Beziehungen, die ihr habt, die jungen Männer, zu denen ihr euch hingezogen fühlt – und seht euch an, was all diesen Menschen gemeinsam ist. Fragt euch dann, welche Gefühle sie bei euch auslösen – und welche dieser Gefühle wiederum Gefühle triggern, die ihr schon einmal gehabt habt. Und wenn ihr diese Gefühle habt und sagt: ›Gott, ich bin so frustriert‹, dann beobachtet, ob diese Person etwas triggert, was bereits da ist.«

Dr. Perry: Diese Muster ziehen sich durch das Leben eines Menschen – und oft durch das Leben seiner Eltern und Großeltern. Und es ist schwer, sie zu ändern, wenn man sie nicht erkennt. Die Kinder und Erwachsenen, mit denen wir arbeiten, sind so sehr an Chaos gewöhnt, dass sie sich wohler fühlen, wenn es chaotisch ist, als wenn Ruhe herrscht. Sie fühlen sich einfach unwohl, wenn sie in eine Klasse oder eine neue Pflegefamilie kommen, in der die Menschen berechenbar, konsequent und rücksichtsvoll sind. Nach und nach wird dieses Gefühl so stark, dass sie eine vorhersehbare Reaktion provozieren. Lehrer und Pflegeeltern sagen mir: »Er verhält sich beinah so, als *wolle* er bestraft werden.«

Und bis zu einem gewissen Grad haben sie recht. Der Betreffende sucht nach einer vorhersehbaren Antwort der Welt. Und vorhersehbar heißt für ihn, bestraft, ausgeschlossen, kleingehalten zu werden. Er sucht nach Beweisen dafür, dass sein Weltbild richtig ist. *Die Welt ist chaotisch. Menschen kann man nicht vertrauen. Ich gehöre nicht dazu.* Er stellt alles Mögliche an, um aus seiner Klasse geworfen zu werden. Er versucht, zu Hause vor die Tür gesetzt zu werden. Wenn wir mit unserer Arbeit beginnen, wollen wir den Erwachsenen beibringen, was dieses Verhalten wirklich bedeutet und wie es sich erkennen lässt, damit sie verhindern können, dass es sich wiederholt.

Oprah: Das ist genau das, was Sie mir vor zehn Jahren sagten, als ich Sie an Tag drei nach der Eröffnung meiner Schule in Südafrika anrief.

Dr. Perry: Ich erinnere mich.

Oprah: Mädchen, die gerade angekommen waren, begannen plötzlich, sich abzureagieren, und wir wussten nicht, warum. Ich begriff, dass sie vielleicht Heimweh hatten, aber Sie dachten, einige von ihnen hätten möglicherweise traumabezogene Probleme, ja sogar eine posttraumatische Belastungsstörung. Sie wiesen darauf hin, dass wir die Mädchen – egal, wie schwierig ihre Lebensbedingungen gewesen sein mochten – aus ihrem Zuhause genommen hatten. Zu Hause schliefen sechs Menschen in einem Bett, und auf einmal schliefen sie allein. Die Bettlaken waren anders. Der Komfort war ein anderer. Der Ordnungssinn war ein anderer. Jeder an der Schule war da, um die Kinder zu lieben – ihnen Unterstützung zu zeigen, Unterstützung und noch mehr Unterstützung.

Dr. Perry: Und diese Ordnung, Stabilität und Fürsorge stellte ihr gesamtes Weltbild infrage. Sie dachten: *Was zum Teufel ist das? Ich möchte etwas Vertrautes.* Und dann fingen sie an, sich abzureagieren. Sie erzeugten Chaos, wo Ordnung herrschte. *Ich werde etwas Vertrautes tun.*

Oprah: Ich will Unordnung. Ich will das, was mir vertraut ist.

Dr. Perry: Genau. Und in solchen Fällen muss man den Kindern Zeit und die Möglichkeit geben, Erfahrungen zu sammeln. Man muss Geduld und Verständnis haben, und sie müssen genügend neue Erfahrungen machen, um ein neues Weltbild zu entwickeln. Es braucht Zeit, neue neuronale Netze mit einem völlig neuen Satz an Gedankenverbindungen zu bilden. Und genau das ist es, was die OWLAG so vielen dieser Mädchen bietet – Jahre neuer Möglichkeiten, Jahre, kognitiv Neues zu lernen, und vor allem, Jahre neuer Beziehungen, Strukturen, Erwartungen und neuer sozialer und emotionaler Lektionen. Das Weltbild der Mädchen wird modifiziert, erweitert, geklärt, gefestigt. Das erfordert Zeit, Geduld und manchmal therapeutische Hilfe.

Oprah: Aber es muss die richtige Therapie sein.

Dr. Perry: Interessanterweise denken die meisten Menschen, eine Therapie bedeute, Geschehenes ungeschehen zu machen. Doch was immer die vergangenen Erlebnisse im Gehirn erzeugt haben, die Gedankenverbindungen existieren und können nicht einfach gelöscht werden. Man kann die Vergangenheit nicht loswerden. In der Therapie geht es eher darum, *neue* Gedankenverbindungen herzustellen, neue, gesündere Standardwege zu schaffen. Es ist fast so, als würde die Therapie die zweispurige Schotterpiste nehmen und daneben eine vierspurige Schnellstraße bauen. Die alte Straße bleibt, aber man benutzt sie nicht. In der Therapie wird eine bessere Alternative entwickelt, ein neuer Standard. Und das erfordert Wiederholung und Zeit. Ehrlich gesagt funktioniert dies am besten, wenn man weiß, wie sich das Gehirn verändert. Deswegen ist es für jeden wichtig zu verstehen, auf welche Weise Traumata unsere Gesundheit beeinträchtigen.

KAPITEL 7

POSTTRAU-
MATISCHE
WEISHEIT

»Kinder sind widerstandsfähig – sie werden darüber hinwegkommen.«

Das habe ich sehr oft gehört: als ich mit einem Beamten der Stadt New York vor den immer noch rauchenden Trümmern des World Trade Center stand; als ich mit FBI-Agenten und Texas Rangers zusammensaß, nachdem das ATF (Bureau of Alcohol, Tobacco, Firearms and Explosives) auf dem Gelände der Davidianer in Waco eine Razzia hatten durchführen wollen; als ich mit Ersthelfern nach einer Schießerei, die von drei kleinen Kindern beobachtet worden war, durch eine blutbespritzte Wohnung spazierte; als ich mit Bezirksabgeordneten nach einem Amoklauf an einer Schule (nach Dutzenden von Amokläufen) sprach. Der Kehrreim war immer wieder derselbe: »Wie gut, dass Kinder so widerstandsfähig sind. Sie werden schon zurechtkommen.« Unser Glaube an die »Resilienz« einer anderen Person dient uns oft als emotionaler Schild. Wir schützen uns vor dem Unbehagen, der Verwirrung und Hilflosigkeit, die wir angesichts ihres Traumas empfinden. Wir schauen quasi weg. Dadurch wird unser Weltbild nicht infrage gestellt, und wir können unser Leben ohne nennenswerte Störungen weiterleben.

Wir beobachten diesen Prozess, wenn ein Individuum ein Trauma erleidet oder ihm ein Leid widerfährt. Oft beginnen seine Familie, seine Freunde und Kollegen, sich ein wenig zurückzuziehen, weil sie Angst vor der mächtigen Anziehungskraft von traumatischem Schmerz haben. Wenn die anderen dann ihr Leben »weiterleben«, sich seltener melden, die Unterhaltungen oberflächlicher und die Interaktionen kürzer werden, fühlt sich die trauernde oder traumatisierte Person oft isoliert und allein. Die emotionale Talsohle wird nicht in den ersten Wochen nach einem traumatischen Erlebnis erreicht. In der ersten Zeit bieten die Familie, Freunde und Gemeinschaft im Allgemeinen emotionale Unterstützung. Die eigenen physischen und emotionalen Reserven helfen ebenfalls, oft mittels der Macht der Dissoziation. Doch auch wenn sich das Erleben jeder Person unterscheidet – nach etwa sechs Monaten erreicht man die Talsohle. Und dann treibt man am

Boden entlang, und es geht, abhängig von Jahrestagsreaktionen, Auslösereizen und Heilungsmöglichkeiten, aufwärts und wieder abwärts. Bei einigen wird es weiter aufwärtsgehen, andere werden ertrinken. Niemand wird je wieder derselbe sein.

Die gleiche Rationalisierung und das gleiche Vermeidungsverhalten sehen wir angesichts großer Traumata oder Gemeinschaftstraumata – Krieg, Hungersnot, Naturkatastrophen, Amokläufe in Schulen, transgenerationale Auswirkungen der Sklaverei. Die privilegierten Gruppen wenden den Blick vom Schmerz ab. Angesichts von systemischem Rassismus sagen wir: »Seht nur, wie weit sie gekommen sind«, angesichts kultureller Genozide: »Sie müssen sich anpassen«, angesichts von Traumata: »Ist es nicht großartig, dass sie widerstandsfähig sind?« Die Konstruktion des »anderen« ist sehr leicht. »Wir und sie« ist tief in unserer Neurobiologie verwurzelt; es macht Verbundenheit zu einem zweischneidigen Schwert. Wir fühlen uns stark verbunden mit unserem Clan, aber nicht so sehr mit anderen Clans – wir kämpfen mit ihnen um begrenzte Ressourcen.

Wenn eine Gruppe von Menschen oder eine Gemeinschaft von einem Trauma heimgesucht wird, gibt es ein »Epizentrum«: diejenigen, die von dem Verlust und Schmerz am stärksten betroffen sind. Und sofort werden alle Aufmerksamkeit, Energie und Ressourcen auf dieses Zentrum gerichtet. Die Menschen eilen herbei, um zu helfen. Doch diese Hilfe ist oft schlecht getimt und planlos und erfolgt fast immer ohne Traumakenntnisse. Tausende wenden in den ersten Wochen ehrenamtlich Zeit auf; sechs Monate später tut es niemand mehr. Nach dem anfänglichen Drang zu helfen laugt die Intensität des traumatischen Verlustes die Menschen aus und vertreibt sie schließlich. Schulen oder Städte wollen nicht als traumatisiert gelten; sie wollen als erfolgreich und blühend gesehen werden. Die Menschen werden es müde, von dem Trauma zu hören; sie möchten über Heilung und Hoffnung sprechen. Hier kommen die wohlgemeinten Bemühungen, »etwas zu tun«, ins Spiel: T-Shirts mit Slogans über Stärke, Teddybären für noch immer verstörte Kinder. Eltern, die den Tod eines Kindes betrauern, werden bei einem Footballspiel »geehrt«. Diese hilflosen, freundlichen Gesten sind Teil unseres Kampfes, zu helfen und unser Gefühl der Hilflosigkeit auszulöschen.

Im Gefolge eines Traumas haben wir vor allem Mühe zu verstehen, dass nichts und niemand den Schmerz wegnehmen kann. Und doch ist dies genau das, was wir unbedingt tun möchten – weil wir soziale, der emotionalen Ansteckung unterworfene Wesen sind. Und wenn wir mit Menschen zusammen sind, die leiden, leiden auch wir. Wir wollen nicht leiden. Es ist schwer, sich unter Leuten zu befinden, deren Leben ruiniert ist, und das Elend nicht zu spüren. Der Versuch, den Schmerz anderer zu negieren – wegzuschauen –, hilft uns, uns zu regulieren.

Und so treffen wir unsere willkürlichen Annahmen über die angeborene Resilienz der Menschen. Wir warten mit unseren pauschalen Erklärungen auf, die es uns ermöglichen, traumatisierte Kinder zu marginalisieren. Wir richten den Fokus nicht länger auf die Tragödie, leben unser Leben weiter und sagen uns, dass es »ihnen« gut gehen wird. Doch wie unsere Gespräche immer wieder zeigen, lassen die Auswirkungen eines Traumas nicht einfach nach.

Wir können einander helfen zu heilen, doch oft machen Annahmen über Resilienz und Entschlossenheit uns blind für die Heilung, die uns, den schmerzvollen Weg entlang, zur Weisheit führt.

Dr. Perry

Oprah: Besonders nachdenklich gestimmt hat mich von all Ihren Aussagen insbesondere folgende: dass »Kinder nicht ›resilient‹, sondern formbar geboren werden«. Würden Sie mir bitte den Unterschied erklären?

Dr. Perry: Wenn wir einen NERF-Ball nehmen und ihn zusammendrücken, ihn verbiegen, auf alle möglichen Arten Kraft auf ihn ausüben, wird er am Ende trotzdem wieder seine ursprüngliche ballartige Form annehmen. Dieser NERF-Ball ist resilient. Dies ist die Art von Resilienz, über die Menschen sprechen, wenn sie sagen, dass Kinder im Gefolge eines Traumas »resilient« sind. Sie geben sich dem Wunschdenken hin, ein Kind könne traumatischen Stress erleiden und irgendwie, wie durch ein Wunder, davon unberührt bleiben. Als könne das Kind – unverändert – sein früheres emotionales, physisches, soziales und kognitives Gesundheitsniveau wiedererlangen. Doch wie wir im Verlauf unserer Gespräche immer wieder gesehen haben, funktioniert das einfach nicht so. Wir ändern uns immer. Wir ändern uns infolge all unserer Erlebnisse, guter wie schlechter. Das liegt daran, dass unser Gehirn veränderbar ist – formbar. Es ändert sich *ständig*.

Denken Sie an einen Metallbügel. Nehmen wir an, Sie müssen etwas aus einer Rinne fischen, und ein besseres Werkzeug als den Bügel haben Sie gerade nicht. Sie wenden Kraft auf, um ihn in die erforderliche Form zu biegen. Der Bügel ist formbar. Wenn Sie den Job erledigt haben, können Sie versuchen, ihn in seine ursprüngliche Form zurückzubiegen, doch selbst wenn Sie ein erstklassiger Bügelverbieger sind, wird Ihnen das nicht vollständig gelingen. Und dort, wo Sie ihn verbogen haben, wird es Schwachstellen geben. Wenn Sie an diesen Stellen weiter biegen würden, um den Bügel in seinen Originalzustand zurückzuversetzen, würde er letztlich brechen.

Wir haben an früherer Stelle über Resilienz gesprochen, und es stimmt, dass sowohl Kinder als auch Erwachsene angesichts einer

Herausforderung oder sogar eines Traumas »Resilienz zeigen« können, wie wir in unserem Fachbereich sagen. Doch hier handelt es sich nicht um die NERF-Ball-Resilienz. Und Resilienz ist kein automatisches Merkmal der Kindheit. Die Fähigkeit, nach einem Trauma zum »Ausgangsniveau« zurückzukehren, hängt von sehr vielen Faktoren ab, vor allem von unserer Verbundenheit.

Oprah: Wollen Sie damit sagen, dass niemand unbeschadet ein Trauma überlebt, egal, wie alt er ist? Und dass es nicht möglich ist, nach einem Trauma wieder »derselbe« zu sein?

Dr. Perry: In gewisser Weise, ja. Doch um es noch einmal klarzustellen: In meinem Fachbereich *wird* das Konzept der Resilienz genutzt. Aber wenn man sich nach einem traumatischen Erlebnis sorgfältig unsere Biologie anschaut – bis hin zu unserer Art der Genexpression –, dann erkennt man, dass Traumata jeden von uns auf irgendeine Weise verändern.

Und diese Änderungen werden da sein, selbst wenn sie keine offensichtlichen »realen« Probleme zur Folge haben und der Betroffene Resilienz zeigt. Ein Kind erbringt unter Umständen weiterhin die gleichen guten Leistungen in der Schule, was es vielleicht jedoch viel mehr Energie und Anstrengung kostet. Manchmal stellen wir ja auch fest, dass ein Kind seine vorherige emotionale Funktionsfähigkeit wiedererlangt, aber Änderungen im neuroendokrinen System es wahrscheinlicher machen, dass es Diabetes entwickelt. Das haben im Wesentlichen die ACE-Studien gezeigt. Belastungen haben Auswirkungen auf das sich entwickelnde Kind. Punkt. Wie diese Auswirkungen aussehen, wann sie offenbar werden, wie man sie »abpuffern« kann – das können wir nicht immer sagen. Doch ein Entwicklungstrauma wird unseren Körper und unser Gehirn immer beeinflussen.

Oprah: Sieht das Gehirn eines traumatisierten Kindes anders aus?

Dr. Perry: Unsere heutigen bildgebenden Verfahren sind technisch sehr ausgereift, aber noch nicht so sensibel, dass wir ein einzelnes Kind scannen und dann sagen könnten: »Diese Unteraktivität im präfrontalen Cortex ist die Folge von Missbrauch.« Wir wissen jedoch Folgendes: Wenn man eine Gruppe von Kindern, die keinen Missbrauch erfahren haben, mit einer Gruppe von Kindern vergleicht, die alle eine ähnliche Art des Missbrauchs zu einem ähnlichen Zeitpunkt erlitten haben, wird es statistisch signifikante Unterschiede in Bezug auf die Größe einiger Hirnbereiche sowie ein paar Unterschiede in Bezug auf die »Verbindungen« innerhalb dieser Bereiche und deren »Aktivität« geben. Doch die Komplexität der Entwicklung, des Gehirns und der Natur des Traumas machen es unglaublich schwierig, Bildgebungsstudien zu interpretieren.

Oprah: Würden Sie sich also das Gehirn eines dreijährigen Kindes ansehen, das gut versorgt und unterstützt wurde, und das Gehirn eines dreijährigen Kindes, das vernachlässigt und missbraucht wurde, könnten Sie dann einen Unterschied erkennen?

Dr. Perry: Auch das ist sehr kompliziert, doch wenn die Vernachlässigung in die Kategorie »völlige, alle Bereiche umfassende Vernachlässigung« fiele, ja. Mit den richtigen Bildgebungsverfahren kann man Unterschiede sehen. Aber auch in diesem Fall ist es schwierig, die Bilder zu interpretieren.

Die derzeit deutlichsten Indikatoren für Veränderungen im Gehirn infolge eines Traumas sind »funktionelle« Veränderungen. Ist das Kind impulsiv oder unaufmerksam? Hat es Sprech- und Sprach- oder feinmotorische Probleme? Ist es deprimiert oder ängstlich? Fällt ihm das Lernen schwer? Kann es gesunde Beziehungen aufbauen und aufrechterhalten? All diese Merkmale sind viel bessere Indikatoren für Veränderungen im Gehirn als Gehirnscans.

Gehirnscans haben uns gezeigt, dass jeder von uns ein einzigartiges Gehirn hat – was angesichts all dessen, worüber wir gesprochen haben, keine Überraschung darstellt. Und da jeder von uns ein einzigartiges Gehirn hat, erleben wir Stress, Disstress und Traumata auf eine irgendwie einzigartige Weise. Zwei Menschen, die dasselbe traumatische Erlebnis haben, können unterschiedlich darauf reagieren – und sich auf unterschiedliche Weise davon erholen. Wenn ein Mensch fähig ist, sich emotional zu »erholen« – wieder das Niveau der Funktionsfähigkeit zu erreichen, das er vor dem Trauma hatte –, so sagen wir, dass er Resilienz zeigt. Und diese Fähigkeit ist formbar. Mit anderen Worten: Die Fähigkeit, mit Stress, Disstress und Traumata fertigzuwerden, lässt sich verändern. Man kann seine Bewältigungsfähigkeit stärken und effizientere Bewältigungsmechanismen entwickeln.

Oprah: Als ich noch klein war, benutzten wir den Begriff »durchstehen«. Wir hatten kein Wort für die Art von Trauma, die viele Afroamerikaner erlitten, sodass wir sagten: »Wir haben es durchgestanden.« Die Kirche spielte eine große Rolle dabei, Dinge zu überstehen. Wir überstanden sie gemeinsam.

Dr. Perry: Sie erwähnen hier einen ganz zentralen Aspekt des Erwerbs von Resilienz. Die Verbundenheit mit anderen, das Zusammensein mit Menschen, von denen man Unterstützung erfährt und die präsent und fürsorglich sind, und das Gefühl der Zugehörigkeit – all dies trägt entscheidend dazu bei, Stressoren abzupuffern und vergangene Traumata zu heilen.

Natürlich beeinflussen auch andere Faktoren die Fähigkeit eines Menschen, Resilienz zu zeigen. Einige der wichtigsten stehen in Zusammenhang mit der Sensibilität unserer Stressantwortsysteme.

Alles, was diese Systeme reaktiver werden lässt oder sensibilisiert, macht uns verletzlicher. Dies können genetische Faktoren, eine intrauterine Alkoholexposition, Bindungsprobleme oder vorherige Traumata sein.

Lassen Sie uns zum Ausgangspunkt unseres Gesprächs zurückkehren, den zentralen Regulationsnetzwerken. Die ZRNs umfassen einige sehr wichtige neuronale Netze, die gemeinsam alle Teile des Körpers und des Gehirns erreichen. Wir wissen, dass wir die Fähigkeit haben, mit allen möglichen Stressoren (siehe Abbildungen 2 und 3) fertigzuwerden, wenn diese Systeme gut organisiert, flexibel und »stark« sind.

Wir wissen auch, dass kontrollierbare, vorhersehbare und moderate Herausforderungen die ZRNs noch stärker machen können. Unsere Stressantwortfähigkeiten nehmen zu, wenn sie »Übung« bekommen. Und so wird ein heranwachsendes Kind, das die Gelegenheit erhält, sich vorhersagbaren, moderaten Herausforderungen zu stellen, angesichts eines Problems eher Resilienz zeigen können.

Dieser Prozess setzt ein, wenn das Neugeborene Hunger hat, durstig ist oder friert und die aufmerksame, auf es eingestellte Bezugsperson seine Bedürfnisse erfüllt. Später krabbelt das Kind von seinen Eltern, der »Sicherheitsbasis«, weg, um die Welt zu erkunden. Da dies neu ist, wird es seine Stressantwort aktivieren – aber nur moderat. Wenn es zu viel wird, krabbelt es zurück zu seiner Sicherheitsbasis. Dieser Prozess – die Sicherheitsbasis verlassen, Neues erforschen, zur Sicherheitsbasis zurückkehren – wird sich für das kleine Kind Tausende Male wiederholen. Und mithilfe dieser kleinen Herausforderungen entwickelt es die Fähigkeit, angesichts von unerwartetem Stress Resilienz zu zeigen.

Entwicklung bedeutet stets, Neuem ausgesetzt zu sein, was wiederum unsere Stressantwort aktiviert. Wenn wir eine sichere und stabile Beziehungsbasis haben, helfen uns Tausende moderater Dosen Stress, flexible Stressantwortfähigkeiten zu erwerben. In jedem

Schuljahr sorgt die Tatsache, dass man neue Klassenkameraden und einen neuen Lehrer kennenlernt und sich mit neuen Inhalten befassen muss, für moderate, vorhersagbare Stressoren. Sport, Musik, Schauspiel und andere Aktivitäten schaffen weitere Möglichkeiten für kontrollierbaren, vorhersehbaren Stress, der hilft, die Widerstandskraft zu stärken.

Und bei alldem spielen *Beziehungen* eine entscheidende Rolle. Für den Säugling bildet die Beziehung zu seinen primären Bezugspersonen die Basis seiner künftigen Beziehungsfähigkeit. Im Rahmen fürsorglicher, liebevoller Beziehungen kann das Kind sich einer Herausforderung stellen. Angesichts jeder neuen Herausforderung kann ein Erwachsener ihm als Vorbild dienen, es ermutigen und ihm eine helfende Hand reichen. Und die Belohnung – das Lächeln, ermutigende Worte, Glückwünsche für den Fortschritt während und nach der Herausforderung – motiviert das Kind, was zu Wiederholung und zur Meisterung der Herausforderung führt. Erfährt ein Kind diese Unterstützung durch seine Bezugspersonen nicht, wird es wesentlich weniger Entwicklungserfolge haben.

Es ist wirklich wichtig anzumerken, dass ein unterstützender Elternteil, Lehrer oder Trainer auch dafür sorgen sollte, dem Kind die richtige »Herausforderungsdosis« anzubieten. Herausforderungen sollten dem Entwicklungsstadium des Kindes entsprechen, da Herausforderungen, die sich nicht bewältigen lassen, das Kind zum Scheitern verurteilen. Man kann von einem Kind, das noch nicht das Multiplizieren gelernt hat, wohl kaum erwarten, dass es Algebra lernt. Und man kann von einem Kind, das gerade das Schreiben von Wörtern gelernt hat, nicht erwarten, dass es ganze Absätze schreibt. Es ist eine »Goldlöckchen-Situation«. Die Herausforderung sollte nicht zu groß, aber auch nicht zu klein sein. Sie muss neu genug sein, um das Kind dazu zu veranlassen, die Komfortzone bekannter Erfahrungen und Fähigkeiten zu verlassen. Soll die Herausforderung die Resilienz fördern, muss sie moderat sein – gerade richtig.

Das »gerade richtige« Maß zu finden ist ein großes Problem, wenn man es mit traumatisierten Kindern zu tun hat. Vergessen Sie nicht, dass diese Kinder oft in ständiger Angst leben. Und Angst schaltet Teile des Cortex ab – des denkenden Teils des Gehirns. Schulische Herausforderungen, die für viele Kinder moderat und entwicklungsgemäß sein mögen, können für ein Kind mit einer sensibilisierten Stressantwort (siehe Abbildung 5) eine völlige Überforderung bedeuten.

Oprah: Kinder brauchen also Herausforderungen, um Resilienz zu entwickeln, doch der Stress, den die Herausforderungen darstellen, muss genau das richtige Maß haben. Und das Kind muss Unterstützung erfahren, damit es nicht dysreguliert wird und versagt. Fehlt die Unterstützung, riskiert man das Untergraben der Selbstachtung oder Schlimmeres, statt Vertrauen und Resilienz zu fördern.

Dr. Perry: Ja, genau. Man braucht eine moderate Aktivierung der Stressantwort. Man kann kein guter Sportler werden, wenn man sein kardiovaskuläres System und seine Muskeln nicht strapaziert und fordert, doch man muss es auf vorhersehbare und moderate Weise tun. Ansonsten riskiert man Verletzungen.

Oprah: Und man kann kein gesunder Mensch werden, wenn man nicht mit Herausforderungen konfrontiert wird, die es einem ermöglichen, Resilienz und Empathie zu entwickeln.

Dr. Perry: Ja, eine gesunde Entwicklung impliziert eine gewisse Anzahl von Herausforderungen sowie neue Erfahrungen. Und Misserfolge sind ein wichtiger Teil des Prozesses. Wir versuchen etwas, fallen, stehen auf und versuchen es erneut. Und noch einmal: Allen Entwicklungserfolgen gehen Misserfolge voraus, und normalerweise wird man viele Misserfolge haben, bevor man etwas meistert. Entscheidend ist, dass man zu etwas herausgefordert wird, was man erreichen kann – zu etwas, was nicht zu stark von den derzeitigen Fähigkeiten abweicht und mit ein wenig Ermutigung, Übung und Wiederholung erreicht werden kann.

Ein Kind, das ein Umfeld hat, in dem es sich geliebt und sicher fühlt, wird sich dafür entscheiden, seine Komfortzone zu verlassen. Sicher und vertraut ist »langweilig«; ein Kind, das sich sicher fühlt, ist ein neugieriges Kind – es will Neues erkunden. Ein Kind, das sich unsicher fühlt, wird dies hingegen nicht wollen. Eine wesentliche Voraussetzung für eine gesunde Entwicklung ist ein Gefühl der Sicherheit und Stabilität. Denn dieses bildet das Fundament eines gesunden Wachstums.

Oprah: Der Prozess, den Sie beschreiben, wird ganz anders aussehen, wenn das Kind ein Zuhause hat, in dem Chaos oder ein Mangel an Verlässlichkeit herrscht. Ich denke an all die Menschen, die bereit sind, einen Streit vom Zaun zu brechen, sobald man irgendetwas sagt, was sie als Kritik oder als konfrontativ empfinden. Die geringste Kleinigkeit, und sie sind bereit loszuschlagen.

Dr. Perry: Ja, das könnte jemand mit einem sensibilisierten Stressantwortsystem sein. Unser Gehirn verarbeitet eingehenden sensorischen Input von unten nach oben (siehe Abbildungen 2 und 10), und wenn jemand in seinem Leben chaotischem, unkontrollierbarem oder extremem und anhaltendem Stress ausgesetzt ist, insbesondere früh im Leben, wird er eher dazu neigen, erst zu handeln und dann erst zu denken. Sein Cortex ist nicht so aktiv, und die Reaktivität in den niedrigeren Hirnarealen nimmt zu.

Es ist sehr schwierig, eine tiefergehende Verbindung zu jemandem herzustellen oder zu jemandem durchzudringen, der nicht reguliert ist. Und es ist fast unmöglich, vernünftig mit ihm zu reden. Deswegen funktioniert es nie, jemandem, der dysreguliert ist, zu sagen, er solle »sich beruhigen«.

Oprah: Es macht ihn nur noch wütender.

Dr. Perry: Ja klar. Wenn jemand aufgebracht ist, sind Worte an sich nicht sehr effizient. Der Tonfall und der Stimmrhythmus haben wahrscheinlich mehr Einfluss als die Worte selbst.

Oprah: Man soll also einfach nur für ihn da sein?

Dr. Perry: Ja, optimal ist, einfach nur da zu sein. Verwendet man aber Worte, ist es am besten, man wiederholt, was der Betreffende sagt. Das nennt man »reflektierendes Zuhören«. Wir können es jemandem nicht ausreden, wütend, traurig oder frustriert zu sein, aber wir können ein Schwamm sein und seine emotionale Intensität aufsaugen. Wenn wir reguliert bleiben, werden wir ihn letzten Endes mit unserer Ruhe »anstecken«. Dabei helfen uns auch rhythmische Regulationsaktivitäten – zum Beispiel einen Spaziergang machen, einen Ball hin- und herkicken kicken, ein paar Körbe werfen, zusammen malen … Es gibt Dutzende rhythmische Aktivitäten, die die Regulation unterstützen.

Oprah: Weil Aktivitäten, zu denen Bewegung und Rhythmus gehören, die Möglichkeit bieten, intensiver miteinander zu reden.

Dr. Perry: Wie wir bereits besprochen haben, ist Rhythmus enorm wichtig und wird oft als therapeutisches Tool übersehen. Ich erinnere mich an eine Sitzung mit Mike Roseman, dem Koreakrieg-Veteranen, dem wir in Kapitel 1 begegnet sind. Ich hörte ihm zu, während er über sein Wochenende sprach. Ich sage »zuhören«, doch tatsächlich hörte ich nur halb zu und ließ meine Gedanken ein wenig umherschweifen. Ich hatte das Gefühl, das, was Mike erzählte, schon ein Dutzend Mal gehört zu haben. »Ich habe Samstagnacht wie ein Baby geschlafen, habe die ganze Nacht geschlafen. Hab mich am Sonntag richtig gut gefühlt. Die letzte Nacht war dann wieder schrecklich.« Dann machte es klick! Ich *hatte* dies schon ein Dutzend Mal gehört! Jeden Montag sagte Mike das Gleiche über Samstagnacht.

Ich sah ihn verlegen an. »Was haben Sie gesagt? Was haben Sie dieses Wochenende gemacht?«

»Wir waren essen und dann in einem Tanzclub«, erzählte er.

»Und was machen Sie im Tanzclub?«

Er sah mich stirnrunzelnd an.

»Oh. Sie tanzen, richtig? Aber wie lange? Tanzen Sie stundenlang oder nur zu einem oder zwei Songs? Walzer? Hip-Hop?«

»Die spielen da alles Mögliche, aber vor allem Swing und manchmal ein bisschen Rock 'n' Roll. Ich tanze ungefähr drei Stunden lang immer mal wieder.«

»Und letzte Woche haben Sie mir erzählt, Sie seien bei der Physiotherapie eingeschlafen, als sie am Ende der Sitzung eine Massage bekommen hätten, richtig?«

»Ja.«

Hierüber nachzudenken half mir, das regulierende Potenzial von strukturierten, sich wiederholenden Aktivitäten wie Tanzen oder Massage verstehen zu lernen. Wie Sie sich erinnern werden, hatte Mike Roseman eine PTBS. Sein Stressantwortsystem, einschließlich seiner ZRNs, war überaktiv und übermäßig reaktiv. Das machte es ihm schwer einzuschlafen. Und wenn er dann einschlief, erschwerte sein sensibilisiertes Stressantwortsystem ihm den reibungslosen Übergang von einem Schlafstadium in das nächste. Die Folge war, dass er einen sehr leichten Schlaf hatte, normalerweise nach wenigen Stunden aufwachte und in vielen Nächten nur ein paar Minuten döste, bevor er bei dem leisesten Geräusch aus dem Schlaf schreckte. Er war immer erschöpft. Doch nun erzählte er mir, dass er, nachdem er ein paar Stunden getanzt hatte, lange, tief und erholsam geschlafen habe und dass er innerhalb weniger Minuten eingeschlafen sei, als er eine Massage bekommen habe.

Von diesem Punkt an war die »Physiotherapie« ein wesentlicher Bestandteil von Mikes Behandlungsplan. Mehrmals pro Woche bekam er Massagen für seinen »schlimmen Rücken«. Ich ermutigte ihn, die ganze Woche in kleineren Dosen zu tanzen und spazieren zu gehen. Er fing an, durch die ganze Stadt zu spazieren. Rund einen Monat nachdem er einen strukturierteren Plan für rhythmische Aktivitäten erstellt hatte, begann er, viel besser zu schlafen. Und seine anderen posttraumatischen Symptome wurden weniger intrusiv.

Oprah: Es ist unglaublich, dass etwas so Einfaches wie Spazierengehen eine solche Wirkung haben kann. Spazierengehen hat auf mich eine sehr regulierende Wirkung.

Dr. Perry: Und besonders regulierend ist es, in der Natur spazieren zu gehen. Die sensorischen Elemente der Natur hüllen uns ein mit ihren eigenen regulierenden Rhythmen.

Lassen Sie uns noch weiter darüber sprechen, wie man einem dysregulierten Menschen helfen kann, sich regulierter zu fühlen. Statt zu sagen: »Hey, erzähl mir, worüber du nachdenkst«, muss man ihm die Kontrolle überlassen, wann und wie viel er über das, was ihn bestürzt, reden möchte. Wenn man einem Menschen diese Kontrolle überlässt und ihm hilft, sich sicher zu fühlen, wird er eher in der Lage sein, zu seiner Zeit darüber zu sprechen.

Oprah: Ja! Ich erinnere mich an mein erstes Interview mit Elizabeth Smarts Eltern. Sie wissen vielleicht noch, dass Elizabeth im Alter von vierzehn Jahren mit vorgehaltenem Messer aus ihrem Elternhaus in Salt Lake City entführt und mehr als neun Monate lang gefangen gehalten wurde. Als ich ihre Eltern nach Elizabeths Befreiung interviewte, fragte ich: »Was hat sie darüber erzählt? Worüber haben Sie gesprochen?« Und sie berichteten mir, sie habe noch gar nichts erzählt. Damals war ich erstaunt, doch nun verstehe ich, dass sie warteten, bis sie es zu ihrer Zeit und auf ihre eigene Weise tun würde. Denn wie Sie schon sagten: Wenn man der traumatisierten Person nicht die Kontrolle darüber lässt, wann sie über das traumatische Ereignis sprechen und wie viel sie darüber erzählen möchte, kann dies retraumatisierend statt heilend sein.

Dr. Perry: Genau. Es geht darum, therapeutische, heilende Interaktionen zu bieten. Moderate, kontrollierbare und vorhersehbare Interaktionen. Erinnern Sie sich an Ihre Beschreibung Ihrer Gespräche mit Gayle? Und an den kleinen Jungen, der der Kassiererin sagte, dass seine Mutter tot sei? Zu kontrollieren, wann, wie viel und welchen Aspekt eines traumatischen Ereignisses wir mit anderen teilen, ermöglicht es uns, unser eigenes therapeutisches Heilungsmuster zu kreieren. Niemand weiß besser, wie eine moderate Dosis Konfrontation mit einer traumatischen Erinnerung aussieht, als die traumatisierte Person selbst. Für den kleinen Jungen waren es buchstäblich nur wenige Sekunden.

Wir haben viel über Muster der Stressaktivierung gesprochen, die eine »Sensibilisierung« erzeugen, also im Grunde das Gegenteil von Resilienz. Doch wenn wir traumatische Erinnerungen und unsere Stressantwortsysteme auf kontrollierte und vorhersehbare Weise aktivieren, können wir damit beginnen, ein sensibilisiertes System zu heilen. Heilung findet statt, wenn es tagtäglich ein Dutzend therapeutischer Momente gibt, die wir kontrollieren und in denen wir unser traumatisches Erlebnis noch einmal durchleben können.

Wenn wir Freunde, Familie und andere gesunde Menschen in unserem Leben haben, verfügen wir über ein natürliches heilendes Umfeld. Heilung ist am besten möglich in einer Gemeinschaft. Ein Netzwerk zu schaffen – ein Dorf oder wie immer man es nennen will – ermöglicht es, sich in moderaten, kontrollierbaren Dosen noch einmal mit dem Trauma zu konfrontieren. Dieses Muster der Stressaktivierung wird letzten Endes zu einer regulierteren Stressaktivitätskurve führen (siehe Abbildung 5). Eine traumatisierte Person mit einer sensibilisierten Stressantwort kann also »neurotypisch« werden – weniger sensibilisiert, weniger verletzlich. Ja, sie kann letztlich die Fähigkeit entwickeln, Resilienz zu zeigen.

Die Reise von *traumatisiert* über *typisch* hin zu *resilient* hilft, eine einzigartige Stärke zu entwickeln und Perspektiven zu gewinnen. Und sie kann zu posttraumatischer Weisheit verhelfen.

Abertausende von Jahren lebten Menschen in kleinen generationsübergreifenden Gruppen. Es gab keine psychiatrischen Kliniken – doch es gab viele Traumata. Ich vermute, dass viele unserer Vorfahren posttraumatische Probleme, Angst, Depressionen und Schlafstörungen hatten. Doch ich vermute auch, dass sie Heilung erfuhren. Unsere Spezies hätte nicht überleben können, wenn eine Mehrheit unserer traumatisierten Vorfahren ihre Fähigkeit verloren hätte, gut zu funktionieren. Die Säulen der traditionellen Heilung waren erstens Verbundenheit mit dem Clan und der Natur, zweitens regulierender Rhythmus durch Tanz, Trommeln und Singen, drittens ein Satz von Überzeugungen, Werten und Geschichten, die selbst einem sinnlosen willkürlichen Trauma Sinn verliehen, und viertens die gelegentliche Unterstützung der Heilung durch natürliche Halluzinogene oder andere pflanzliche Substanzen, verabreicht von Heilern oder Ältesten.

Es überrascht nicht, dass die derzeit besten Methoden der Traumabehandlung im Grunde genommen Versionen dieser vier Säulen sind. Leider werden heutzutage nur selten alle vier Möglichkeiten gut genutzt. So fokussiert sich zum Beispiel das medizinische Modell zu stark auf die Psychopharmakologie (viertens) und kognitive Verhaltensansätze (drittens). Es unterschätzt völlig die Kraft von Verbundenheit (erstens) und Rhythmus (zweitens).

Ich arbeitete einmal mit einem vierjährigen Mädchen namens Ally. Sie hatte miterlebt, wie ihre Mutter von ihrem Vater, der anschließend Suizid beging, umgebracht worden war. Ally lebte in einem sehr engen Familienverband, und nach dem traumatischen Verlust ihrer Eltern zog sie zu einer ihrer Tanten. Zu diesem Familienverband gehörten an die dreißig Verwandte – Cousins und Cousinen, Tanten, Onkel und Großeltern. Und sie kamen anlässlich von Geburtstagen, Feiertagen und Familienereignissen immer zusammen. Ally nahm aktiv am Kirchenleben teil, trieb Sport und besuchte eine Grundschule, in der sie große Unterstützung erfuhr und »traumasensitive« Lehrer hatte. Ein Teil unserer Arbeit mit ihr bestand darin, die Erwachsenen in ihrem Leben – einschließlich ihrer Lehrer – über Traumata aufzuklären. In den ersten Wochen nach dem traumatischen Erlebnis trafen wir uns rund dreimal pro Woche mit Ally. Nach einem Monat nur noch einmal. Nach dem ersten Jahrestag war nur noch eine Sitzung pro Monat nötig. Sechs Monate später sagten wir ihrer Tante, sie solle sich einfach melden, falls es irgendwelche Fragen oder Probleme gäbe. Das Letzte, was ich von Ally hörte, war, dass sie in ihrer Mittelschule zur Jahrgangssprecherin gewählt worden war, dass sie nach wie vor Sport trieb, aktiv am Kirchenleben teilnahm und sehr gut in der Schule war. Weder sie noch ihre Tante berichteten von signifikanten Symptomen. Natürlich war Ally gelegentlich traurig, doch sie war ein positives, glückliches, liebenswertes Mädchen. Die Narben blieben, aber sie kam gut zurecht. Und sie war eine weise Seele. Sie hatte posttraumatische Weisheit erlangt.

Oprah: Posttraumatische Weisheit. Das gefällt mir. In Allys Fall hat alles ein positives Ende genommen. Ist das dann nicht ein Beispiel für die Resilienz eines Kindes?

Dr. Perry: Ja, auf jeden Fall. Aber nicht weil Ally resilient zur Welt kam. Sie war in der Lage, angesichts einer Tragödie Resilienz zu zeigen, weil sie in einem Umfeld mit liebevollen Beziehungen aufgewachsen war. Resilienz ist kein gleichbleibendes, angeborenes Merkmal, sondern eine Fähigkeit, die zu- und abnehmen kann. Wenn Ally keine zuverlässige, stabile, fürsorgliche Familie, keine verständnisvollen Lehrer und keinen starken Glauben gehabt hätte, wäre ihre Fähigkeit, »wieder auf die Beine zu kommen«, schnell dahingeschwunden. Ihre Fähigkeit, zu heilen und weiterhin Resilienz zu zeigen, hing damit zusammen, dass sie weiterhin sichere und stabile Bindungen hatte, die ihr halfen, das entsetzliche Geschehen »zu verstehen« und in den Kontext ihrer Überzeugungen zu stellen. Selbst dem scheinbar widerstandsfähigsten Menschen können Beziehungsarmut und anhaltender Stress, Disstress und Traumata schwer zusetzen.

Oprah: Allys Geschichte und die Art, wie Sie die heilende Kraft generationsübergreifender Clans vor Tausenden von Jahren beschreiben, wecken in mir die Erinnerung an meine Kindheit in Kosciusko, Mississippi, und an die Kirche als Mittelpunkt unseres Lebens. Jede Woche war ich dort in der Sonntagsschule und anschließend im 11.00-Uhr-Gottesdienst. Anschließend gingen wir nach Hause, und meine Großmutter kochte, bevor wir um 15.00 Uhr den nächsten Gottesdienst besuchten. Um 17.00 oder 18.00 Uhr fand dann der Bibelunterricht der Baptistengemeinde statt. Mittwochsabends gingen wir zu einem Gebetsgottesdienst und zur Chorprobe. Schon mit dreieinhalb Jahren sprach ich vor der Kirchengemeinde. Die Stunden, die ich in dieser kleinen weißen Kirche an der roten Schotterstraße verbrachte, bildeten zweifellos das spirituelle Fundament meines Lebens.

Als ich später bei meinem Vater in Nashville lebte, nahm ich einen Job als Reporterin eines Fernsehsenders in Baltimore an. Während ich mich darauf vorbereitete, meine Familie und das Leben, das ich kannte, zu verlassen, gab mein Vater mir folgenden Rat: »Such dir ein kirchliches Zuhause.« Damals dachte ich, damit wolle er sicherstellen, dass ich Jesus in meinem Leben behielt. Doch angesichts unseres Gespräches über die heilende Kraft von Beziehungen wird mir rückblickend klar, dass es nicht nur darum ging, eine Andachtsstätte zu finden – es ging darum, eine Gemeinschaft und echte, dauerhafte Bindungen in einer neuen Stadt zu finden.

Damals war die Kirche alles: Ratgeber, Fürsorger, Tröster, Zufluchtsort. Darüber, zu einer Therapie zu gehen, wurde nicht einmal gesprochen. Wenn man Hilfe brauchte, wandte man sich an die Kirche. Wie schon gesagt, wir standen problematische Situationen gemeinsam durch. Die Kirchenfamilie war es, die sicherstellte, dass man einen Ort hatte, wo man am Sonntag zum Essen hingehen konnte. Sie war es, die einen besuchte, wenn man krank war, oder den Sammelteller herumreichte, wenn man kein Essen auf den Tisch bringen konnte.

Die Kirche war auch der Ort, an dem wir dieses heilende Rhythmusgefühl entwickelten. Unsere Musik verband uns und gab uns Auftrieb.

Die Kirche ist natürlich nicht jedermanns Fall, aber wir alle brauchen Menschen, die zuhören, präsent sind und uns das Gefühl geben, gehört und gesehen zu werden. Unser Gespräch macht mir klar, dass es entscheidend für die Traumaheilung ist, sein »kirchliches Zuhause« zu finden – seine Leute, seine Gemeinschaft. Das kann zur Stärkung der Widerstandsfähigkeit, zur posttraumatischen Heilung und letztlich zum Erwerb posttraumatischer Weisheit beitragen. Es kann helfen, weise zu werden.

Dr. Perry: Ohne Härten im Leben erfahren zu haben, kann man nicht wirklich weise werden. Wir können keine posttraumatische Weisheit erwerben, ohne diese Härten durchgestanden zu haben – und vor allem, wie Sie herausgestellt haben, ohne sie *zusammen* durchgestanden zu haben.

Oprah: Soziale Bindungen sind resilienzfördernd, und Resilienz hilft, posttraumatische Weisheit zu erwerben. Diese Weisheit führt zu Hoffnung. Hoffnung für uns selbst und für diejenigen, die unsere Heilung miterleben und an ihr teilhaben. Hoffnung für die Gemeinschaft.

Dr. Perry: Absolut. Eine gesunde Gemeinschaft ist eine heilende Gemeinschaft, und eine heilende Gemeinschaft ist voller Hoffnung, weil sie erlebt, dass ihre eigenen Leute große Belastungen durchstehen – überleben und gedeihen.

Vor fast dreißig Jahren erlebte ich zum ersten Mal, welche Wirkkraft eine heilende Gemeinschaft haben kann. Diese Erfahrung änderte meine Ansichten über die Therapeutik grundlegend. Ich begann zu verstehen, dass der Großteil der therapeutischen Erfahrung – der Heilung – außerhalb von formalen Therapien erfolgt. Es ist vor allem die *Gemeinschaft*, die uns zur Heilung verhilft.

Im Februar 1993 versuchte das Bureau of Alcohol, Tobacco, Firearms and Explosives (ATF), auf dem Gelände von David Koreshs Davidianer-Sekte in Waco, Texas, eine Razzia durchzuführen. Vier ATF-Mitglieder und sechs Davidianer wurden getötet. Während der nächsten drei Tage konnte das FBI die Freilassung von 21 der 46 zur Sekte gehörenden Kinder aushandeln. Dann folgte eine 51-tägige Belagerung. Diese endete mit einem FBI-Angriff, der von den Davidianern damit beantwortet wurde, dass sie ein Feuer legten, in dem 76 ihrer Mitglieder umkamen, unter ihnen auch die restlichen 25 Kinder.

Mehrere Tage nach der anfänglichen ATF-Razzia wurde ich von Beamten des Staates Texas gebeten, ein klinisches Team zu leiten, das sich um die freigelassenen Kinder der Sekte kümmern sollte. Die Jungen und Mädchen im Alter von drei bis dreizehn Jahren waren alle in einem großen Cottage auf dem Campus des Methodist Home in Waco untergebracht. Sie hatten ein stundenlanges Feuergefecht miterlebt und Mitglieder ihrer Gemeinschaft sterben sehen. Alle waren von ihren Familien getrennt und völlig Fremden übergeben worden, meist bewaffneten FBI-Agenten in der Uniform des Sondereinsatzkommandos.

Die Tage vor unserem Eintreffen waren für die Kinder chaotisch und unberechenbar gewesen, und sie alle hatten mit Dutzenden fremder Menschen interagiert, von denen einige bewaffnet waren. In der Sekte hatte man den Kindern eingetrichtert, alle Nicht-Davidianer seien »Babylonier«, die vorhätten, David Koresh und all seine Anhänger zu vernichten. Wir hatten es also mit Kindern zu tun, die man aus allem, was sie kannten, herausgerissen hatte und die von Menschen betreut wurden, von denen sie, wie sie glaubten, getötet werden würden. Fazit: Es handelte sich um eine Gruppe schwer traumatisierter Kinder.

In den ersten Tagen unserer Arbeit mit ihnen waren bei den Kindern verschiedene akute Traumafolgen festzustellen: So lag der durchschnittliche Ruhepuls der Gruppe bei 132 Schlägen pro Minute, während weniger als neunzig Schläge pro Minute normal gewesen wären. Es gab einigen Druck, mit diesen Kindern eine »Therapie durchzuführen«. Doch ich wusste, dass es nicht effektiv sein würde, mit dysregulierten Kindern zu sprechen. Meiner Ansicht nach bestand unsere erste Aufgabe darin, Struktur und Vorhersehbarkeit in ihren Tag zu bringen.

Wir begannen, das Unkontrollierbare und Unvorhersehbare kontrollierbarer und vorhersehbarer zu machen. Ich begrenzte den Zugang zu den Kindern – keine neuen Erwachsenen mehr. Morgens hatten wir Gruppentreffen, um den Tag zu planen, und abends, um eine Rückschau zu halten. Bei diesen Meetings hatten die Kinder die Gelegenheit, Fragen zu stellen. Es gab Spiel-, Ruhe- und Mahlzeiten – immer zur gleichen Zeit. Und wir gaben den Kindern viele Möglichkeiten, eine Wahl zu treffen – was sie essen, womit sie spielen, wie sie die Ruhezeit verbringen wollten.

Jeden Tag, nachdem die Kinder ins Bett gegangen waren, traf sich unser Team. Wir sprachen über jedes Kind, und alle Mitglieder, die irgendeine Interaktion mit dem jeweiligen Kind gehabt hatten, wurden gebeten, diese zu beschreiben. Ich hielt diese Interaktionen in einer Tabelle fest, Stunde für Stunde. Bei vielen handelte es sich um kurze therapeutische Momente. Ein Kind fragte zum Beispiel: »Was, denkst du, wird meiner Mom passieren?«, hörte sich dann eine beruhigende Antwort an und ging wieder spielen. Die Kinder kontrollierten, wann und wie sie über ihre traumatischen Erlebnisse sprachen. Sie suchten auch nach sicheren, stabilen und körperlich regulierenden Interaktionen: »Schubs mich auf der Schaukel an.« Oder: »Lass uns malen.« Als ich die Interaktionen zusammenzählte, stellte ich fest, dass die Kinder mehr als zwei Stunden pro Tag therapeutische Interaktionen hatten, obwohl es keine formalen »Therapie«-Sitzungen gab. Nach drei Wochen mit unserem Team waren die Kinder viel regulierter. Der durchschnittliche Ruhepuls der Gruppe war unter hundert gesunken, in den normalen Bereich. Die Kinder waren interaktiver und gesprächiger, und die therapeutischen Interaktionen wurden verbaler.

Zu den wichtigsten Beobachtungen gehörte es, dass diese Kinder unterschiedliche Arten der therapeutischen Interaktion zu unterschiedlichen Zeiten brauchten. Sie wussten dies sogar noch besser als wir. Ein Kind, das sich ruhige, fürsorgliche Interaktionen wünschte, kam zu einem Mitglied unseres Teams, das sehr gut zuhören und ruhig dasitzen konnte, ohne zu reden – etwas, was den meisten Erwachsenen nicht leichtfällt. Wenn dasselbe Kind spielen wollte, ging es zu einem jüngeren und spielfreudigeren Teammitglied; brauchte es Bestärkung von einer Autoritätsperson, kam es zu mir. Jeder von uns hatte einzigartige Persönlichkeitsmerkmale, und unsere jeweiligen Stärken waren in bestimmten Momenten vielleicht genau das, was eins der Kinder brauchte. Eine Einzelperson, ein einzelner Therapeut konnte nicht alles für die Kinder sein, die sich in unterschiedlichen Entwicklungs- und Regulationsstadien befanden. Unsere klinische Struktur in Waco erinnerte mich daran, wie wichtig eine dem Entwicklungsstand der Kinder gemäße »Diversität« ist.

Denken Sie an die Vielfalt innerhalb eines kleinen, aus mehreren Familien und mehreren Generationen bestehenden Clans. Dort aufwachsende Kinder hatten zahlreiche Erwachsene und ältere Kinder, die ihnen als Vorbild dienen, sie anleiten, aufziehen, disziplinieren und für sie sorgen konnten. Jedes Clanmitglied hatte unverwechselbare Stärken – die richtige Person zur richtigen Zeit. Von keinem der Mitglieder wurde erwartet, dass es alle emotionalen, sozialen, physischen und kognitiven Bedürfnisse des sich entwickelnden Kindes erfüllte.

Dies unterscheidet sich unglaublich stark von unserer modernen Welt. Wir erwarten, dass eine alleinerziehende, berufstätige Mutter mit ihrem Achtjährigen Baseball spielt, ihr Neugeborenes wiegt und der Dreijährigen etwas vorliest, nebenbei ein nahrhaftes Mahl zubereitet, bei den Hausaufgaben hilft, die Wäsche wäscht, alle ins Bett bringt, sie dann aufweckt und fertig macht für die Kinderbetreuung und die Schule, damit sie den ganzen Tag arbeiten kann, nur um anschließend wieder nach Hause zu eilen und wieder von vorn zu beginnen. Ganz allein.

Oprah: Sie braucht Menschen, die sie unterstützen, ihr Pausen verschaffen, einspringen und ein paar von diesen Dingen mit ihren Kindern tun. Wir sind nicht dazu bestimmt, isoliert und allein zu sein. Wir sind vielmehr dazu bestimmt zusammenzuarbeiten. Und wenn eine alleinerziehende Mutter von einem begrenzten Einkommen lebt, versucht, mit vier Kindern zurechtzukommen, versucht, Mutter und Vater zu sein, und sich dann überfordert fühlt oder das Gefühl hat, dass es unmöglich ist, all dies zu schaffen – dann liegt das daran, dass es unmöglich *ist*.

Dr. Perry: Es ist so unfair von unserer Gesellschaft, dass sie dies erwartet. Keine andere Gesellschaft in der Geschichte dieses Planeten hat es je von einer alleinerziehenden Erwachsenen verlangt, ohne jegliche Unterstützung die physischen, sozialen, emotionalen und materiellen Bedürfnisse mehrerer Kinder zu erfüllen.

Oprah: Wir sind nicht dazu bestimmt, Kinder isoliert und allein großzuziehen.

Dr. Perry: Absolut nicht. Wir sollen vielmehr die Fürsorge unter vielen Erwachsenen in unserer »Gruppe« aufteilen – unserer Gemeinschaft. In einem typischen Jäger-und-Sammler-Clan gab es für jedes Kind unter sechs Jahren vier reifere Individuen, die ihm als Vorbild dienen, es disziplinieren, fördern und unterweisen konnten. Das ist ein Verhältnis von vier zu eins – vier erwachsene Individuen für jedes Kind unter sechs Jahren. Heute denken wir, dass eine Bezugsperson für vier kleine Kinder (eins zu vier) ein »hervorragendes« Verhältnis ist. Das ist ein Sechzehntel von dem, was unser sich entwickelndes soziales Gehirn braucht – das heißt Beziehungsarmut.

Oprah: Wenn ich das höre, könnte ich weinen – um all die Alleinerziehenden, die sich Tag für Tag den Buckel krumm machen und nicht einmal Zeit haben, für sich selbst zu sorgen. Es bringt mich auch dazu, meine Mutter anders zu sehen. Sie tat ihr Bestes und war oft zu müde, um es besser zu machen.

Dr. Perry: Und Alleinerziehende wie Ihre Mutter haben schließlich oft das Gefühl, unfähig zu sein – dass mit ihnen etwas nicht stimmt, dass sie nicht genügen. In Wirklichkeit ist es die moderne Welt, die nicht genügt. Eine starke Bindung zur Gemeinschaft ist heute genauso wichtig, wie sie es vor Tausenden von Jahren war. Die Tragödie der modernen Welt ist, dass es immer schwieriger wird, derartige Gemeinschaften zu finden. Nicht jeder hat Freunde wie Gayle. Weniger Menschen sind in einer Glaubensgemeinschaft aktiv. Nicht jeder hat das Gefühl dazuzugehören. Es besteht ein direkter Zusammenhang zwischen dem Grad an sozialer Isolation eines Menschen und seinem Risiko, physische und mentale Gesundheitsprobleme zu entwickeln.

Doch wenn man diese Bindung an eine Gemeinschaft – sein »kirchliches Zuhause« – hat, wird jedweder Stress oder Disstress abgepuffert.

Oprah: Wir gehören dazu. Wir genügen. Doch es ist schwierig, dies in unserer heutigen Welt zu erkennen.

Dr. Perry: Stellen Sie sich vor, Ihre jährliche Beurteilung bei der Arbeit fällt schlecht aus. Ihr Vorgesetzter gibt Ihnen negatives Feedback. Sie sind wirklich bestürzt. Sie denken darüber nach, immer und immer wieder. Dann sprechen Sie mit einer Ihrer Kolleginnen: »Ist das nicht unglaublich, was er gesagt hat? Ich glaube nicht, dass das stimmt.« Und Ihre Kollegin hört Ihnen zu und versichert Ihnen. »Nein, das stimmt nicht. Er redet Blödsinn.« Sie sind ein bisschen beruhigt. Dann rufen Sie noch eine Kollegin an und sprechen kurz mit ihr darüber. Und Sie gehen nach Hause und sprechen die Angelegenheit mit Ihrem Partner durch.

Sie haben mehrmals – in drei, vier oder fünf von Ihnen kontrollierten »Dosen« – über das negative Feedback gesprochen. Die Tatsache, dass Ihre Perspektive gehört wird, reguliert und beruhigt Sie. Am nächsten Tag fühlen Sie sich besser. Sie haben das Beurteilungsgespräch, das Ihnen stark zugesetzt hat, noch einmal auf von Ihnen kontrollierte, moderate Weise durchlebt, und das hat Ihre Reaktion darauf verändert. Es setzt Ihnen nicht mehr so stark zu. Zunächst waren Sie dysreguliert, schalteten den »rationalen Teil« Ihres Gehirns ab, verzerrten die Kommentare, bauschten sie auf. Doch jetzt können Sie sorgfältiger über das Feedback nachdenken und vielleicht erkennen, dass die Kommentare ein Körnchen Wahrheit enthalten.

Das ist Ihnen nur möglich, weil Sie mithilfe mehrerer beziehungsmäßiger Interaktionen die Beurteilung noch einmal überdacht haben und reguliert wurden.

Wenn wir Teil einer Gemeinschaft sind, können wir diese Art des Dosierens nutzen, um uns nach stressigen oder uns stark zusetzenden Erlebnissen zu regulieren.

Wir können Resilienz erwerben und zeigen. Doch stellen Sie sich vor, dass jemand keine Beziehungen hat, die diese Regulation ermöglichen. Wenn jemand beziehungsarm ist, werden diese stressigen Erlebnisse durch die Echokammer seines eigenen Kopfes aufgebauscht. Aus Stress wird Disstress. Und derlei Erfahrungen wirken sensibilisierend und haben die gleichen körperlichen und mentalen Auswirkungen wie ein Trauma.

Die Herausforderung für unsere moderne Welt besteht darin, trotz unserer Mobilität, Abgeschirmtheit und Unverbundenheit Gemeinschaft herzustellen. Dies macht es zu einer gewaltigen Aufgabe, eine gesunde Zukunft zu schaffen. Wie können wir Verbundenheit und ein Gefühl der Sicherheit und Zugehörigkeit für alle gewährleisten?

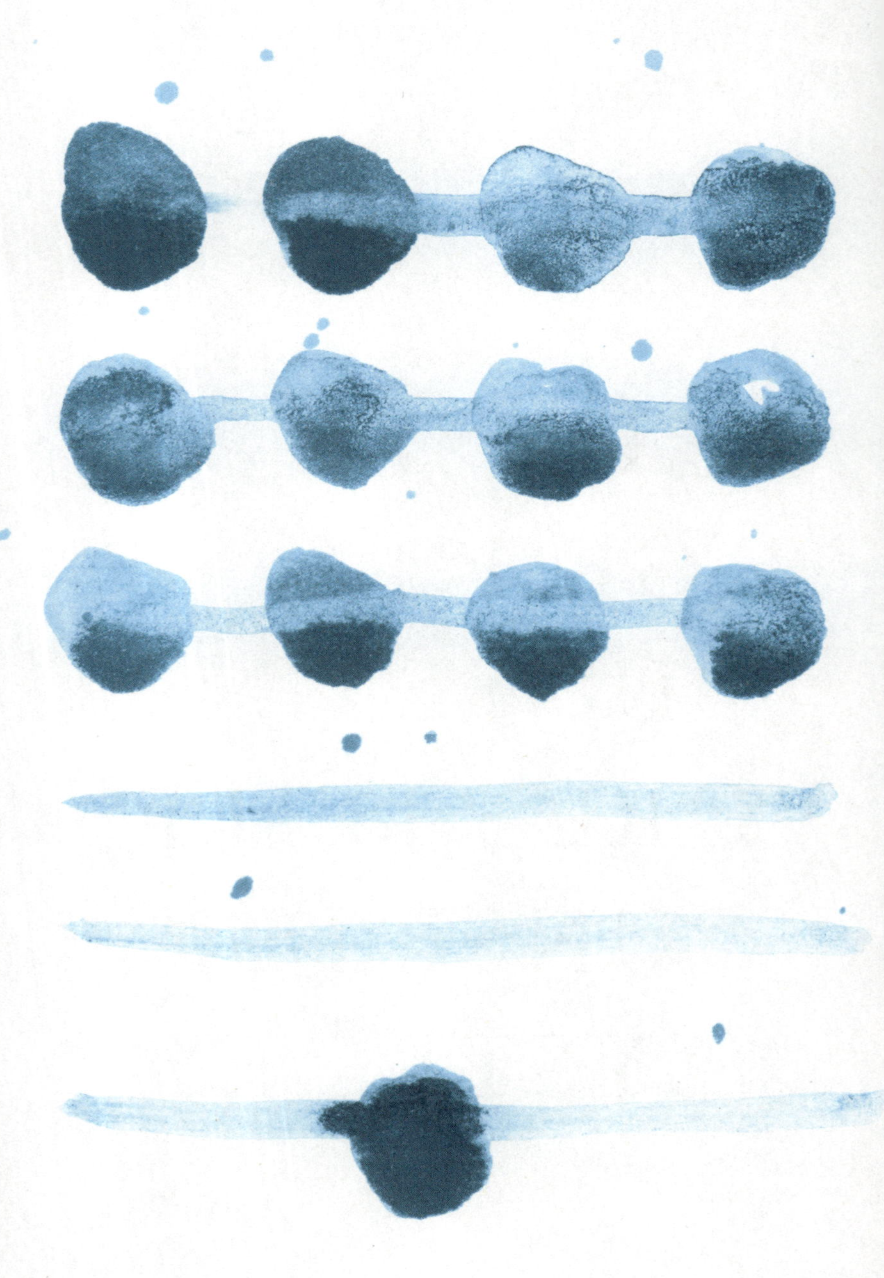

KAPITEL 8

UNSER GEHIRN, UNSERE VORURTEILE, UNSERE SYSTEME

Im Jahr 2015 interviewte ich für meine Show »Super Soul Sunday« einen Mann namens Shaka Senghor. Shaka war im Alter von neunzehn Jahren wegen Totschlags zu neunzehn Jahren Gefängnis verurteilt worden, von denen er sieben Jahre in Einzelhaft verbrachte. Zu Beginn seiner Haftstrafe war er wütend und gewalttätig und versank schnell in einem System, das kein Interesse daran hatte, ihn auf seine schließliche Rückkehr in die Außenwelt vorzubereiten.

Doch nach sechs Jahren hinter Gittern änderte sich etwas, und Shaka vollzog einen Wandel.

Er begann, in seiner kleinen Zelle zu meditieren, zu lesen, Tagebuch zu führen – und das zu schreiben, was letzten Endes seine Erfolgsmemoiren Writing My Wrongs *werden sollten.*

Als ich sein Foto auf dem Buchumschlag sah, war ich zunächst skeptisch. Was konnte mich dieser tätowierte, rastalockige verurteilte Mörder lehren?

Unser Gespräch war eines der besten, das ich je hatte.

Während sich seine Geschichte im Verlauf der zweieinhalb Stunden, die wir miteinander verbrachten, entfaltete, entwickelte sich auch mein Verständnis davon, was es bedeutet zu versagen, was es bedeutet, vom Weg abzukommen, und was es wirklich bedeutet, von seinem Umfeld geformt zu werden.

Shaka, dessen Geburtsname James White lautet, wuchs in einer Mittelschichtsfamilie in Detroit auf. Sein Vater, ein Mitglied der Air Force Reserves, arbeitete für den Staat Michigan. Seine Mutter blieb bei James und seinen fünf Geschwistern zu Hause. Als kleiner Junge war James ein Einserschüler, der davon träumte, Arzt zu werden.

Von außen betrachtet, wirkten die Whites wie die ideale amerikanische Familie. Doch Shaka sagt, dass seine Mutter, solange er zurückdenken könne, ein explosives Temperament gehabt und ihre Wut an den Kindern ausgelassen habe.

»Fühlten Sie sich als Heranwachsender geliebt?«, fragte ich.

»Man sagte mir: ›Ich tue das, weil ich dich liebe‹«, erwiderte er. »Doch es war immer eine Tracht Prügel oder eine Strafe.« Das kam mir sehr bekannt vor.

Shaka erinnerte sich, dass er im Alter von neun Jahren eines Tages freudestrahlend mit einer Eins plus in einem Test nach Hause gekommen war und gehofft hatte, seine Mutter werde sich mit ihm freuen. Doch stattdessen hatte sie derart blindwütig einen Topf nach ihm geworfen, dass die Fliesen an der Küchenwand hinter ihm Risse bekamen.

Ich fragte ihn, ob er je gewusst habe, worüber seine Mutter so aufgebracht gewesen sei.

»Ich wusste es nie«, antwortete er. »Meine Mutter verlor oft die Fassung.«

Während ich Shaka zuhörte, überkam mich großes Mitgefühl mit ihm und den Millionen Menschen, die als Kinder zu Hause regelmäßig lähmende Angst empfunden hatten. Das Schlimme an der Sache ist nicht nur das Gefühl der Angst im jeweiligen Moment, sondern dass diese Kinder lernten, ihre Gefühle zu vergraben und das angstauslösende Verhalten zu akzeptieren.

Abgesehen vom körperlichen Missbrauch durch seine Mutter, waren die letzten fünf Jahre der Ehe seiner Eltern von Instabilität geprägt, sagte Shaka. Er war zutiefst bestürzt über ihre Trennungen und glücklich, wenn sie wieder zusammenkamen, war jedes Mal enttäuscht und wieder erleichtert, wenn sich der Kreislauf wiederholte. Als seine Eltern sich schließlich scheiden ließen, errichtete Shaka eine emotionale Mauer und suchte Schutz und Anerkennung auf der Straße. Er war es leid, von den Menschen, die er am meisten liebte, im Stich gelassen zu werden, und begann, sich abzureagieren: Er geriet in Schlägereien, weigerte sich, seine Hausaufgaben zu machen, lief von zu Hause weg.

Das Bemerkenswerteste an Shakas Geschichte war für mich, dass während dieser Veränderung – vom Einserschüler zum Stra-

ßenkind – nie jemand fragte: »Was ist dir passiert? Was ist dein Schmerz? Warum verhältst du dich so?« Keinem einzigen Erwachsenen schien aufzufallen, keinen einzigen schien es zu kümmern, dass dieser Junge vollkommen vom Weg abgekommen war.

Mit vierzehn verkaufte Shaka Drogen, brach in Häuser ein und beging Ladendiebstahl. Nachdem er mit siebzehn angeschossen worden war, begann er, stets eine Waffe bei sich zu tragen. Er bewegte sich in einer Kultur und einem Umfeld, das davon ausging, dass der Wert eines jungen Mannes durch Geld, Aufmerksamkeit und den Ruf als »der Böse« definiert werde.

»In diesem Umfeld fühlte ich mich akzeptiert«, erzählte mir Shaka. »Ich war mit anderen kaputten, labilen jungen Männern zusammen, und unsere ›Kaputtheit‹ verband uns. Ich dachte: Das ist Unterstützung. Das ist Liebe. Das ist ›Ich stehe hinter dir, egal, was passiert‹.«

»Aber waren Sie nicht der Kluge, der Arzt werden wollte?«, fragte ich. »Warum wollten Sie Arzt werden?«

Er hielt 23 Sekunden lang inne – eine Ewigkeit, gemessen in TV-Zeit. Offensichtlich hatte er nie wirklich darüber nachgedacht. »Meine Mutter war immer nett, wenn sie mit mir zum Arzt ging«, sagte er schließlich. Wieder hielt er inne. Tränen traten ihm in die Augen. »Ich habe mir wohl vorgestellt, dass sie nett zu mir wäre, wenn ich Arzt werden würde.«

Es war ein zutiefst bewegender Moment der Erkenntnis für uns beide: ein junger Mann, verwirrt und zurückgewiesen von denen, deren Aufgabe darin bestand, ihn großzuziehen, der einfach die Bestätigung und Liebe seiner Mutter suchte.

Mit neunzehn spitzte sich Shakas gefährliche Lebensführung zu. Eines Nachts brach er auf dem Nachhauseweg von einer Party einen Streit mit einem Mann namens David vom Zaun. Mitten in diesem Streit zog Shaka seine Waffe, drückte ab und erschoss David.

Im Gefängnis fand Shaka ein Umfeld vor, mit dem er vertraut war, eines, in dem Gewalt und Herrschaft regierten. Mehrmals landete er wegen allem Möglichen – angefangen bei Angriffen auf Gefängniswärter bis hin zu Fluchtversuchen – in Einzelhaft.

Ein Brief seines Sohnes führte schließlich eine Wende herbei.

»Lieber Dad«, schrieb er. »Meine Mutter hat mir erzählt, dass du wegen Mord im Gefängnis bist. Lieber Dad, bring niemanden um. Jesus sieht, was du tust. Bete zu ihm, und er wird dir deine Sünden vergeben.«

»Als ich das las, brach alles in mir zusammen«, sagte Shaka mir. »Ich dachte: Ich will nicht, dass dies das Erbe meines Kindes ist. *Das war der Moment, in dem ich beschloss, dass ich nie wieder zurück in die Dunkelheit gehen würde und mein Licht finden müsste. Dass ich es ihm schuldete, mein Licht zu finden.«*

Seit seiner Entlassung aus dem Gefängnis im Jahr 2010 ist Shaka ein entschiedener Verfechter einer Strafrechtsreform. Er spricht mit jungen Menschen überall im Land, erzählt seine Geschichte und ermutigt junge Männer, das Leben auf der Straße zu meiden. Er unterrichtet an der University of Michigan und ist ein Fellow des MIT Media Lab. Den Kern seiner Arbeit bildet die Überzeugung, dass Menschen nicht über ihre vergangenen Fehler definiert werden sollten und dass Wiedergutmachung möglich ist.

Die meisten, die dabei sind, die Gründe für ihr Handeln herauszufinden, stoßen irgendwann auf Widerstand: »Du machst die Vergangenheit dafür verantwortlich.« Oder: »Deine Vergangenheit ist keine Entschuldigung.«

Das stimmt. Die Vergangenheit ist keine Entschuldigung. Doch sie ist eine Erklärung – die Einblick bietet in die Fragen, die so viele von uns sich stellen: Warum verhalte ich mich auf diese Weise? Warum empfinde ich auf diese Weise? *Ich habe keinerlei Zweifel daran, dass unsere Stärken, unsere Verletzlichkeiten und unsere einzigartigen Reaktionen ein Ausdruck dessen sind, was uns passiert ist.*

Sehr oft dauert es viele Jahre, bis offenkundig wird, was unser Schmerz ist.

Es erfordert Mut, uns mit unserem Handeln zu konfrontieren, unsere Traumata Schicht für Schicht freizulegen und die rohe Wahrheit unserer Vergangenheit aufzudecken. Doch genau hier beginnt die Heilung.

Oprah

Oprah: Als wir vor über dreißig Jahren anfingen, über Traumata zu sprechen, war nicht vielen Leuten bewusst, welchen Einfluss sie auf so viele Aspekte des Lebens haben. Hat sich die Situation geändert? Wohin man auch schaut – ob es Schulen sind, das Gesundheitssystem, das Strafrechtssystem oder was auch immer –, überall gibt es durch Traumata beeinträchtigte Menschen, die nach wie vor missverstanden und manchmal durch ebendie Systeme, die ihnen helfen sollten, retraumatisiert werden.

Dr. Perry: Das ist die herzzerreißende Wahrheit. Es dauert lange, Menschen zu ändern – und noch länger, Systeme zu ändern. Ich *bin* jedoch optimistisch. Zahlreiche positive Veränderungen sind im Gange. Immer mehr Menschen wissen, wie weit verbreitet Traumata sind. Viele verstehen, dass Traumata sich auf die Gesundheit auswirken können. Doch wir haben noch einen weiten Weg vor uns. Wir brauchen mehr Fachleute und Organisationen, die ihre Vorgehensweise ändern, wenn es darum geht, Menschen dabei zu helfen, die Auswirkungen von Traumata zu bewältigen.

Oprah: Sie sprechen von traumainformierter Betreuung?

Dr. Perry: Ja und nein. Wie Sie wissen, bin ich kein Fan dieses Begriffs. Ich bin beeindruckt von dem, was an vielen Orten geschieht, an denen man versucht, eine »traumainformierte Betreuung« zu verwirklichen. Doch ich glaube, dass die Sprache dem Fortschritt in die Quere kommt. Lassen Sie mich erklären, warum.

Wie wir erörtert haben, wirkt sich die Komplexität von Traumata auf all unsere Systeme aus, von der Mutter-Kind-Gesundheit über die Kinderfürsorge bis hin zur Bildung, zum Gesetzesvollzug, zur psychischen Gesundheit und vielem mehr. Jedes dieser Systeme ist eine Welt für sich, mit eigenen Fachleuten, einer eigenen Sprache. Wir haben darüber gesprochen, wie Individuen ihr einzigartiges

»Weltbild« entwickeln – nun, dasselbe gilt für Systeme und Organisationen. Sie entwickeln eine dominierende Perspektive. In der Vergangenheit schlossen die meisten dieser Perspektiven kein fundiertes Verständnis von Entwicklung, Stress oder Traumata mit ein – oder von miteinander verflochtenen Problemen wie impliziten Vorurteilen, Rassismus und Frauenfeindlichkeit, die Disstress oder Traumata verursachen können. Doch da in diesen Bereichen und zu diesen Problemen inzwischen vermehrt geforscht wird, können unsere Systeme sie nicht länger ignorieren. Und während sich die Systeme damit auseinandergesetzt haben, was »traumainformiert« bedeutet, haben sie alles durch ihre eigene spezielle Brille betrachtet – vor dem Hintergrund ihres eigenen Weltbilds.

Und so ist es sehr schwierig geworden, den Begriff zu definieren. Wie das Wort »Trauma« wird er von den unterschiedlichen Leuten und Gruppen auf viele unterschiedliche Arten benutzt. Es wird wohl einige Zeit brauchen, dieses Problem zu lösen.

Der Begriff »traumainformierte Betreuung« wurde 2001 geprägt, um in psychosozialen Gesundheitssystemen und Kinderfürsorgesystemen die Erkenntnis zu fördern, dass Traumata ein wichtiger unverstandener Faktor im Leben der Menschen waren, denen diese Systeme dienten.

Im Lauf der Zeit begannen viele Gruppen, den Begriff zu benutzen, ohne ihn genau zu definieren oder zu klären. Organisationen veranstalteten dreistündige Seminare und erklärten sich dann als »traumainformiert«. Städte bezeichneten sich als traumainformiert, und selbst Länder strebten danach, die erste »traumainformierte Nation« zu werden. All das war verwirrend. Denn was macht eine »traumainformierte« Stadt aus? Es gab unzählige Modewörter, aber sie waren selten verbunden mit konkreten Umsetzungsplänen oder mit Änderungen von Dienstleistungen, Programmen oder Maßnahmen. Das »traumainformierte Betreuungstraining« wurde zu einem Heimgewerbe mit Hunderten von Organisationen und »Experten«, die bereitwillig ihr Geld kassierten, um sicherzustellen, dass sie und ihre Organisation traumainformiert waren. Die Qualität des Trainings war, wie wohl nicht anders zu erwarten, äußerst uneinheitlich. Als Reaktion auf diesen chaotischen Beginn arbeiteten viele Länder, Staaten, Berufsverbände, interdisziplinäre Gremien und professionelle Teams daran, traumainformierte Betreuung zu definieren und umzusetzen. Leider verkomplizierten diese unzusammenhängenden Bemühungen die Sache noch mehr. So schlussfolgerte eines der Gremien: »Trotz jahrelanger Arbeit in diesem Bereich gibt es keine einheitliche Definition des Begriffs ›traumainformierte Betreuung‹.«

Es entstanden Dutzende Versionen der entscheidenden »Elemente«, »Prinzipien«, »Säulen«, »Zutaten«, »Voraussetzungen«, »Komponenten«, »Geltungsbereiche« und »Grundsätze« der traumainformierten Betreuung. Doch obwohl es einige einheitliche Konzepte gibt, sind die Unterschiede bei deren Umsetzung riesengroß.

Das hat zur Folge, dass man nie weiß, an welche Version der traumainformierten Betreuung jemand denkt, wenn er diesen Begriff verwendet. Deswegen versuche ich, wenn ich über Traumaarbeit, Programme oder Maßnahmen spreche, immer die spezifischen Konzepte, Inhalte oder Ziele zu beschreiben – statt den Begriff »traumainformierte Betreuung« zu benutzen.

Dennoch glaube ich, dass diese Bemühungen wirklich wichtig sind. Und dass Fortschritte gemacht werden. All diese Organisationen unterrichten über Traumata, setzen sich für ein größeres öffentliches Bewusstsein ein und unterstützen die Forschung in dem Bereich. Viele evaluieren und fördern erfolgversprechende Interventionen. 1989 wurde innerhalb des Department of Veterans Affairs (VA [Kriegsveteranenministerium]) das National Center for PTSD gebildet, um Traumata zu erforschen und Veteranen zu unterstützen, von denen die meisten unter einem kampfbedingten Trauma leiden. Im Jahr 2000 wurde das National Center for Child Traumatic Stress ins Leben gerufen. Erst 2018 warteten die Zweigstellen der Centers for Disease Control and Prevention (CDC) und der Substance Abuse and Mental Health Services Administration (SAMHSA), die sich dem Studium von Traumata widmeten, mit ihren sieben Prinzipien der traumainformierten Betreuung auf, die, wie ich vermute, noch weiterentwickelt werden, wenn dieses Fachgebiet den Kinderschuhen entwächst.

Man vergisst leicht, wie jung die Traumatologie – das Studium von Traumata – ist. Und die Entwicklungstraumatologie als Disziplin ist sogar noch jünger. Im Moment beginnen Organisationen und Systeme gerade erst, sich mit den Themen auseinanderzusetzen, über die wir in diesem Buch sprechen. Und auseinandersetzen müssen sie sich, weil Traumata alle Aspekte des Lebens durchdringen. Sie wirken über Generationen hinweg weiter, finden ihren Widerhall in Familien, Gemeinschaften, Institutionen, Kulturen und Gesellschaften, und das auf sehr vielschichtige Weise. Traumata können unsere Gene, unsere weißen Blutkörperchen, unser Herz, unseren Darm, unsere Lunge, unser Gehirn, unser Denken, Fühlen, Verhalten, unsere Kindererziehung, unsere Art, zu unterrichten, zu coachen, zu konsumieren, zu erschaffen, zu verschreiben, zu verhaften und zu bestrafen, beeinflussen. Ich könnte noch viel mehr aufzählen.

Wir werden also abhängig von unserer Perspektive – unserer Weltsicht – und unserer eigenen Trauma- und Verlustgeschichte eine spezifische Version von »traumainformiert« haben.

Oprah: Doch im Wesentlichen bedeutet traumainformiert, sich Menschen mit dem Bewusstsein zuzuwenden, dass das, was ihnen widerfuhr, wichtig ist; dass es ihr Verhalten und ihre Gesundheit beeinflusst. Und dann entsprechend zu handeln und angemessen zu reagieren – ob als Eltern, Lehrer, Freund, Therapeut, Arzt, Polizeibeamter oder Richter.

Dr. Perry: Ja, unbedingt. Das erfasst so gut wie jede andere kurze Erklärung den Kern des Begriffs »traumainformiert«. »Entsprechend zu handeln« ist ein enorm wichtiger Teil. Es ist eine Sache zu wissen, dass ein Trauma bestimmte Verhaltensweisen und Probleme zur Folge haben kann, doch eine andere zu fragen: »Was tun wir jetzt?«

Wie schaffen wir Möglichkeiten zur Heilung innerhalb unserer Systeme? Wie können wir das erneute Auftreten von unvorhersehbaren, unkontrollierbaren Stressoren vermeiden, die die Wirkungen des Traumas noch verschlimmern werden? Wie stellen wir sicher, dass wir jemanden nicht »retraumatisieren«, indem wir unabsichtlich dafür sorgen, dass er weiterhin die marginalisierenden, entmenschlichenden Erfahrungen macht, die zu genau den Problemen geführt haben, die wir angehen sollen?

Ich glaube, dass man nicht wirklich traumainformiert sein kann, wenn man nicht die eigenen Vorurteile und die strukturellen Vorurteile unserer Systeme erkennt – Vorurteile hinsichtlich Rasse, Geschlecht, sexueller Orientierung. Marginalisierte – ausgeschlossene, kleingehaltene, bloßgestellte – Leute sind traumatisiert, weil der Mensch, wie wir bereits gesagt haben, im Grunde ein Beziehungswesen ist. In einer Organisation, Gemeinschaft oder Gesellschaft, der man angehört, ausgegrenzt oder entmenschlicht zu werden, führt zu anhaltendem, unkontrollierbarem, sensibilisierendem Stress (siehe Abbildung 3). Marginalisiert zu werden ist eine grundlegende traumatische Erfahrung.

Deswegen glaube ich, dass ein wirklich traumainformiertes System ein antirassistisches System ist. Die rassische Marginalisierung hat starke und tiefgreifende destruktive Wirkungen. So wird zum Beispiel in den psychiatrischen Gesundheitssystemen Nordamerikas, Australiens und Neuseelands bei schwarzen, dunkelhäutigen und indigenen Kindern eher eine Überdiagnose gestellt. Auch zu einer Übermedikation kommt es bei ihnen häufiger. Außerdem werden die Kinder eher vom Jugendamt aus ihren Familien genommen, von der Schule verwiesen und in der Schule des Schuleschwänzens und der »Körperverletzung« beschuldigt, was zur Folge hat, dass sie unverhältnismäßig oft mit dem Jugendstrafrechtssystem Bekanntschaft machen.

Wie bereits gesagt, haben traumatisierte Kinder oft Lernschwierigkeiten – und reagieren auch übermäßig stark auf das Feedback und die Kritik, die sie aufgrund dieser Schwierigkeiten erhalten. Das kann zu Verhaltensproblemen führen. Ihre Verhaltensweisen werden oft missverstanden. Sehr viel von dem, was Menschen und Systeme mit guten Absichten tun, bereitet den Familien und Kindern, denen sie dienen sollen, zusätzlichen Schmerz.

Oprah: Das ist etwas, was ich noch vertiefen möchte. Während unseres »60-Minutes«-Gesprächs wurde mir klar, dass viele der Wohltätigkeitsorganisationen und gemeinnützigen Organisationen, die heutzutage versuchen, soziale Probleme zu lösen, in Wirklichkeit an der Oberfläche bleiben. Sie bemühen sich, den gemeinschaftlichen Zusammenhalt zu bieten, der, wie wir wissen, wichtig ist, übersehen aber oft die Ursachen – die Wurzeln – der Probleme, die sie zu lösen versuchen.

Wenn ein außerschulisches Programm nicht versteht, warum ein Kind chronische Gesundheitsprobleme oder Schwierigkeiten hat, in der Schule mitzukommen, wenn ein Beschäftigungsprogramm nicht versteht, warum jemand Schwierigkeiten mit Vorgesetzten hat oder schnell wegen Kleinigkeiten an die Decke geht – dann wird es diesen Programmen nicht gelingen, dauerhafte Änderungen herbeizuführen. Würden Sie bitte genauer erläutern, wie sich einige dieser Probleme entwickeln und zeigen?

Dr. Perry: Lassen Sie uns mit kleinen Kindern beginnen. Wir haben wiederholt darüber gesprochen, welch wichtige Rolle frühkindliche Beziehungen bei der Entwicklung der Stressantwortsysteme und der Fähigkeit spielen, zukünftig gesunde Beziehungen aufzubauen. Wir wissen, dass Disstress und Traumata – einschließlich Armut, Obdachlosigkeit, häuslicher Gewalt und Misshandlungen – die Entwicklung von Kindern stören. Häufig führt dies zu einer nur »partiellen« Reifung bestimmter Fertigkeiten, wie wir in Kapitel 5 im Zusammenhang mit der Vernachlässigung gesehen haben. Ein fünfjähriges Kind hat dann vielleicht nur die Sprachkenntnisse eines typischen Zweijährigen und die Selbstregulationsfähigkeiten eines typischen Vierjährigen. Abgesehen von dieser fragmentarischen Entwicklung wird das Kind eine überaktive und übermäßig reaktive Stressantwort haben (siehe Abbildungen 3 und 5).

Stellen Sie sich nun vor, dass dieses Kind in eine Vorschule mit Regeln und Lehrplänen für typische Fünfjährige kommt. Ein über die Entwicklung von Kindern und Traumata uninformiertes Umfeld wird die Erwartung haben, dass das Kind sich typisch »verhält«. Doch das ist ihm nicht möglich. Sein Tag wird (aufgrund seiner Sprachentwicklung) von vielen Kommunikationsschwierigkeiten und (aufgrund seiner Selbstregulationsfähigkeiten) von intensiver Frustration bestimmt sein. In dieser unglaublich quälenden Situation wird es dichtmachen oder ausrasten. So oder so wird es nicht in vollem Umfang vom sozial-emotionalen oder schulischen Lernen profitieren. Es gerät noch weiter ins Hintertreffen. Vielleicht fliegt es von der Schule. Mehr Kinder werden im Vorschulalter von der Schule verwiesen als zu jedem späteren Zeitpunkt: Farbige Kinder, vor allem Jungen, fliegen dreimal häufiger von der Schule als weiße.

Dies ist der Beginn eines toxischen Ungleichgewichts zwischen den Fähigkeiten des Kindes und den unrealistischen Erwartungen eines Bildungssystems, das viel zu oft unzureichend ausgestattet und über die Entwicklung von Kindern wie auch über Traumata nicht informiert ist. Selbst wenn das Kind in die nächste Klasse versetzt wird, hinkt es immer noch hinterher und ist zum Scheitern verurteilt. Jahr für Jahr gerät es weiter ins Hintertreffen. Seine verzögerte Entwicklung von Fertigkeiten und seine traumabezogenen Symptome führen dazu, dass man ihm bestimmte Etiketten verpasst (siehe Abbildung 6). Die auf seiner sensibilisierten Stressantwort basierende Hypervigilanz wird als ADHS etikettiert; seine vorhersehbaren Bemühungen, sich selbst zu regulieren – schaukeln, Kaugummi kauen, Männchen malen, tagträumen, Musik hören, mit dem Stift auf den Tisch klopfen und so weiter –, werden verboten. Ihm wird ein Etikett verpasst, es wird medizinisch behandelt, ausgeschlossen, bestraft, vielleicht von der Schule verwiesen und dann, viel zu oft, festgenommen. Wenn es versucht, die ständige Erniedrigung zu meiden, die es in der Schule erfährt, beschuldigt man es, die Schule zu schwänzen; macht es Anstalten zu fliehen und versucht das Lehrpersonal, es daran zu hindern, läuft dies oft darauf hinaus, dass man es der Körperverletzung beschuldigt. Dies ist die »School-to-Prison-Pipeline«.

Oprah: Außerdem hat der Schüler höchstwahrscheinlich keine Ahnung, dass seinen Schwierigkeiten eine Ursache zugrunde liegt. Er wird schließlich das Weltbild der anderen übernehmen: Er sei dumm, langsam und faul. Es ist ein Kreislauf des Versagens, der sein Selbstwertgefühl unterminiert, bis er so frustriert und beschämt ist, dass er aufgibt.

Dr. Perry: Das ist ein sehr wichtiger Punkt. Ein Kind, das zu kämpfen hat, wird nicht sagen: »Dieser arme Lehrer versteht einfach nichts vom ›zustandsabhängigen‹ Funktionieren und von den Auswirkungen des Traumas auf meine Lernfähigkeit. Er sollte mir helfen, mich zu regulieren, nicht zu konjugieren.« Stattdessen sagt es: »Ich muss dumm sein.«

Der andere wirklich wichtige Punkt in Bezug auf Schulen ist: *Wie viele* Kinder und Jugendliche haben traumabezogene Lern- und Verhaltensprobleme? Es sind nicht nur ein paar Fälle. Studien zeigen, dass zwischen 30 und 50 Prozent aller Kinder in öffentlichen Schulen drei oder mehr belastende Kindheitserfahrungen haben. Und diese Belastungen haben, wie bereits aufgezeigt, Auswirkungen. Stellen Sie sich vor, wie viele Kinder es in Schulen gibt, deren traumabezogene Erinnerungen durch harmlose Auslösereize im Unterricht aktiviert werden können. Vergessen Sie nicht, dass das, was wir im gegenwärtigen Moment erleben, von den niederen Hirnarealen gefiltert wird, bevor es zum Cortex gelangt. Alle derzeitig eingehenden sensorischen Informationen werden mit den »Erinnerungen« an frühere Erlebnisse verglichen, von diesen beeinflusst und zuerst in den niedrigeren, reaktiveren Hirnregionen verarbeitet, bevor sie die rationalen, »denkenden« Areale erreichen.

Sagen wir, ein älterer Junge ist mit episodischer häuslicher Gewalt aufgewachsen. Als er jünger war, erlebte er mit, wie sein Vater seine Mutter niedermachte und schlug. Dies geschah während einer wichtigen Phase der Gehirnentwicklung, einer, in der er grundlegende »Erinnerungen« bildete, um die Welt zu verstehen. Sein Gehirn lernte, männliche Attribute mit Gefahr zu assoziieren und eine laute, tiefe maskuline Stimme mit Angst.

Fünf Jahre nachdem diese Assoziationen und Erinnerungen gebildet wurden, hat der Schüler einen Englischlehrer, der gewisse Ähnlichkeiten mit seinem gewalttätigen Vater aufweist – er ist etwa so groß wie dieser, hat dieselbe Haarfarbe und eine tiefe Stimme. Der Junge ist nicht in der Lage, bewusst diese Verbindung herzustellen; schon einfach in diesem Klassenraum zu sitzen bereitet ihm Unbehagen. Dieses Gefühl entsteht in den niederen Bereichen des Gehirns. Es ist unbewusst. Erinnern Sie sich an Sam, den Jungen, dessen Vater Old Spice benutzte? Uns ist selten bewusst, wenn wir durch einen Auslösereiz getriggert werden.

Oprah: Und da ihm die Verbindung nicht bewusst ist – dass der Schmerz, der ihm zugefügt wurde, seine Beziehungen beeinflusst –, gab es vielleicht viele unangenehme oder von ihm sabotierte Beziehungen mit den männlichen Personen in seinem Leben, mit Trainern, Lehrern oder anderen Männern, die ihm potenziell als positive Vorbilder dienen könnten. Doch unbewusst meidet oder lehnt er diese Möglichkeiten ab.

Dr. Perry: Das ist wie bei Ihnen, als Ihnen noch nicht klar war, warum Sie Angst hatten, nachts allein zu sein. Sie waren sich der Gedankenverbindungen, die Sie als Kind hergestellt hatten, nicht bewusst. Unser Verhalten wird durch die emotionalen Landminen geformt, die frühere Traumata hinterlassen haben.

Doch vergessen Sie nicht, dass das Gehirn immer versucht, »die Welt zu verstehen«. Dieser Junge wird also verzweifelt nach einer Erklärung suchen. Vielleicht beschließt er, dass er Englisch nicht mag. Oder er glaubt schließlich, dass der Lehrer ihn nicht mag, dass der Lehrer ein Idiot ist. Der Lehrer hat keine Ahnung von alldem. Stellen wir uns also vor, der Junge hat Schwierigkeiten mit einer Schreibaufgabe. Der Lehrer kommt, um ihm zu helfen. Er betrachtet sein Angebot zu helfen als etwas Positives. Als er sich vorbeugt, um sich die Arbeit anzusehen, legt er dem Jungen die Hand auf die Schulter. Doch statt ruhiger zu werden, zuckt der Junge zurück und reagiert aggressiv, bevor er auch nur nachgedacht hat.

Der untere Bereich seines Gehirns sagt sofort: *Gefahr, Gefahr!* Und aktiviert das Stressantwortsystem, das unverzüglich den Cortex ausschaltet. Eine vernünftige, rationale Reaktion ist also ausgeschlossen.

Würde man später mit dem Jungen reden und sagen: »Du solltest einen Lehrer nicht wüst beschimpfen«, würde er antworten: »Ich weiß, dass das keine gute Idee ist.« Doch in jenem Moment hatte er einfach keinen Zugang zu der Fähigkeit, logisch zu denken.

Je mehr man über Traumata und die Stressantwort weiß, desto leichter ist es, bestimmte Verhaltensweisen zu verstehen, denen man am Arbeitsplatz, in einer Beziehung oder in der Schule begegnet.

Oprah: Etwas in seinem Gehirn, was aufgrund vergangener Erfahrungen bestimmte männliche Attribute mit Gewalt assoziiert, wird getriggert und sendet das Signal aus, dass Gefahr droht, sodass er mit Kampf oder Flucht reagiert: »Nimm die Hände weg!«

Dr. Perry: Vielleicht sogar: »Nimm deine *verdammten* Hände weg!« Dieses aggressive, impulsive Um-sich-Schlagen bleibt für den Lehrer völlig rätselhaft. Er versteht nicht, was los ist. Wenn er anderen die Szene beschreibt, wird er etwas sagen wie: »Er ging ohne ersichtlichen Grund auf mich los.« Das ist eine der gängigsten Beschreibungen der mit Auslösereizen verbundenen Verhaltensausbrüche. *Aus heiterem Himmel. Unvorhersehbar.* Das Verhalten scheint nicht provoziert worden zu sein.

Oprah: Ich hatte gerade wieder einen Aha-Moment. Wir benutzen so oft das Wort »durchgedreht«, wenn wir nicht wissen, woher ein Wutausbruch kommt oder warum jemand eine heftige Reaktion zeigt. Nun, jetzt wissen wir es. In diesem Augenblick ist irgendetwas geschehen, was die Traumaerinnerungen des Gehirns getriggert hat. Und da die unteren, nichtrationalen Bereiche des Gehirns dessen Ersthelfer sind, setzen sie sofort Stressantworten in Gang, die dann den vernünftigen Teil des Gehirns abschalten. Und so ist der Gewalt»ausbruch« in Wirklichkeit das Ergebnis eines hochgradig organisierten Prozesses im Gehirn. Und das Erste, was die Schule in diesem Fall sagen wird, ist: *Was stimmt nicht mit ihm?*

Der Lehrer, der nun davon überzeugt ist, dass mit dem Kind etwas nicht stimmt, meldet den Vorfall der Schulleitung. Dabei hätte er eigentlich fragen sollen: »Was ist diesem Kind passiert? Was ist sein Schmerz?«

Dr. Perry: Richtig. Es wird als Problemkind gesehen werden. Und wenn es sich weiterhin so verhält, wird man es zum Schulpsychologen schicken, es dann von der Schule verweisen und schließlich an eine psychiatrische Einrichtung überweisen. Und wenn niemand im psychiatrischen Gesundheitssystem versteht, dass seine Verhaltensprobleme mit dem zusammenhängen, was ihm passiert ist – nämlich mit seinem Trauma –, wird man eine ganze Reihe wohlgemeinter, aber ineffektiver Interventionen vornehmen.

Hätte die Schule jedoch die Ressourcen und Tools, um ihre Lehrer dabei zu unterstützen, die Prävalenz von belastenden Kindheitserlebnissen und die Auswirkungen von Traumata auf das Lernen zu verstehen – und Strategien zu entwickeln, um ein reguliertes, gefahrloses, Geborgenheit vermittelndes Klassenzimmer zu schaffen –, hätte man das Verhalten völlig anders betrachtet. Statt das Kind der Schule zu verweisen und es mit einem Etikett zu versehen, hätte man versucht, eine Beziehung zu ihm herzustellen und es zu verstehen.

Oprah: Doch das geht nur, wenn man sich fragt: »Was ist diesem Kind wohl passiert? Was ist sein Schmerz?«

Dr. Perry: Genau – wenn man auf andere, neue Weise versucht, Verhaltensweisen zu verstehen. Die gute Nachricht ist: Wenn Schulen tatsächlich lernen, welche Auswirkungen Traumata haben, und einige einfache Änderungen vornehmen hinsichtlich ihrer Art, zu bewerten, zu unterstützen und zu unterrichten, werden sie eine erhebliche Verbesserung der schulischen Leistungen und einen gewaltigen Rückgang schwieriger, störender Verhaltensweisen erleben. Werden im Unterricht regulative Strategien angewendet, die Lehrer unterstützt und respektiert, die Bedürfnisse der Kinder identifiziert und erfüllt, sind die Ergebnisse viel besser.

Wir arbeiten mit Schulen auf der ganzen Welt, wobei wir unser Neurosequential Model in Education (NME) nutzen, das viele der

Kernkonzepte enthält, die Sie und ich besprochen haben. Das NME bietet Beispiele für Unterrichtsstrategien, um diese Prinzipien und Konzepte umzusetzen. Die Ergebnisse sind vielversprechend. Lehrer, Schulleiter, Eltern und Kinder berichten von positiven Wirkungen, und die Resultate bestätigen ihre Ansicht.

Auch viele andere Gruppen führen »traumainformierte« Programme in Schulen ein. Wie bei der Definition von »traumainformierter Betreuung« unterscheiden sich auch die Elemente dieser Programme sehr stark. Doch alle erfolgreichen Modelle haben eines gemeinsam: Sie betonen Regulation und Bindung.

Oprah: Kindern bei der Regulation zu helfen ist also ein Schlüsselelement in einer traumabewussten Schule. Regulieren, eine Beziehung herstellen, dann vernünftig reden, ja? Die Sequence of Engagement zu verstehen ist unerlässlich.

Dr. Perry: Ja. Leider sind unsere Schulen normalerweise nicht traumabewusst und neigen dazu, viele der von uns erwähnten regulierenden Aktivitäten zu verbieten: herumlaufen, schaukeln, mit Gegenständen herumspielen, während man dem Unterricht folgt, mit Ohrhörern Musik hören, wenn man die Hausaufgaben macht. Eine »somatosensorische Regulation« – zum Beispiel mittels der rhythmischen Aktivitäten, über die wir sprachen – öffnet den Cortex und macht die für das logische Denken zuständigen Teile des Gehirns lernbereiter. Schulen neigen auch dazu, wirkungsvolle, die Heilung und Resilienz fördernde Aktivitäten wie Sport, Musik und Kunst auf ein Minimum zu beschränken. Diese gelten oft als Wahl- oder bereichernde Aktivitäten, obwohl sie dank ihrer regulierenden und relationalen Elemente in Wirklichkeit die Basis des schulischen Lernens sein können. Strukturierte, sich wiederholende rhythmische Aktivitäten sorgen dafür, dass die überaktiven und übermäßig reaktiven Regulationsnetzwerke (siehe Abbildung 2) wieder »ins Gleichgewicht« kommen. Musik gehört in diese Kategorie – sowohl Musik machen als auch hören. Ebenso alle Sportarten und das Tanzen. Und natürlich schließen all diese Aktivitäten sehr wichtige beziehungsmäßige Elemente mit ein. Man lernt, wann man seinem Mitspieler den Ball zuspielen muss, man lernt, wie man sich mit seinem Tanzpartner bewegen muss, man stimmt sein Geigenspiel mit anderen Mitgliedern des Orchesters ab. Schließlich sind Sport, Musik und weiteren Künsten auch kognitive Elemente eigen. Sie setzen überall im Gehirn Aktivitäten in Gang und synchronisieren sie, von unten nach oben und von oben nach unten. Es sind gesunde Aktivitäten, die das gesamte Gehirn einbeziehen.

Stellen Sie sich nun dreißig Kinder vor, die in Reihen in einem Klassenraum sitzen und passiv dem Vortrag ihres Lehrers lauschen. Dies ist keine effiziente Art, den obersten Teil des Gehirns zu fesseln. Wir lernen schneller, wenn wir uns bewegen und mit anderen interagieren. Wir speichern neue Informationen und rufen zuvor gespeicherte Informationen am effizientesten ab, wenn während des Lernens eine Art somatosensorische Aktivierung erfolgt.

Oprah: Was geschieht, wenn ein Schüler in die Luft geht und die Schule ihn zu einem psychiatrischen Dienst schickt, dessen Mitarbeiter nicht in der Behandlung von Traumata ausgebildet wurden oder keine Erfahrung mit Traumata haben?

Dr. Perry: Nichts Gutes. Normalerweise verschlimmert es die Situation des Kindes nur noch. Man verpasst ihm ein Etikett und verschreibt ihm in der Regel zu viele Medikamente. Unsere derzeitigen für die sozialpsychiatrische Versorgung von Kindern verantwortlichen Systeme sind unzureichend ausgestattet und überfordert. Nicht selten haben psychiatrische Kliniken lange Wartelisten. Manchmal kann man dort nur einmal im Monat einen Termin bekommen, mitunter dauert eine Sitzung mit einem Psychiater nur eine Viertelstunde. Die durchschnittliche Zahl von Besuchen liegt bei drei, bevor die Familie dann einfach nicht mehr kommt. Unsere psychiatrischen Systeme sind in der Regel krisenfokussiert.

Dennoch gibt es an vielen Orten klinische Teams, die über Traumata informiert sind und wirklich gute Arbeit leisten. Idealerweise wird eine Beurteilung des Kindes vorgenommen werden, die seine Entwicklungsgeschichte berücksichtigt – im Grunde eine detaillierte Analyse dessen, welcher Schmerz ihm zugefügt wurde. Bei einer guten Beurteilung werden auch die Bedürfnisse und Stärken des Kindes ermittelt. Basierend darauf, kann das Team ein individuelles Behandlungskonzept erstellen, das die Stärken des Kindes nutzt und mit geeigneten bereichernden erzieherischen oder therapeutischen Aktivitäten seinen Bedürfnissen gerecht wird.

Diese Teams wissen, dass eine »Einheits«lösung nicht funktioniert. Denken Sie nur, wie absurd es wäre, wenn jeder, der Brustschmerzen oder Husten hat, genau dasselbe Antibiotikum bekäme. Ebendas geschieht in vielen Kliniken, die sich auf eine bestimmte »Technik« spezialisieren. In einer Klinik, in der man gelernt hat, dass eine traumafokussierte kognitive Verhaltenstherapie (Tf-KVT) eine evidenzbasierte Traumaintervention ist, wird diese Methode vielleicht bei allen Traumapatienten angewendet. Sie mag in einigen Fällen hilfreich sein, ist es aber nicht in allen.

Einem wirklich traumabewussten klinischen Team stehen viele »Tools« zur Verfügung: Ergotherapie, Physiotherapie, logopädische Behandlungen, Zusammenarbeit mit der Schule, gute Psychoedukation für die Familie und das Kind sowie Zugang zu einer Vielzahl therapeutischer Techniken wie Tf-KVT, Eye Movement Desensitization and Reprocessing (EMDR), somatosensorische Interventionen, tiergestützte Therapien und vieles mehr. Obwohl die Traumatologie noch in den Kinderschuhen steckt, gibt es erste Beweise für die Effektivität vieler dieser Techniken, wenn sie zum *richtigen Zeitpunkt* des Behandlungsprozesses eingesetzt werden.

Das bedeutet, dass ein effektiver Therapieansatz der Sequence of Engagement folgen muss. Man muss die Regulationsprobleme angehen, bevor man mit relationalen oder kognitiven Therapien Ergebnisse erzielen kann. Deswegen habe ich das Neurosequential Model of Therapeutics (NMT) entwickelt, das ich im Buch *Der Junge, der wie ein Hund gehalten wurde* beschrieben habe, meinem ersten Buch mit Maia Szalavitz.

Einer der wichtigsten Aspekte der Heilung ist meiner Ansicht nach die Erkenntnis, dass viele therapeutische Techniken und Ansätze an ihr beteiligt sein können. Wir wissen, dass es für eine effektive Heilung unerlässlich ist, seine gesunden Beziehungen dazu zu nutzen, sich mit dem traumatischen Erlebnis zu konfrontieren und es zu verarbeiten. Wenn Sie einen Therapeuten haben und eine sichere, stabile Bindung zu ihm aufbauen, wird der Therapeut zu einem entscheidenden Teil dessen, was ich als »therapeutisches Netz« bezeichne. Doch vergessen Sie nicht, dass therapeutische Momente kurz und idealerweise über die ganze Woche verteilt sein sollten – es geht nicht nur um die eine Stunde pro Woche mit dem Therapeuten. Dieser Prozess schafft Möglichkeiten, Traumaerinnerungen, einschließlich der Stressantwortsysteme, auf moderate, vorhersehbare und kontrollierbare Weise zu aktivieren. Dies wiederum wird dafür sorgen, dass die sensibilisierten Systeme im Laufe der Zeit »neurotypischer« werden (siehe Abbildungen 3 und 5).

Oprah: Was ist, wenn man sich keinen Therapeuten leisten kann?

Dr. Perry: Gute Frage. Die meisten Menschen, die Belastungen ausgesetzt sind und Traumata erleiden, haben keinen Zugang zu einer Therapie, geschweige denn einem klinischen Team wie dem eben beschriebenen. Die Erfahrung lehrt uns jedoch, dass es nach einem Trauma zu besseren Ergebnissen führen kann, wenn man statt des Zugangs zu einem Therapeuten Zugang zu mehreren engagierten, fürsorglichen Menschen hat. Das therapeutische Netz entsteht aus all den positiven beziehungsbasierten Möglichkeiten, die sich im Lauf des Tages bieten. Ein Therapeut kann ein wichtiger Teil der Heilung sein, doch sie ist auch ohne ihn möglich. Das heißt nicht, dass eine Therapie nicht hilfreich ist, doch eine Therapie ohne »Verbundenheit« ist nicht sehr effektiv. Idealerweise hat ein Kind beides: Verbundenheit mit der Familie, der Gemeinschaft und der Kultur und ein traumabewusstes klinisches Team, das über eine Bandbreite von Tools verfügt.

Indigenen und traditionellen Heilpraktiken gelingt es ja hervorragend, ganzheitliche Erfahrungen für Körper und Geist zu schaffen, die mehrere Gehirnsysteme beeinflussen. Vergessen Sie nicht, dass Taumaerinnerungen in mehreren Gehirnregionen repräsentiert sind. Diese traditionellen Praktiken werden also kognitive, beziehungsbasierte und sensorische Elemente haben. Man erzählt noch einmal die Geschichte, erzeugt Bilder von der Schlacht, der Jagd, dem Tod, hält einander fest, massiert sich, tanzt. Man verbindet sich wieder mit seinen Lieben – mit der Gemeinschaft. Man feiert, isst und erzählt. Die Heilpraktiken der Eingeborenen sind repetitiv, rhythmisch, relevant, relational, respektvoll und lohnend – Erfahrungen, die bekanntermaßen effektiv die an der Stressantwort beteiligten Nervensysteme ändern. Die Praktiken entstanden, weil sie funktionierten. Die Menschen fühlten sich besser und »funktionierten« problemloser, und die Kernelemente des Heilungsprozesses wurden verstärkt und weitergegeben. Durch Zeit und Raum getrennte Kulturen entwickelten dieselben Prinzipien des Heilens.

Oprah: Das ist wirklich bemerkenswert.

Dr. Perry: Ja, das ist es. Unsere Vorfahren erkannten die Bedeutung der Verbundenheit und die Toxizität der Ausgrenzung. Die

Geschichte der »zivilisierten« Welt hingegen prägen Strategien und Praktiken, die Unverbundenheit und Marginalisierung begünstigten – und die Familie, die Gemeinschaft und die Kultur zerstörten. Kolonialisierung, Sklaverei, die Reservate in den Vereinigten Staaten, Kanadas Residential Schools, Australiens Stolen Generation – all dies war über so viele Generationen hinweg derart destruktiv, weil es die familiären und kulturellen Bande zerstörte, welche die Verbundenheit eines Volkes aufrechterhalten. Es brachte in unausweichlichen, schmerzlichen Situationen bindungslose, traumatisierte Individuen hervor – in Situationen, die Menschen zum Dissoziieren veranlassen, um sich anzupassen und zu überleben. Und obwohl das Dissoziieren adaptiv ist, führt es zu mehr Passivität und Konformität und macht es leichter, traumatisierte Menschen zu entmenschlichen und auszubeuten.

Auch wenn dies für einige nicht so offensichtlich sein mag: Unsere derzeitigen Kinderfürsorge-, Erziehungs-, psychiatrischen und Jugendstrafrechtssysteme tun meiner Ansicht nach oft das Gleiche. Sie lösen Familien auf, untergaben die Gemeinschaft, betreiben Marginalisierung, erniedrigen und greifen zu Bestrafungen.

Oprah: Sie haben so bewegend über systemischen Rassismus, Machtdemontage und Traumata gesprochen, als Sie einmal nach Südafrika gekommen sind, um meine Schule zu besuchen. Wir hatten die Oprah Winfrey Leadership Academy for Girls 2007 gegründet, dreizehn Jahre nach dem formalen Ende der Apartheid und der Schaffung einer demokratischen südafrikanischen Regierung. Als Sie zu Besuch waren, rangen wir gerade darum, ein gesundes Gemeinschaftsgefühl unter den Lehrern herzustellen. Die schwarzen Lehrer hatten das Gefühl, die weißen Lehrer würden eine gewisse Überlegenheit demonstrieren, obwohl diese sie akzeptierten. Sie erklärten dann aus der Perspektive der Gehirnentwicklung und deren Zusammenhang mit impliziten Vorurteilen und Rassismus, was zwischen den beiden Gruppen vor sich gehen könnte, und verhalfen uns damit zu großer Klarheit. Können Sie das bitte noch einmal erklären?

Dr. Perry: Aber sicher. Wir sprachen darüber, wie das Gehirn eines Kindes sensorische Informationen aufnimmt, um die Welt zu verstehen und Gedankenverbindungen herzustellen. Und wir sagten, dass wir durch und durch Beziehungswesen sind, deren sich entwickelndes Gehirn – beginnend mit den untersten Bereichen – anfängt, Erinnerungen an die Gerüche, Geräusche und Bilder »unserer Leute« zu bilden. Diese Erinnerungen existieren auf einer sehr tiefen, präkortikalen, unbewussten Ebene: die Art, wie »unsere Leute« sprechen, ihre Art, sich zu kleiden, ihre Hautfarbe.

Vergessen Sie nicht, dass Ihr Gehirn stets Ihre Welt überwacht – die Innen- wie die Außenwelt –, um Ihr Überleben sicherzustellen. Und wenn das Gehirn mit irgendetwas Fremdartigem konfrontiert wird, besteht seine Standardreaktion darin, die Stressantwort zu aktivieren. Sicher ist sicher – besser annehmen, dass das Neue eine potenzielle Gefahr darstellen kann.

Hinzu kommt, dass der Hauptfeind des Menschen seit jeher andere Menschen sind. Unsere Stressantwort ist im Lauf der Evolution in puncto Beziehungen sensibel geworden, sodass wir uns sicher fühlen, wenn wir mit Leuten zusammen sind, die ähnliche Merkmale haben wie unser Kindheits»clan«.

Begegnen wir jedoch Zeitgenossen, deren Merkmale sich von denen »unserer Leute« unterscheiden, aktiviert unser Gehirn standardmäßig die Stressantwort. Geschieht dies, fühlen wir uns dysreguliert, ja sogar bedroht.

Oprah: Das ist der Grund dafür, dass ein neugeborenes Baby, das herumgereicht wird, weil jeder es sehen will, manchmal zu weinen anfängt. Das Gehirn reagiert auf das Fremde.

Dr. Perry: Genau. Für den Säugling sind all diese Menschen andersartig, neu und erdrückend. Das aktiviert eine Stressantwort.

Doch auch das Gehirn von Erwachsenen aktiviert als Reaktion auf Menschen, die sich von ihrem ursprünglichen Clan unterscheiden, die Stressantwort. Meistens wird diese nur geringfügig aktiviert, sodass wir skeptisch, vorsichtig sind. Wenn aber jemand eine sensibilisierte Stressantwort hat oder die Merkmale der neuen Person sich sehr stark von denen seines Clans unterscheiden, kann eine wesentlich stärkere Stressaktivierung erfolgen. Und wenn dies geschieht, regredieren wir. Wir verlieren den Zugang zum höheren Teil unseres Gehirns, dem Teil, in dem unsere Werte und Überzeugungen gespeichert sind. Unser Denken und Verhalten wird dann durch primitivere, reaktivere Bereiche des Gehirns gesteuert.

Lassen Sie mich Ihnen ein Beispiel geben. Ich habe einmal eine Frau kennengelernt, deren Tochter sich dem Friedenskorps angeschlossen hatte und in einer sehr ländlichen Gegend Afrikas von Dorf zu Dorf zog, um Kinder zu immunisieren. Die aus Minnesota stammende junge Frau sah sehr skandinavisch aus: groß, blond, blasse, weiße Haut …

Oprah: … und sie ging in Dörfer, in denen die meisten noch nie zuvor einen weißen Menschen gesehen hatten.

Dr. Perry: Ja. Da ist also diese sehr positive, großherzige junge Frau, die Kinder liebt und das Gefühl hat, die Welt zu einem besseren Ort zu machen, wenn sie voller Enthusiasmus in diese Dörfer geht, um Krankheiten zu bekämpfen. Doch wenn sie in ein Dorf kommt, fangen die kleinen Kinder bei ihrem Anblick an zu schreien. Sie denken, sie sei ein Geist. Einige von ihnen beginnen zu weinen, andere rennen weg. Sich hieran zu gewöhnen fällt der jungen Frau schwer. Erst als ihre Mutter ihr ein wenig von unserer Arbeit erzählt, versteht sie schließlich, dass diese Kinder auf das »Unbekannte« und nicht auf sie persönlich reagieren. Ihre Gehirne haben keine positiven Assoziationen gebildet, die mit dem »Weißsein« verbunden sind, sodass die Begegnung mit der jungen Frau sehr unerwartet und stressaktivierend ist.

Doch so reagieren die Kinder nur zu Anfang. Im Lauf der Zeit lernen sie, dass diese weiße junge Frau, die liebevoll mit ihnen umgeht, die sie pflegt, sich um sie kümmert, dabei hilft, sie zu füttern, sie reguliert, ja, ihnen Liebe und Fürsorge und Unterstützung zuteilwerden lässt, sicher und gut ist. Und das Gelernte setzt sich in ihrem Gehirn so fest, dass sie, wenn sie Jahre später einer anderen weißen Person begegnen, sie als positiv einordnen werden.

Oprah: Selbst wenn die neue weiße Person nicht so nett ist, wird dies nicht unbedingt das ursprüngliche Bild von der netten weißen Dame aus Minnesota zunichtemachen, weil dieses Bild in einem frühen Alter tiefer in ihrem Gehirn verankert wurde.

Dr. Perry: Ja, genau. Wenn wir das erste Mal jemandem mit Merkmalen begegnen – wie der Hautfarbe –, die sich von denen »unserer Leute« unterscheiden, dann beginnen wir, neue Assoziationen zu bilden, die uns helfen, die Welt zu verstehen, weil unsere Welt nun eine neue Person mit einschließt. Unser Gehirn sichtet, vergleicht und ordnet diese Person ein. Zunächst wird es die existierenden Vorgaben nutzen: *Dies ist ein Mensch mit männlichen Merkmalen; es ist ein Mensch, der älter ist als ich; dieser Mensch ist Lehrer.* Doch je öfter man mit dieser Person zusammen ist, desto mehr Möglichkeiten hat man, neue, nuanciertere Gedankenverbindungen zu bilden. Man lernt die Facetten und die Vielschichtigkeit dieser Person kennen und nicht einfach nur ihre »Kategorien«.

Gleichzeitig nutzt das Gehirn jedoch stets »Abkürzungen«. Und diese Abkürzungen sind nicht immer akkurat; sie machen uns anfällig für Stereotype und Ismen – generalisierende Merkmale von Menschen, basierend auf den umfassenden Kategorien, in die sie fallen. Und die wirkmächtigsten Kategorien in unserem Gehirn rühren von unseren ersten Erfahrungen her, unseren Kindheitserfahrungen – was zu unserer Vorurteilsneigung beiträgt.

Als ich vor einiger Zeit mit einem kleinen schwarzen Jungen arbeitete, fragte ich ihn, ob er je einem weißen Mann begegnet sei.

»Einem«, sagte er.

Wie sich herausstellte, war die erste weiße Person, die dieser Junge aus der Nähe – nicht im Fernsehen – gesehen hatte, ein Polizeibeamter gewesen, der seinen Dad anhielt, eine Schusswaffe auf ihn richtete, ihn zwang, aus dem Auto zu steigen, ihn anbrüllte, ihm Handschellen anlegte und ihn dann gewaltsam in seinen Streifenwagen beförderte. Den Jungen hatte man völlig verängstigt im Auto zurückgelassen, bis ein Sozialarbeiter kam und ihn mitnahm. Man ließ nicht einmal seine Mutter zu ihm, bevor diese sich nicht »ausgewiesen« hatte. Wie Sie sich vorstellen können, war das Bild, das der Junge von weißen Menschen hatte, ein völlig anderes als jenes der Dorfkinder, die von der weißen Friedenskorpsmitarbeiterin versorgt wurden.

Und dieser Junge – der gesehen hatte, wie sein Vater gewaltsam festgenommen wurde – kam später zu mir, einem weißen Arzt, der versuchte, ihm zu helfen. Unsere Beziehung war vorbelastet. Der Junge hatte Angst, misstraute mir – einerseits, weil ich neu für ihn war, andererseits, weil ich weiß bin. Es erforderte wochenlange geduldige, positive Arbeit, bevor er mich als neutrale Person betrachten konnte. Wir haben letztlich eine gute Beziehung aufgebaut, doch ich galt für ihn als Ausnahme. Seine ursprünglichen negativen Erfahrungen mit Weißsein, die durch viele ähnliche Erlebnisse mit offenem und implizitem Rassismus in der Schule und der Gemeinde verstärkt wurden, prägten weiterhin sein Weltbild. Die frühesten Beziehungserfahrungen prägen uns am stärksten und dauerhaftesten.

Aufgrund der sequenziellen Verarbeitung von Erlebnissen wird dieser Junge den Eindruck des »Weißseins« immer zuerst im niedrigeren Bereich des Gehirns verarbeiten. Wenn er einem neuen weißen Mann begegnet, wird seine ursprüngliche – und damit standardmäßige – Verknüpfung von weißen Männern mit Gefahr zu einer Stressaktivierung führen, die sein Fühlen, Denken und Verhalten beeinflussen kann. Die Begegnung wirkt wie ein Auslösereiz. Das Gehirn des Jungen hat bereits die Angstantwort aktiviert, bevor eine andere Information über den neuen weißen Mann zum Cortex gelangen kann. In seinem Cortex hat der Junge ein paar autobiografische Erinnerungen an unsere Begegnungen, ein paar gespeicherte Informationen, dass *Dr. Perry weiß ist, aber okay war.* Doch in dem Moment, in dem die Angstantwort aktiviert ist, kann er nicht effizient auf diese Information zugreifen. Er wird den neuen weißen Mann anschauen und fühlen: *Aber das ist nicht Dr. Perry.* Unsere ersten Erfahrungen sind der Filter, durch den alle neuen Erfahrungen hindurchmüssen.

Was Südafrika anbelangt, haben wir es mit einem Land zu tun, in dem zahlreiche Kulturen aufeinandertreffen. Und über Generationen hinweg unterdrückte dort die weiße Gemeinschaft brutal die People of Color. Die schwarzen Lehrer an der OWLAG waren in einer Welt aufgewachsen, in der ein aktiver Widerstand gegen die Macht der Weißen und die rassistische Politik sowie die rassistischen Praktiken und Gesetze des Landes zum Tod führen konnte. Mit Weißsein verbundene Assoziationen waren oft angsteinflößend. Viele Schwarze entwickelten eine adaptive Strategie und einen adaptiven Stil, der im Grunde dissoziativ war. *Vermeide Konflikte; stellt man sich dir entgegen, dann gib nach.* Adaptive Fähigkeiten wie diese sind tief verwurzelt.

Oprah: Und viele Lehrer an der Schule hielten vielleicht unbewusst an jenen alten Denk- und Verhaltensweisen fest.

Dr. Perry: Genau. Als 1994 die repressiven Praktiken der Apartheid abgeschafft wurden, änderte sich das Gehirn der Menschen nicht auf der Stelle. Weiße wurden nach wir vor mit Vorherrschaft und Marginalisierung assoziiert. Obwohl sich die Situation theoretisch geändert hatte, wurden unbewusst wieder ein Machtgefälle hergestellt und alte Adaptationsmuster aktiviert, wenn Menschen, die während der Apartheid aufgewachsen waren, miteinander interagierten. Die weißen Lehrer fühlten sich wohl dabei, das Wort zu ergreifen und zu »führen«; die schwarzen Lehrer lehnten sich zurück, mieden Konflikte und stimmten Vorschlägen zu, die sie nicht unbedingt unterstützten. Dies führte zu großen Problemen an der Schule. Doch wenn ich mit den weißen Lehrern sprach, sagten sie ernsthaft, dass Rassismus bei den Problemen an der Schule keine Rolle spiele.

Mit am schwierigsten in puncto implizite Vorurteile und Rassismus zu begreifen ist, dass unsere Überzeugungen und Werte nicht immer unser Verhalten steuern. Diese Überzeugungen und Werte sind im höchsten, komplexesten Bereich unseres Gehirns gespeichert – dem Cortex. Doch andere Bereiche des Gehirns können ebenfalls Assoziationen herstellen – verzerrte, unrichtige, rassistische Assoziationen. Ein und derselbe Mensch kann aufrichtige antirassistische Überzeugungen und dennoch implizite Vorurteile haben, die zu rassistischen Kommentaren oder Handlungen führen. Wollen wir dies begreifen, müssen wir die im Gehirn stattfindende sequenzielle Verarbeitung und die Macht von Entwicklungserfahrungen verstehen, die die unteren Gehirnareale mit allen möglichen unser Weltbild formenden Assoziationen füllen.

Oprah: Sehr viele weiße Menschen sagen: »In meinem Haus hat nie jemand das N-Wort benutzt.« Doch es ist nicht einfach nur eine Frage der Sprache. Entscheidend ist auch, wie unsere Eltern Menschen behandeln, die anders sind als wir. Wie sie mit anderen interagieren. Was sie über sie sagen. Es ist der emotionale Ton, der in unserem Zuhause herrscht, wenn es um Leute geht, die »anders« sind. Das ist es, was wir von Geburt an aufnehmen, und es formt unser Bild von

Menschen, die anders sind als wir. Ob jemand das N-Wort benutzt hat oder nicht, ist nicht der Punkt. Unsere Sichtweise wird durch viele andere Verhaltensweisen beeinflusst.

Dr. Perry: Sehr viele andere. Wenn man klein ist und die grundlegenden Assoziationen dazu bildet, wie die Welt funktioniert, wird man in erster Linie von seinen Eltern beeinflusst. Und nicht wirklich durch das, was sie sagen, sondern durch das, was sie tun. Auch von den anderen Kindern und Erwachsenen, von denen man umgeben ist, wird man beeinflusst. Verbringt ein weißes Kind keine Zeit mit Kindern anderer Hautfarbe, hat es keine persönlichen Erfahrungen, die dabei helfen, diese wichtigen beziehungsmäßigen Assoziationen zu bilden.

Wir werden auch hochgradig durch die Medien beeinflusst. Vom Kindesalter an prägen die Medienbilder, die wir sehen, unser Verständnis von der Welt. Viele weiße Menschen haben keinerlei persönliche Erfahrungen mit People of Color, sondern kennen sie nur aus den Medien. Als ich aufwuchs, waren die Medien durchdrungen von negativen Stereotypen über Schwarze.

Oprah: Ich kenne viele Weiße, die keinen einzigen schwarzen Menschen kannten, bevor sie mir begegnet waren. Und es gab eine Zeit, in der einige Weiße tatsächlich schwarze Menschen für sich arbeiten ließen, um sagen zu können, dass sie einen Schwarzen persönlich kannten. Doch wie Sie schon sagten, kannten viele Weiße Schwarze nur aus den Nachrichten oder aus Kinofilmen.

Dr. Perry: As ich jung war, wurden schwarze Männer und Jugendliche in Filmen oder im Fernsehen viel eher negativ dargestellt – zum Beispiel als Kriminelle. Sie waren nicht die Detektive, Superhelden oder Wissenschaftler. Diese Verzerrung hat eine unglaublich starke Wirkung auf die Art unseres Gehirns, sich zu organisieren. Sie trägt zu den negativen Vorstellungen bei, die sich Weiße über People of

Color bilden, und beeinflusst in hohem Maße die Bildung impliziter Vorurteile.

Wir alle erschaffen unsere eigene – verzerrte – Version der Welt. Und die Abkürzungen, die das Gehirn bei der Verarbeitung von Informationen nimmt, machen uns, wie gesagt, anfällig für Vorurteile. Jeder hat abhängig davon, wie und wo er aufgewachsen ist, irgendwelche impliziten Vorurteile – verzerrte Vorstellungen von der Welt. Die Chancen, dass jede einzelne Kultur und jede einzelne Ethnie Teil unseres »sicheren und vertrauten« Katalogs wird – und das in den ersten Lebensjahren –, sind gleich null. Und so müssen wir zugeben, dass wir alle etwas davon mit uns herumschleppen.

Oprah: In ihrem Buch *Caste* führt Isabel Wilkerson eine Studie des Sentencing Project an, einer gemeinnützigen Organisation, die es sich zum Ziel gesetzt hat, eine Strafrechtsreform durchzusetzen. Dieser Studie zufolge machen Verbrechen, in die ein schwarzer Verdächtiger und ein weißes Opfer verwickelt sind, nur 10 Prozent aller Verbrechen aus – aber 42 Prozent der Verbrechen, von denen im Fernsehen berichtet wird. Wenn wir die Nachrichten schauen und fast die Hälfte aller Straftaten, von denen berichtet wird, Verbrechen von Schwarzen an Weißen sind, beeinflusst das unsere Art zu denken, wenn wir einen schwarzen Menschen sehen.

Dr. Perry: Lassen Sie uns einen Moment lang darüber nachdenken, welche Rolle diese impliziten Vorurteile bei der Interaktion eines unerfahrenen weißen Polizisten mit einem schwarzen Teenager während einer spätabendlichen Konfrontation spielen. Es ist eine Frage des zustandsabhängigen Funktionierens. Droht Gefahr, beginnt der vernünftige Teil des Gehirns abzuschalten, und die reaktiveren, emotionaleren Bereiche übernehmen das Kommando. Nehmen wir an, Sie sind der weiße Polizist. Sie fühlen sich bedroht und haben eine Waffe. Fangen dann die unteren, reaktiveren Bereiche des Gehirns an, Ihre Kognitionen und Verhaltensweisen zu dominieren, und ist in Ihrem Gehirn ein ganzer Katalog von schwarzen Männern als gefährlichen Kriminellen gespeichert, werden Sie viel eher in ein angstbasiertes Verhalten verfallen – schreien, eskalieren, den Abzug betätigen –, wenn Sie es mit einem schwarzen Teenager zu tun haben als mit einem weißen. Ihr Gehirn ist nicht mit einem Katalog gefährlicher weißer Teenager gefüllt.

Wenn wir über Systeme sprechen, die ein Traumatraining benötigen, dann sollte der Gesetzesvollzug ganz oben auf der Liste stehen. Als Ersthelfer – vor allem als Polizeibeamter – ist es unerlässlich, über Traumata, das Gehirn, Stress und Disstress Bescheid zu wissen. Jeder, der im Dienst der Gesellschaft eine Waffe trägt, sollte in diesen Dingen umfassend ausgebildet werden.

Oprah: Doch es gibt einen Unterschied zwischen implizitem Vorurteil und Rassismus. Wo sehen Sie diesen Unterschied?

Dr. Perry: Implizites Vorurteil bedeutet, dass das Vorurteil zwar da, aber nicht »unverhohlen geäußert« wird – oft sogar unabsichtlich. Rassismus hingegen ist ein unverhohlener Satz von Überzeugungen hinsichtlich der vermeintlichen Überlegenheit einer »Rasse« über andere »Rassen«. In den USA ist Rassismus die Marginalisierung und Unterdrückung der People of Color durch Systeme, die von Weißen geschaffen wurden, um Weiße mit Privilegien auszustatten. Man könnte sagen, dass Rassismus im obersten, »rationalen« Teil des Gehirns angesiedelt ist, während an der Entstehung der impliziten Vorurteile die verzerrenden »Filter« in unteren Bereichen des Gehirns beteiligt sind. Wenn ein Kind oder Jugendlicher in seinem Zuhause oder in seiner Peergroup unverhohlenen rassistischen Überzeugungen ausgesetzt ist, können diese Ansichten in die Filter »eingebettet« werden. Das Ergebnis kann ein tief verwurzelter Satz von Gefühlen und Überzeugungen sein, die in zahlreichen Regionen des Gehirns repräsentiert sind.

Oprah: Doch es ist möglich, sich zu ändern. Ich glaube, es ist wichtig, ein Gespräch zu erwähnen, das ich 2018 führte und das meine Überzeugung bestätigte, dass selbst das rassistischste Individuum durch Mitgefühl dazu gebracht werden kann, sich weiterzuentwickeln.

Ich sprach mit einem Mann namens Anthony Ray Hinton, der wegen eines Verbrechens, das er nicht begangen hatte, dreißig Jahre lang in Alabama in der Todeszelle saß. Während dieser Zeit war er extrem isoliert – er war ganz allein in seiner Zelle und hatte keine Möglichkeit, die anderen Insassen im Todestrakt zu sehen. Keiner sprach je wirklich mit einem der anderen, doch nachts konnte man Weinen und Stöhnen hören – Männer, die Schmerzen litten.

Eines Nachts hörte Anthony jemanden weinen, und etwas in ihm änderte sich. Er rief: »Was ist los?« Und der Mann erzählte ihm, dass seine Mutter gestorben sei.

Anthony stand seiner eigenen Mutter sehr nahe, und in diesem Moment empfand er Mitgefühl. Diese eine Frage, dieser Akt des Mitgefühls, öffnete allen Männern die Tür. Sie begannen, regelmäßig miteinander zu sprechen, sich Geschichten zu erzählen, einander zu unterstützen. Anthony entwickelte ein besonders freundschaftliches Verhältnis zu einem Mann namens Henry. Und er erfuhr schließlich, dass es sich bei seinem Freund Henry um Henry Hays handelte, ein Mitglied des Ku-Klux-Klans, das im Gefängnis gelandet war, weil es einen kleinen schwarzen Jungen gehenkt hatte. Doch statt sich von ihm loszusagen und die Freundschaft zu beenden, baute Anthony im Todestrakt eine Bindung zu ihm auf, und sie blieben enge Freunde.

Dr. Perry: Ich würde wetten, dass es Anthony dadurch auch gelang, Henry zu ändern.

Oprah: So sehr, dass Henrys letzte Worte an dem Abend, an dem er auf dem elektrischen Stuhl hingerichtet wurde, die waren, dass er sein Leben lang falschgelegen habe. Seine Eltern hatten ihm das Falsche beigebracht: dass Schwarze der Feind seien. Und er musste erst in den Todestrakt kommen, um zu lernen, was Liebe war.

Dr. Perry: Wow. Das ist unglaublich beeindruckend. Und ein perfektes Beispiel dafür, dass selbst das abscheulichste rassistische Glaubenssystem geändert werden kann.

Vergessen Sie nicht, dass der Cortex der formbarste, veränderbarste Teil des Gehirns ist. Überzeugungen, Werte können sich ändern.

Oprah: Implizite Vorurteile lassen sich schwerer ändern, richtig?

Dr. Perry: Implizite Vorurteile zu ändern ist viel schwieriger. Wir glauben vielleicht wirklich, dass Rassismus etwas Schlechtes ist, dass alle Menschen gleich sind. Doch diese Überzeugungen befinden sich im intellektuellen Teil unseres Gehirns, und die impliziten Vorurteile, die im niedrigeren Bereich des Gehirns angesiedelt sind, kommen nach wie vor Tag für Tag zum Tragen – durch unsere Art, mit anderen zu interagieren, durch die Witze, über die wir lachen, die Worte, die wir sagen.

Interessant ist, dies in Zusammenhang mit der Black-Lives-Matter-Bewegung zu betrachten. Als Folge des Mords an George Floyd hat es sehr viele Gespräche über strukturellen Rassismus, implizite Vorurteile und das White Privilege gegeben. Dies hat viele Missverständnisse deutlich gemacht und dazu geführt, dass sehr viel Schmerz zum Ausdruck gebracht wurde. Und natürlich sehr viel Abwehr: »Ich bin nie rassistisch gewesen.« Oder: »Ich habe keinen Funken von Rassismus in mir.« Nun, das Problem ist unser Gehirn. Wir alle haben tief verwurzelte Vorurteile, und unter ihnen lauern auch rassistische Assoziationen.

Wenn wir uns mit unseren impliziten Vorurteilen auseinandersetzen wollen, müssen wir erst einmal erkennen, dass wir sie haben, darüber nachdenken, wann wir sie zum Ausdruck bringen, voraussehen, wann und wo wir sie möglicherweise äußern werden. Wir müssen mutig genug sein, Zeit mit Menschen zu verbringen, die anders sind als wir und die unsere Vorurteile vielleicht infrage stellen. Das mag man als unangenehm empfinden. Aber vergessen Sie nicht: Moderater, vorhersehbarer, kontrollierbarer Stress kann resilienzfördernd sein. Bilden Sie neue Assoziationen, machen Sie neue Erfahrungen. Verbringen Sie idealerweise Zeit mit Leuten, die anders sind als Sie. Sie müssen echte, bedeutsame Beziehungen aufbauen, um Menschen auf der Grundlage ihrer einzigartigen Qualitäten und nicht auf Basis von Kategorien kennenzulernen.

Oprah: So lassen sich sowohl implizite Vorurteile als auch Rassismus wirklich ändern.

Dr. Perry: Genau. Und deswegen funktioniert es nicht, wenn ein Unternehmen diese Probleme angehen will, indem es einfach alle zu einem Antirassismuskurs oder einem kulturellen Sensibilitätstraining schickt. Kulturelle Sensibilität erwirbt man nicht durch ein Training – man erwirbt sie, wenn man in die Kultur eintaucht, Zeit mit anderen Menschen verbringt. Anthony Bourdain hat dies beispielhaft demonstriert. Er ermutigte Menschen, andere Kulturen kennenzulernen, indem sie Zeit mit Köchen dieser Kultur verbrachten, Mahlzeiten zubereiteten, das Essen aßen, gemeinsam mit den Menschen deren kulturelle Ereignisse feierten. Ein dreistündiges Seminar macht einen nicht kulturell sensibel.

Oprah: Heißt dies, dass es kein kulturelles Sensibilitätstraining geben sollte?

Dr. Perry: Nein, es heißt, dass ein kulturelles Sensibilitätstraining, das dabei helfen kann, Zugang zu den intellektuellen Elementen des Lernens zu finden, gepaart sein muss mit echten Erfahrungen und echten Beziehungen. Diese sind es, die uns helfen werden, uns zu ändern. Vielen Menschen fällt es schwer, dies zu tun, und es wird sicherlich nicht das gesamte System in Ordnung bringen, doch es ist ein Anfang.

Die langfristige Lösung besteht darin, die Entwicklung von impliziten Vorurteilen zu minimieren. Wir müssen darüber nachdenken, wie wir unseren heranwachsenden Kindern mehr Möglichkeiten bieten können, früher im Leben der Großartigkeit der menschlichen Vielfalt zu begegnen. Und wir müssen die vorurteilsgeprägten Elemente ändern, die so vielen unserer Systeme eigen sind.

Oprah: Glauben Sie, Traumata führen dazu, dass die Menschheit Rückschritte macht?

Dr. Perry: Wie schon gesagt, haben Menschen immer mit zahlreichen Traumata gelebt. Deswegen bin ich trotz all der Schwierigkeiten, über die wir gesprochen haben, optimistisch. Ich glaube, die »Menschlichkeit« unserer Spezies kommt und geht: Es hat Zeiten ungeheurer Menschlichkeit und Zeiten entsetzlicher Unmenschlichkeit gegeben. Doch wenn man sich die Geschichte der Menschheit ansieht, erkennt man, dass alles darauf hinweist, dass es in den Bereichen Gesundheit und Wohlfahrt, soziale Gerechtigkeit, Kreativität und Produktivität im Augenblick aufwärtsgeht.

Das soll nicht heißen, dass wir derzeit in den USA keine unglaublich schwierige Zeit durchleben. Es herrscht eine starke Polarisierung; viele Menschen nutzen Angst, um die öffentliche Meinung zu formen. Wütende, polarisierte Gruppen hören nicht gut zu, doch sie kommunizieren Angst und Schmerz und die Sehnsucht nach Veränderung.

Ich habe die Hoffnung, dass sich die Situation verbessern wird, wenn wir über Traumata und die Macht der Verbundenheit aufklären. Wir könnten in die Entstehung nachbarschaftlicher Gemeinschaften, in ein Angebot traumainformierter Dienstleistungen, in die Unterstützung von Künstlern, in die Wiederherstellung der Infrastruktur und in die Schaffung von Räumen investieren, in denen Menschen Gemeinschaft herstellen würden. Wir könnten einen Quantensprung der Menschheit herbeiführen. Wir könnten es. Wir können es. Doch zuerst müssen wir die tiefgreifenden und komplexen Wirkungen von Traumata verstehen. Wir haben so viel ungenutztes Potenzial.

KAPITEL 9

BEZIEHUNGS-HUNGER IN DER MODERNEN WELT

Der Maori-Älteste begleitete uns zu einem Tor am Fuß eines sanft abfallenden Hügels. Oben auf dem Hügel stand ein wunderschönes rechteckiges Gebäude mit großartigen Schnitzarbeiten auf den Pfeilern und dem Gebälk. Das Tor führte in ein Marae, *einen abgegrenzten Bereich, der das Zentrum des Gemeinschaftslebens der Maori bildete. Das Gebäude war das* Wharenui, *die Begegnungsstätte. Mehrere Dutzend Mitglieder der Maori-Gemeinschaft säumten den Pfad zu dieser Stätte. Einer der Ältesten, der eine* Taiaha *in der Hand hielt und laut Maori sprach, kam auf uns zu und legte einen Farnwedel vor mir auf den Boden. Eine ältere Frau begann zu singen. Andere stimmten ein. Die* Pōwhiri *genannte Willkommenszeremonie hatte begonnen.*

Dr. Robin Fancourt, eine Pionierin der Kinderheilkunde in Neuseeland, hatte mich 25 Jahre zuvor gebeten, zu Besuch zu kommen und über meine Arbeit zu Entwicklungstraumata und zum Gehirn zu berichten. Im Gegenzug hatte ich sie gebeten zu arrangieren, dass ich Zeit mit einigen Maori-Heilern verbringen konnte. Ich versuchte, mehr über die Heilpraktiken indigener Völker zu erfahren. Traumata sind immer Teil der menschlichen Reise gewesen, und unsere Vorfahren kannten sie gut. Ich hatte einige Zeit damit verbracht, Älteren und Heilern der First Nations, der Métis und von Gemeinschaften der Native Americans zuzuhören und von ihnen zu lernen. Ich hatte mehrere übliche Elemente von Heilpraktiken gesehen – vor allem die Nutzung von Rhythmus und die Betonung der Harmonie mit der Natur. Doch ich wusste, dass es noch viel mehr zu verstehen gab.

In den nächsten beiden Tagen sollte ich Traumata und Heilung aus der Perspektive einer Maori-Gemeinschaft betrachten lernen. Bei meiner ersten Lektion ging es um die Form des Lernens. Die Ältesten ließen mich nicht dasitzen und lesen, und sie hielten auch keinen »Vortrag« über traditionelles Heilen. Sie ließen mich zwei Tage lang in ihre Gemeinschaft eintauchen. In ihrer Weisheit schenkten sie mir eine Lernmöglichkeit, eine Erfahrung. Es gab immens viel zu entdecken, doch was ich letztlich sehen würde, lag allein an mir. Würde ich offen ge-

nug sein, um wirklich etwas zu lernen – oder würde ich die Erfahrung einfach durch meine westliche Medizinerbrille filtern und sie als eine originelle anthropologische Fußnote betrachten?

Den Rest des ersten Tages und Abends verbrachte die Gemeinschaft zusammen auf dem Marae. *Wir versammelten uns in der Begegnungsstätte, ließen uns auf dem Boden nieder. Viele sprachen mit mir über traditionelle Methoden. Sehr schnell wurde deutlich, dass sie keine konzeptuelle Aufteilung von Problemen oder Lösungen in Kategorien wie Erziehung, psychische Gesundheit, Jugendstrafrecht oder Kindeswohl vornahmen. Ihr Denken und Sein war vom Ganzheitsgedanken geprägt. Diese ganzheitliche Sicht war dem »Weltbild«, von dem die Ältesten der Cree und Métis mir erzählt hatten, erstaunlich ähnlich. Deutlich wurde auch eine echte Wertschätzung unserer Reise bis zu diesem Moment, ein Bewusstsein darüber, dass wir wissen müssen, woher wir kommen und was uns und unseren Vorfahren »passiert ist«, um das Hier und Jetzt wirklich verstehen zu können.*

Wenn jemand zu der Gruppe sprach, ging er in eine Ecke, wo jeder ihn sehen konnte und er jeden im Blick hatte. Die Sprecher stellten sich vor, indem sie ihre Abstammungslinie skizzierten. Häufig erwähnten sie eine spezielle Eigenschaft eines Vorfahren. Dass sie ihr anzestrales Erbe ausdrücklich betonten, zeugte von der Wertschätzung generationsübergreifender Bindungen. Dann sprachen sie, wobei sie oft ins Geschichtenerzählen verfielen, um ein wichtiges Argument darzulegen.

Während der gesamten zwei Tage gab es gemeinsame Mahlzeiten. Diese waren eine Mischung aus Zeremonie, Unterhaltung, Spielen, Geschichtenerzählen – wobei viel gelacht und einander umarmt wurde. Ich hatte das Gefühl, einem Familientreffen beizuwohnen. Die Herzlichkeit und Intensität der Gemeinschaft waren spürbar. Nachts schliefen wir alle im Wharenui.

An beiden Tagen wurde mir die Ehre zuteil, von zwei der älteren Heiler herumgeführt zu werden und mit ihnen durch den Wald und über den Strand zu spazieren. Hin und wieder blieben sie stehen, ver-

ließen den Pfad, um von einer Pflanze ein Blatt oder ein Stück Rinde abzubrechen oder nach einer Wurzel zu graben. Diese ließen sie mich dann riechen und kosten, wobei sie mir von ihrem potenziellen Nutzen erzählten. »Hiervon kann man mit Meerwasser eine Paste herstellen.« Oder: »Das hilft bei Schmerzen.«

Die Ältesten waren sehr geduldig angesichts meiner Neugier und leicht amüsiert über meine westliche medizinische Definition von »Krankheit«, als ich fragte, wie sie mit Depressionen, Schlafproblemen, Drogenmissbrauch und Traumata umgingen. Sie versuchten immer wieder, mir verständlich zu machen, dass diese Probleme im Grunde genommen alle »dasselbe« seien. Sie hingen miteinander zusammen. Die westliche Psychiatrie trennt diese Probleme gern, übersieht dabei jedoch deren wahren Kern. Wir jagen Symptomen nach, statt Menschen zu heilen.

Meinen maorischen Gastgebern zufolge erwuchsen Schmerz, Disstress und Dysfunktionalität aus einer Form von Fragmentierung, Unverbundenheit und Dyssynchronie. Wir sprachen ausführlich über diese Themen. Wie alle kolonialisierten Völker der Welt leiden die Maori stark unter den Folgen historischer Traumata. Die generationsübergreifenden negativen Auswirkungen der Kolonialisierung, des Ethnozids und des Rassismus sind verheerend. Unter den Maori gibt es eine viel höhere Arbeitslosigkeit und wesentlich mehr Armut, Alkoholismus, häusliche Gewalt sowie psychische und physische Gesundheitsprobleme als unter der Allgemeinbevölkerung Neuseelands (die zu 85 Prozent aus Weißen besteht). Eine ähnliche Überrepräsentation der Ureinwohner und der People of Color in Sonderschulen sowie in psychiatrischen, Jugendstrafrechts- und Strafrechtssystemen ist auch bei den Ureinwohnern Australiens und den Torres-Strait-Insulanern, bei den First Nations Kanadas sowie der schwarzen, lateinamerikanischen und uramerikanischen Bevölkerung der USA zu beobachten. Das maorische Konzept von »Krankheit« erklärte diese Unterschiede besser, als mein medizinisches Modell es vermochte. Durch die Kolonialisie-

rung wird bewusst der Zerfall von Familien, von Gemeinschaften und Kulturen herbeigeführt, und diese Unverbundenheit bildet den Kern des Traumas.

Ein Kernelement aller traditionellen Heilpraktiken ist etwas, was die Maori whanaungatanga *nennen. Das Wort bezieht sich auf gegenseitige Beziehungen, Verwandtschaft und ein Gefühl familiärer Bindung. Aus gemeinsamen Erfahrungen und Herausforderungen erwächst ein Gefühl der Verbundenheit und Zugehörigkeit. Viele der Heilpraktiken und Rituale beinhalten die »Wiederverbindung« – das ausdrückliche Artikulieren der Ursprünge der Bindung. Dies schließt gemeinsame Erfahrungen wie eine Jagd oder einen Beutezug sowie das anschließende symbolische und tatsächliche Wiederverbinden mit der Familie, der Gemeinschaft und der Natur mit ein.*

Die Ältesten machten stets deutlich, dass sie die Fortschritte in der Genetik, der Immunologie oder der Physiologie nicht ablehnten, und sie arbeiteten eng mit den im Westen ausgebildeten Ärzten in ihrer Gemeinschaft zusammen. Doch sie waren der Meinung, dass ein Gesundheitsverständnis, das die Vielschichtigkeit einer Person in Bestandteile zerlegte – behandelt vom Knochenarzt, Augenarzt, Gehirnarzt und so weiter –, die Kernelemente der Gesundheit einfach außer Acht ließ. Nicht bei der Verbundenheit – whanaungatanga *– anzusetzen verringerte die potenzielle Effektivität der westlichen Erfindungen.*

Als sich mein Besuch dem Ende zuneigte, stand ich neben einer Ältesten auf einem Felsvorsprung mit Blick aufs Meer. Wind wehte vom Wasser zu uns herüber, Wellen krachten gegen die Felsen. Der Effekt war laut, überwältigend und rhythmisch. Ich dankte der Ältesten, dass sie so viel Zeit mit mir verbracht hatte. Sie drehte sich mir zu, lächelte, legte die Hand auf mein Herz und sagte: »Wir sind Heiler.« Damals dachte ich, ein Arzt mit einem westlichen Selbstverständnis, dass sie meinte, sie und ich wären Heiler. Jetzt verstehe ich, dass sie mir noch einmal zu sagen versuchte, dass das kollektive »Wir« der Gemeinschaft heilt. Wir sind alle Heiler.

Als ich aus Neuseeland zurückkehrte, war ich fest entschlossen, die »beziehungsmäßige Gesundheit« der Kinder, mit denen ich arbeitete, besser zu verstehen. Ich wollte herausfinden, ob wir Beweise für die Zusammenhänge zwischen Gesundheit und Verbundenheit finden konnten. Der erste Schritt war die Erkenntnis, dass ich nicht wirklich nach einigen der wichtigsten Aspekte des Lebens der Kinder gefragt hatte. Wie verbrachten sie ihre Zeit – den ganzen Tag? Wer waren ihre Freunde, ihre »Leute«? Wo fühlten sie sich sicher? Und was in ihrem Leben hatte dazu geführt, dass sie zu einem Psychiater geschickt worden waren? Ich hatte mich zu stark darauf konzentriert, was mit ihnen »nicht stimmte« – welche Probleme, Symptome, Misserfolge in der Schule wir angehen mussten. Bei unseren Standardbegutachtungen ging es um die Natur und Schwere ihrer Symptome. Wir berücksichtigten nicht die Natur und Qualität ihrer Beziehungen. Mit unserem Behandlungsansatz drangen wir nicht zum Kern des Heilens vor – whanaungatanga.

Timothy, ein zehnjähriger Junge, war einer der ersten Patienten, mit denen ich nach meiner Rückkehr aus Neuseeland sprach. Er kam seit etwa neun Monaten zu uns, weil er von einem örtlichen Kinderarzt an uns überwiesen worden war, nachdem er mehrere Wutausbrüche gehabt und einen Klassenkameraden massiv angegangen war. Man hatte bei ihm ADHS und eine oppositionelle Verhaltensstörung diagnostiziert. Die Medikamente, die man ihm zur »Behandlung« seiner »Störungen« verschrieben hatte, vermochten seine Symptome nicht zu verbessern. Deswegen war er an unsere Klinik überwiesen worden.

Als ich mir seine Akten ansah, entdeckte ich viele Hinweise auf seine derzeitigen Probleme. Ab dem dritten Lebensjahr war Timothy vom Partner seiner Mutter, der mit im Haushalt lebte, körperlich missbraucht worden. Nach etwa drei Jahren Gewalt und Missbrauch hatte die Mutter sich von ihrem gewalttätigen Partner getrennt – was Mutter und Sohn sofort in Armut stürzte. Timothys Mutter versuchte verzweifelt, einen anständigen Job zu finden. Während der nächsten drei

Jahre zogen die beiden in drei verschiedene Städte – was drei neue Schulen und drei neue Wohnviertel mit neuen Nachbarn bedeutete. Schließlich zogen sie nach Texas, wo die Mutter eine feste Arbeit bekam. Langsam gewannen sie wieder ein wenig wirtschaftliche und soziale Stabilität. Doch ihre Erfahrungen hatten von beiden einen schweren Tribut gefordert.

Die Mutter war ausgelaugt und deprimiert, funktionierte aber gerade noch so. Timothy hatte klassische traumabezogene Symptome: Hypervigilanz, die fälschlicherweise als ADHS etikettiert wurde, Schlafstörungen, Erschöpfung aufgrund der Schlafstörungen und eine ständig überaktive Stressantwort. Hinzu kam die soziale Unreife. Trotz seiner zehn Jahre hatte Timothy bis dahin nur wenige Möglichkeiten gehabt, soziale Kompetenz zu entwickeln. Die Tatsache, dass er immer der neue Junge war, führte zusammen mit seinen traumabezogenen Lernschwierigkeiten zu einer erheblichen Verzögerung seiner sozioemotionalen Entwicklung, sodass er sich als Zehnjähriger immer noch auf der Stufe eines Fünfjährigen befand. Er wurde ignoriert oder gehänselt, wurde ausgeschlossen. Am reguliertesten fühlte er sich, wenn er allein oder mit seiner Mutter zusammen war. Er wollte zu den anderen dazugehören, besaß jedoch nicht die Fähigkeiten dazu. Als seine Mutter und er nach Texas gezogen waren, hatte Timothy sich mit einem sechsjährigen Jungen in seiner Straße angefreundet, doch den Eltern des Jungen behagte der Altersunterschied nicht, sodass sie zunächst zu verhindern suchten und dann verboten, dass die beiden Kinder miteinander spielten.

In der Klinik saßen Timothy und ich nebeneinander an einem Tisch und zeichneten und malten.

»Weißt du, mir ist klar geworden, dass ich dich nie nach deinen Freunden gefragt habe«, äußerte ich vorsichtig.

Er malte weiter, sagte kein Wort. Fast so, als habe er mich nicht gehört, doch ich wusste, dass es sich um eine Vermeidungsreaktion handelte.

»Wer ist dein bester Freund?«

Ohne zu zögern, antwortete er: »Raymond ist mein bester Freund.«

»Ich kann mich nicht erinnern, dass du über Raymond gesprochen hast.«

»Er ist wirklich nett. Wir waren zusammen schwimmen. Und haben Frösche gefangen. Er mag auch die Ninja Turtles, so wie ich.« Normalerweise war Timothy irgendwie verschlossen und wirkte traurig. Doch jetzt war er lebhaft und enthusiastisch.

»Seid ihr beiden in derselben Klasse?«

Er hielt inne, schien nachzudenken. »Ich weiß nicht. Ich hab ihn nicht gefragt.«

Ich war verwirrt. »Geht er auf deine Schule?«

»Nein, er wohnt in Kansas.«

»Ah. Wie oft seht ihr euch?«

»Nur letzten Sommer. Vielleicht sehe ich ihn nächsten Sommer, wenn wir wieder zelten gehen«, sagte er wehmütig. Seine traurige Grundstimmung war zurückgekehrt.

Auch ich war traurig. Hier war ein Junge, der mir erzählte, dass sein bester Freund jemand war, den er auf einem Campingplatz kennengelernt und mit dem er ein paar Tage lang gespielt hatte. Dieser Junge hatte eigentlich keine Freunde. Seine Verwandtschaft wohnte in einer anderen Stadt. Er gehörte keiner Glaubensgemeinschaft an, war ein Einzelkind und wurde in der Schule wegen seines unreifen und impulsiven Verhaltens marginalisiert. Er galt als »seltsames« Kind. Seine Mutter arbeitete sehr hart, mühte sich ganz allein ab, für ihn zu sorgen. Auch sie wirkte immer traurig, wenn ich sie sah.

Der Kontrast zwischen ihrer Welt und der Gemeinschaft der Maori war unübersehbar. Bei den Maori herrschten ein mannigfaltiger Beziehungsreichtum und eine große Generationenvielfalt – Säuglinge, Kinder, Jugendliche, Erwachsene und Ältere, alle waren zusammen in einem Raum, sangen, unterhielten sich, aßen, lachten. Ich malte mir aus, wie Timothy mit anderen Kindern durch das Marae *lief und hin und wieder den Kontakt zu Tanten, Onkeln und Großeltern suchte. Oder wieder zeltete und mit seinem Freund Raymond Frösche fing. Dann kehrte ich auf den Boden der Tatsachen zurück und stellte mir vor, wie er in der Schulcafeteria nach einem sicheren Platz suchte und allein sein Mittagessen verzehrte, von der Schule nach Hause ging, wo er eine leere Wohnung vorfand, darauf wartete, dass seine müde, liebevolle Mutter nach Hause kam, und die Zeit mit Videospielen und Fernsehen füllte.*

Die traumatischen Erlebnisse hatten sowohl auf Timothy als auch auf seine Mutter Auswirkungen gehabt. Beide litten unter Beziehungsarmut. Sie hatten kein therapeutisches Netz positiver, für eine Heilung notwendiger Beziehungen. Timothy und seine Mutter brauchten die Bindung mit anderen – sie brauchten whanaungatanga.

Während der nächsten Wochen trafen wir uns mehrmals mit Timothy und seiner Mutter und änderten unsere Behandlungsmethode. Als Erstes holten wir die Mutter dazu. Das mag überraschend klingen, denn nur wenige Kliniken für Kinder behandeln auch Erwachsene. Wenn man die Häufigkeit generationenübergreifender und innerfamiliärer Traumata bedenkt, ist dies ein eindringliches Beispiel für das destruktive Fragmentieren unserer »abgeschotteten« Systeme. Wir fanden für Timothy einen Mentor an seiner Schule, meldeten ihn zu einem außerschulischen Programm beim Boys & Girls Club in seinem Wohnviertel an und setzten all seine Medikamente ab. Wir ermutigten seine Mutter, zu einer von der örtlichen Kirche organisierten Gruppe für Alleinerziehende zu gehen. Sie war als Presbyterianerin aufgewachsen, hatte in Texas jedoch kein »kirchliches Zuhause« gefunden. Wir trafen uns als Teil eines individuellen Bildungsplans mit mehreren von Timothys Lehrern. Nachdem sie erfahren hatten, woher seine Verhaltensweisen rührten, waren sie viel verständnisvoller, und einer von ihnen kümmerte sich besonders um ihn. Timothy war unsichtbar, und die Lehrer waren überfordert gewesen. Doch jetzt wurde er von mehr Menschen an der Schule »gesehen«.

Ein halbes Jahr später war Timothy richtig aufgeblüht. Er zeigte keine Verhaltensprobleme mehr in der Schule und hatte den Lehrstoff von einem ganzen Jahr nachgeholt. Er hatte einen neuen besten Freund, jemanden, mit dem er jede Woche spielte. Er war in der Schule, nach der Schule und in seiner neuen Glaubensgemeinschaft aktiv. Auch seiner Mutter ging es besser. Sie empfand die Gruppe der Alleinerziehenden als sehr hilfreich und schloss neue Freundschaften. Timothys Schwierigkeiten hatten ihr das Herz gebrochen, sodass seine Fortschritte Balsam für sie waren. Und die natürliche Ansteckung durch eine glücklichere Mutter beschleunigte seine Entwicklung noch. Positive, auf Gegenseitigkeit beruhende Beziehungen und ein neues Gefühl der Zugehörigkeit halfen, diese kleine Familie zu heilen. Dies war erst der Anfang meiner Erforschung der Kraft der Verbundenheit.

Dr. Perry

Oprah: Sie sagten, unsere Welt sei beziehungsarm. Wir leben in einem Umfeld, in dem wir weniger Menschen sehen; und selbst wenn wir Menschen sehen und uns mit ihnen unterhalten, hören wir einander nicht wirklich zu oder sind nicht vollständig präsent. Und die Unverbundenheit macht uns verletzlicher.

Dr. Perry: Da haben Sie wahrscheinlich recht. Obwohl wir in einem erstaunlichen Land voller guter Menschen leben, sind wir, nach meinem Dafürhalten, insgesamt verletzlicher. Unsere Fähigkeit, als Volk Stressoren zu ertragen, nimmt ab, weil unsere Verbundenheit abnimmt.

Diese Beziehungsarmut bedeutet, dass möglicher Stress weniger abgepuffert wird. Wir werden »sensibler« für alles, was sich potenziell bedrohlich anfühlt, wie zum Beispiel eine Person mit einer anderen politischen Meinung. Viele Menschen reagieren übermäßig reaktiv auf relativ kleine Herausforderungen. Und wenn wir als Ergebnis des zustandsabhängigen Funktionierens übermäßig sensibel sind, neigen wir schnell dazu, weniger rational – das heißt emotionaler – zu denken und zu handeln. Wir verlieren die Fähigkeit, ruhig die Meinung anderer zu überdenken und zu versuchen, die Situation aus ihrer Perspektive zu sehen.

Oprah: Das erlebe ich ständig. Jemand macht einmal einen Fehler, oder es taucht etwas wieder auf, was er vor langer Zeit gesagt hat, und schon kriegt man es mit der »Cancel Culture« zu tun. Keiner möchte dem anderen mehr zuhören.

Dr. Perry: Die Ironie liegt darin, dass die menschliche Kommunikation stets durch Momente der Fehlkommunikation und Asynchronität gekennzeichnet ist, die Dinge dann jedoch wieder ins Lot gebracht werden. So lehrt uns mein guter Freund Ed Tronick, ein Pionier der Entwicklungspsychologie, dass Entzweiung und Versöhnung resilienzfördernd sind. Diese Entzweiungen sind perfekte Dosen moderaten, kontrollierbaren Stresses.

Gespräche zum Beispiel fördern die Resilienz; Diskussionen und Streitereien bei Familienessen und leicht erhitzte Unterhaltungen mit Freunden sind – solange man sich wieder versöhnt – resilienzfördernde, empathiebildende Erfahrungen. Wir sollten nach einem Gespräch nicht wütend davonziehen. Wir sollten uns regulieren. Die Risse kitten. Uns wieder verbinden und wachsen. Wenn man wegläuft, verlieren alle. Wir müssen lernen, besser zuzuhören, zu regulieren, nachzudenken. Dies erfordert die Fähigkeit, zu vergeben und geduldig zu sein. Reife Interaktionen zeichnen sich aus durch das Bemühen, Menschen zu verstehen, die anders sind als wir. Wenn wir jedoch keine Familienessen haben und nicht mit Freunden ausgehen, um lange, persönliche Gespräche mit ihnen zu führen, sondern nur via SMS oder Twitter kommunizieren, können wir nicht dieses positive, gesunde Muster des Hin und Her menschlicher Bindungen kreieren.

Oprah: Angenehme positive Momente sind natürlich wunderbar. Doch Sie sagen ja, dass echtes Wachstum aus schwierigeren Momenten und Gesprächen erwächst. Und wir müssen in diesen Momenten offen dafür sein, was dem anderen »passiert ist«.

Dr. Perry: Empathie ist die Fähigkeit, sich in die Lage anderer zu versetzen – sowohl im emotionalen Sinn ein bisschen zu fühlen, was sie fühlen, als auch im kognitiven Sinn die Situation aus ihrer Perspektive zu betrachten. Wenn wir mit einer empathischen Haltung an eine Interaktion herangehen, werden wir viel weniger dazu neigen, das Geschehen aus einer negativen Warte zu betrachten. Und das wird es uns hoffentlich ermöglichen, den anderen besser kennenzulernen – selbst wenn es sich um jemanden handelt, den wir bereits kennen. Wir werden hoffentlich mehr über seine Geschichte erfahren, und das wiederum sorgt dafür, dass wir auf eine etwas regulierte Art mit dem Betreffenden interagieren können.

Wenn jemand unhöflich ist, lassen wir uns typischerweise von seinen Emotionen anstecken – wir werden dysreguliert und spiegeln dann sein unhöfliches Verhalten wider. Können wir die Interaktion jedoch mit einer regulierten, empathischen Haltung angehen, ändert sich unsere Reaktion.

Oprah: Und das ändert alles. Sie haben auch gesagt, das menschliche Gehirn sei nicht für die moderne Welt geschaffen. Lassen Sie uns hierüber sprechen.

Dr. Perry: Nun, wir sind – genetisch betrachtet – seit über 250 000 Jahren menschliche Wesen. Und 99,9 Prozent dieser Zeit lebten wir in relativ kleinen, mehrere Familien umfassenden Jäger-Sammler-Gemeinschaften. Und so »taugt« unser Gehirn für die sozialen Merkmale und Komplexitäten dieser kleineren Gruppen. Fast während der gesamten Menschheitsgeschichte war unser soziales »Netzwerk« klein – wir »kannten« nur sechzig bis hundert Leute. Wir hatten vielleicht Verbindungen zu anderen Gruppen mit ähnlichen Verwandtschaftsbeziehungen und einige gemeinsame kulturelle Elemente, doch unsere »Welt« war überwiegend klein und in die Natur eingebettet. Es gab mehr Generationenvielfalt – Erwachsene, Jugendliche und Kinder, mit denen wir den Tag über zusammen waren –, mehr körperliche Nähe, mehr Berührungen, mehr Verbundenheit.

Unsere sensorischen Systeme entwickelten sich so, dass sie die täglichen Rhythmen, Farben, das Licht und die Geräusche der Natur wie auch die verbalen und vor allem nonverbalen Hinweise unserer relativ kleinen, aber komplexen sozialen Gruppen – unserer Clans und Stämme – beobachten.

Heute leben wir jedoch völlig anders als Tausende Jahre zuvor. Wir haben unsere moderne Welt erfunden. Und wann immer diese

Welt und ihre Erfindungen dazu führen, dass unsere genetischen Fähigkeiten nicht mehr ausreichen und unsere Vorlieben nicht mehr berücksichtigt werden, stoßen wir auf Probleme.

Unser derzeitiges Problem besteht darin, dass die Rate der Erfindungen die Geschwindigkeit, mit der wir *Probleme lösen* können, übersteigt. In den vergangenen zweitausend Jahren ist die Rate der Veränderungen in unserer Welt – in puncto Demografie, Technologie, Transportwesen und so weiter – explodiert. Wie der Schriftsteller und Biochemiker Isaac Asimov sagte: »Der traurigste Aspekt des Lebens derzeit ist, dass die Wissenschaft schneller Wissen sammelt als die Gesellschaft Weisheit.« Die Tatsache, dass wir uns von der natürlichen Welt und unseren »sozialen« Vorlieben wegerfinden, führt unter anderem dazu, dass unsere an der Überwachung der Welt beteiligten Nervensysteme gestresst werden. Unsere Stressantwortsysteme werden strapaziert, weil sie ständig die sensorische Kakofonie der modernen Welt überwachen: die Straßengeräusche, den Verkehr, Flugzeuge, Radios. In einem städtischen Umfeld zu leben strapaziert diese Systeme noch mehr. Jedes Mal, wenn wir jemand Neuem auf der Straße begegnen, fragt unser Gehirn: *Sicher und vertraut? Freund oder Feind? Vertrauenswürdig oder nicht?* Immer und immer wieder. Wir scannen die Merkmale jeder Person und vergleichen sie mit unserem »internen Katalog« dessen, was »sicher und vertraut« ist. Diese ständige Überwachung des sozialen Umfelds kann uns schwer zu schaffen machen.

Gleichzeitig rebellieren wir gegen die Natur. Wir verwenden künstliches Licht, um nachts wach zu bleiben. Die Lebensmittel, die wir essen, sind extrem industriell verarbeitet – und unterscheiden sich grundlegend von den Nahrungsmitteln, die unser Organismus zu verdauen gelernt hat. All dies stresst unseren Körper, allen voran das Gehirn.

Und der Stress ist noch viel schlimmer, wenn man sich zusätzlich Sorgen um Unterkunft, Essen oder Arbeit machen muss. Die mit der

Armut einhergehenden Unvorhersehbarkeiten und Unsicherheiten schmälern das Spektrum der Stressantwortsysteme auf eine Weise, die es extrem schwierig macht, mögliche »Chancen«, der Armut zu entkommen, auch tatsächlich zu nutzen.

Oprah: Wir haben darüber gesprochen, dass Armut Traumata verursachen kann. Doch wie Sie sagen, müssen wir uns nicht nur Sorgen über die wirtschaftliche Armut machen. Isolation und Einsamkeit sind ebenfalls eine Seuche.

Dr. Perry: Ja, die Beziehungsarmut in der modernen Gesellschaft beunruhigt mich sehr. Bei unserer Arbeit stellen wir fest, dass der beste Indikator für die aktuelle psychische Gesundheit eines Menschen seine derzeitige »beziehungsmäßige Gesundheit« oder Verbundenheit ist. Die Verbundenheit wird durch zweierlei genährt: die grundlegenden Fähigkeiten, Beziehungen aufzubauen und aufrechtzuerhalten, und die Beziehungs»möglichkeiten«, die man in seiner Familie, seinem Viertel, seiner Schule und so weiter hat.

Einfach gesagt: Das moderne Leben bietet weniger Optionen für beziehungsmäßige Interaktionen. In einem Umfeld mit mehreren Familien und Generationen stellen die ständigen sozialen Interaktionen eine reiche Quelle der Regulation, der Belohnung und des Lernens dar. 1790 lebten in 63 Prozent der Haushalte unseres Landes fünf oder mehr Personen, in nur 10 Prozent der Haushalte zwei oder weniger. Heute ist es praktisch umgekehrt: 2006 lebten nur in 8 Prozent der Haushalte fünf oder mehr Personen und in 60 Prozent der Haushalte zwei oder weniger. Laut einer in jüngster Zeit in den USA, Europa und Japan durchgeführten Umfrage bestanden bis zu 60 Prozent aller Haushalte aus nur einer Person.

Hinzu kommen die Auswirkungen der Bildschirmzeit. Ob zu Hause, bei der Arbeit oder in der Schule – wir verbringen unzählige Stunden vor dem Bildschirm, im Durchschnitt mehr als elf pro

Tag. Wir essen viel seltener im Kreis der Familie, unsere Konversationsfähigkeiten schwinden. Die Kunst des Geschichtenerzählens und die Fähigkeit zuzuhören nehmen ab. Das Ergebnis ist eine ichbezogenere, ängstlichere, deprimiertere und weniger widerstandsfähige Bevölkerung.

Oprah: Glauben Sie, dass all dies zu weniger Empathie führt?

Dr. Perry: Nun, die Fähigkeit, Empathie zu zeigen, ist eine Funktion wichtiger neuronaler Netze im Gehirn, und diese Netze sind gebrauchsabhängig organisiert. Mit anderen Worten: So wie die Sprachgewandtheit das Führen zahlreicher Unterhaltungen und viel verbale Stimulation voraussetzt, so erfordert die »empathische Gewandtheit« ausreichende Wiederholungen fürsorglicher Interaktionen. Und in unserer modernen Welt werden den Kindern diese Möglichkeiten nicht geboten.

Im Extremfall wird sich bei einem Kind, das keine beständige, sichere und stabile Fürsorge erfährt, die sehr wichtige Fähigkeit, gesunde Beziehungen aufzubauen und aufrechtzuerhalten, nicht entwickeln. Und abhängig von einer großen Anzahl anderer Entwicklungserfahrungen können sich allerlei Probleme hinsichtlich Vertrautheit, Sozialkompetenz und zwischenmenschlichen Verhaltens ergeben.

Oprah: Ich weiß, dass Sie mit Menschen gearbeitet haben, die nie die Fähigkeit entwickelt hatten, Mitgefühl zu empfinden.

Dr. Perry: Ich erinnere mich, dass ich im Gefängnis eine Frau befragte, die eine junge Mutter ermordet hatte, um deren Kind nehmen und als ihr eigenes großziehen zu können. Als ich ihre Akten durchsah und mit ihr sprach, wurde ihre Unverbundenheit schmerzlich deutlich.

Wenn man jedoch wusste, was ihr Schmerz war, erkannte man die Zusammenhänge. Sie selbst war sechs Tage nach ihrer Geburt verlassen worden. Sie verbrachte dann ein paar Monate in einem Heim – wo sie mehrere Bezugspersonen hatte –, bevor sie in Pflegefamilien kam. Von Geburt an erfuhr sie also keinerlei Beziehungskonstanz. Sie gehörte zu niemandem, gehörte nirgendwohin. Als sie sechzehn war, hatte sie in sieben Staaten und zwölf Städten gelebt und 26 verschiedene Adressen gehabt. Sie ging nie zwei Jahre lang kontinuierlich auf dieselbe Schule. Die längste Zeit, die sie je an einem Ort verbrachte, waren acht Monate. Sie hatte keine Bindung zu einer Familie, einer Gemeinschaft, einem Ort.

Diese Frau empfand keine Reue, bekundete keine echten Gefühle für die Mutter, die sie ermordet, oder das Kind, das sie genommen hatte. Während unseres Gesprächs wirkte sie kalt und leer. Ihr fehlte jegliches Mitgefühl. Doch wie wir in Kapitel 3 besprochen haben, kann man nicht geben, was man nicht bekommt. Wenn nie jemand mit einem gesprochen hat, kann man nicht sprechen. Wenn man nie geliebt wurde, kann man nicht liebevoll sein.

Oprah: Doch einmal abgesehen von extremen Fällen wie dem dieser Frau hat sich Ihnen zufolge unsere kollektive Fähigkeit, empathisch zu sein – den Schmerz anderer nachzuempfinden –, verändert.

Dr. Perry: Genau. Ich spreche von unentwickelter oder unreifer Empathie. Wenn kleine Kinder weniger Wörter hören, können sie dennoch sprechen lernen – sie werden einfach nur nicht so sprachgewandt sein. Ebenso werden Kinder, die weniger beziehungsmäßige Interaktionen haben, dennoch Sozialkompetenz entwickeln – sie werden einfach nur unreifer und egozentrischer sein. Mehrere Studien zeigen, dass die Empathiefähigkeit in erheblichem Maße abgenommen hat. Der typische Erwachsene im Collegealter ist egozentrischer und 30 Prozent »weniger empathisch« als vor zwanzig

Jahren. Eine Studie belegte eine 40-prozentige Zunahme psychischer Auffälligkeiten bei amerikanischen Collegestudenten während der letzten dreißig Jahre. Den Autoren zufolge steht dies in Zusammenhang mit »einem kulturellen Wandel hin zu extrinsischen Zielen wie Materialismus und Status und weg von intrinsischen Zielen wie Gemeinschaft, Sinn des Lebens und Zugehörigkeit«. Das soll nicht heißen, dass junge Menschen schlecht oder schlechter sind, doch es ist ein deutliches Beispiel dafür, dass unsere Lebenserfahrungen uns formen. Was uns passiert, ist von Bedeutung, und wir alle spiegeln bis zu einem gewissen Grad die Beziehungseigenschaften unserer Familie, Gemeinschaft und Kultur wider.

Wenn ich über die Veränderungen in unserer Familienstruktur und unserer Kultur nachdenke, kommt mir oft Barry Levinsons Film »Avalon« in den Sinn. Die Eingangsszene zeigt ein großes, mehrere Generationen umfassendes Familientreffen an Thanksgiving. Die Wohnung ist relativ klein, doch alle Generationen sind da. Es geht laut und chaotisch zu, aber es herrscht eine liebevolle Atmosphäre. Und die letzte Szene an einem späteren Thanksgiving? Nachdem sie »es geschafft hat« und an den Stadtrand gezogen ist, sitzt eine Kernfamilie – einst Teil einer großen Familie – schweigend nebeneinander, isst Fertiggerichte von Beistelltischen und schaut fern.

Das generationenübergreifende soziale Gefüge unserer Gesellschaft franst aus. Wir sind dabei, unsere Bindungen zu lösen. Ich glaube, das macht uns anfälliger und trägt signifikant zu dem Anstieg von Angstzuständen, Selbstmorden und Depressionen bei, den wir derzeit erleben, ja, noch vor der Covid-19-Pandemie erlebt haben.

Oprah: Sie glauben, das hat mit der Unverbundenheit zu tun.

Dr. Perry: Ja. Die Unverbundenheit und Einsamkeit in unserer Gesellschaft spielen eine wichtige Rolle bei der gegenwärtigen Zunahme von Angst, Schlafproblemen, Drogenkonsum und Depressionen.

Laut einer neueren Studie eines Teams der Harvard University standen von allen für eine Depression verantwortlichen Faktoren die wichtigsten in Zusammenhang mit Verbundenheit. »Die schützenden Wirkungen der sozialen Bindung zeigten sich selbst bei Individuen, die aufgrund einer genetischen Anfälligkeit oder eines frühkindlichen Traumas ein höheres Risiko hatten, an einer Depression zu erkranken.« Unsere Arbeit bestätigt diese Beobachtung. Zu unseren wichtigsten Erkenntnissen gehört, dass die beziehungsmäßige Gesundheit während der Kindheit bei der Beurteilung der derzeitigen psychischen Gesundheit eines Menschen eine genauso große, wenn nicht sogar eine noch größere Rolle spielt als die Geschichte seiner Belastungen. Und bei Kindern und Jugendlichen, die Traumata erleiden, sind ihre aktuellen Bindungen der beste Indikator für ihre derzeitige psychische Gesundheit und Funktionstüchtigkeit.

Das erinnert mich an die Maori-Ältesten und ihre Ansicht, dass Traumata, Angst, Depressionen und Drogenmissbrauch »alle dasselbe« sind – und alle in Zusammenhang stehen mit unserer Verbundenheit und unserem Zugehörigkeitsgefühl.

Oprah: Da bin ich ganz Ihrer Meinung. Ich erwähnte bereits, dass mir, nachdem mir Tausende von Menschen ihre Geschichte erzählt haben, etwas Grundlegendes klar geworden ist: dass aller Schmerz der gleiche ist – wir bringen ihn nur auf unterschiedliche Weise zum Ausdruck. Und abgesehen davon glaube ich, dass wir alle hier sind, um vom Schmerz der anderen zu lernen. Und so sind der Verlust der Gemeinschaft und die soziale Isolation, die wir alle spüren, eine Quelle großen kollektiven Schmerzes.

Dr. Perry: Unverbundenheit macht uns krank. Ich glaube, dass die Maori-Ältesten recht hatten und es eine Korrelation zwischen den steigenden Suizidraten und dem zunehmenden Ausfransen unseres sozialen Gefüges gibt.

Wir ziehen unsere Kinder und Jugendlichen nun in einem Umfeld groß, in dem nicht nur wachsende Beziehungsarmut herrscht, sondern in dem sie aufgrund der Ausbreitung bildschirmbasierter Technologien auch einer sensorischen Reizüberflutung ausgesetzt sind.

Oprah: Wir sind alle zu abhängig von unseren Handys. Niemand stellt mehr Augenkontakt her.

Dr. Perry: Richtig. Wir simsen, tweeten und posten mehr und mehr, führen aber immer weniger direkte Gespräche.

Ich glaube, wir haben nicht genug ruhige Momente, in denen wir einem Freund ohne jede Ablenkung zuhören. Diese Art der Interaktion führt zu einer völlig anderen Qualität menschlicher Bindung. Einer anderen Tiefe. Ich glaube, wir sehnen uns nach tiefen Bindungen, und viele von uns wenden sich sozialen Medien zu, um sie zu finden, doch letztlich befriedigen diese Interaktionen unsere Sehnsucht nicht.

Derweil steigen die Selbstmord-, Angst- und Depressionsraten unserer Jugend. Unsere Kultur ist sehr »fortgeschritten«, und wir haben einen sehr großen Wohlstand, haben sehr viel Kreativität und Produktivität – und doch sorgen Unterschiede und Ungleichheiten in all unseren Systemen weiterhin für die Marginalisierung, Fragmentierung und Unterminierung der Gemeinschaft und des kulturellem Zusammenhalts.

Wir mögen ein ziemlich gutes öffentliches Bildungssystem haben, wir mögen erstaunliche Technologien haben, doch wir erfüllen noch immer nicht unsere eigenen grundlegenden Beziehungsbedürfnisse oder die unserer Kinder. Sehr viele Menschen fühlen sich leer, suchen nach Bindungen, und das oft auf sehr ungesunde Weise.

Oprah: Und es geschieht unabhängig von unserem sozioökonomischen Status. Reichtum scheint niemanden vor Angst oder Depressionen zu bewahren.

Dr. Perry: Richtig. Doch es macht das Leben viel schwerer, wenn man sich am unteren Ende eines Machtgefälles befindet. Wenn man nicht zur »In«-Group gehört, kann die erlebte Marginalisierung die Gefühle, nicht dazuzugehören, noch verstärken.

Wir haben bereits darüber gesprochen, dass das Gehirn fortlaufend die soziale Umgebung nach Signalen absucht, die uns verraten, ob wir dazugehören oder nicht. Wenn ein Mensch die – oft unbewusst erfolgenden – Botschaften erhält, dass er dazugehört, beruhigen sich seine Stressantwortsysteme und sagen ihm, dass er sicher ist. Er fühlt sich reguliert und belohnt. Erhält er jedoch Hinweise, dass er nicht dazugehört, werden seine Stressantwortsysteme aktiviert. Und Signale, »nicht dazuzugehören«, sind unsere Standardreaktion auf jeden, den wir nicht kennen, vor allem, wenn er nicht die Eigenschaften unserer vertrauten Gruppe aufweist. Wir betrachten die Person als potenzielle Gefahr.

Oprah: Als »das andere«.

Dr. Perry: Das stimmt. Denken Sie nur, welche Auswirkungen dies für unsere moderne Welt hat. Wie gesagt, sieht man vielleicht täglich Hunderte von »neuen« Menschen, wenn man in einem städtischen Umfeld lebt, und das Gehirn muss diese vielen Leute ständig abschätzen. *Freund oder Feind? Hilft er mir, oder tut er mir weh?* Das ist anstrengend. Es strapaziert die Gefühle. Menschen, die in einem städtischen Umfeld leben, lernen oft, andere völlig zu ignorieren und sich von ihnen zurückzuziehen. Sie gehen zuweilen an uns vorbei, ohne uns zur Kenntnis zu nehmen. Das gibt uns das Gefühl, unsichtbar zu sein, doch für die Betreffenden ist es vielleicht einfach nur eine Form des Selbstschutzes.

Viele haben die Erfahrung gemacht, sich nach einem Reisetag »erschöpft« zu fühlen, obwohl sie nichts weiter getan haben, als ein paarmal Schlange zu stehen und in einem Flugzeug zu sitzen. Das liegt daran, dass ihr Gehirn pausenlos Tausende von neuen Stimuli überwacht hat. Vergessen Sie nicht: Die Stressantwortsysteme über längere Zeiträume auch nur moderat zu aktivieren ist physisch und emotional anstrengend.

Ein Teil der Zunahme von Angst in unserer modernen Welt ist somit auf das ständige Bombardement mit Neuem – vor allem sozialen Neuerungen – und auf das Fehlen ausgleichender zwischenmenschlicher Bindungen zurückzuführen.

Oprah: Die Tatsache, dass unsere Welt größer wird und wir immer mehr Menschen begegnen, überfordert also unser Gehirn.

Dr. Perry: Ja, und als Folge wird es anfangen, Abkürzungen zu nehmen, um mit all diesen neuen Menschen fertigzuwerden. Das Gehirn kann nur eine begrenzte Anzahl von wechselseitigen Beziehungen verkraften. Interessanterweise liegt die Zahl bei achtzig bis hundert Menschen – was, wie wir gesehen haben, die Größe einer großen Jäger-Sammler-Gemeinschaft ist.

Oprah: Es kostet viel Zeit und Energie, jemand Neues kennenzulernen, und in unserem Gehirn ist nur begrenzt Platz. Vielleicht fällt es deswegen so schwer umzuziehen.

Dr. Perry: Genau. Wenn man das Vertraute hinter sich gelassen hat und neu in einer Gemeinschaft ist, wird das Gehirn ständig versuchen, mit all dem Neuen zurande zu kommen. Und das ist sehr schwierig, wenn man keine echten beziehungsmäßigen Anker in der neuen Umgebung hat. Die Beziehungen werden wachsen, doch das braucht Zeit. Deswegen sind Menschen in den ersten sechs Monaten nach großen Veränderungen am verletzlichsten – nachdem sie das Sichere, Stabile und Bekannte hinter sich gelassen haben, um neue Bindungen aufzubauen.

Denken Sie an die Mädchen in Ihrer Schule. Sie sind wunderbare junge Frauen, wurden aber aus ihrem sozialen Umfeld herausgenommen und in ein völlig neues gebracht. Bis sie diese Verbundenheit wiederherstellen können, werden sie verletzlich sein.

Oprah: Deswegen versuche ich, Gastfamilien für sie zu finden, damit sie immer einen Ort haben, wohin sie gehen können. Einen sicheren Raum.

Dr. Perry: Das ist wirklich klug, denn Verbundenheit ist das, was uns hilft, mit Veränderungen klarzukommen und uns angesichts eines unaufhörlichen Bombardements mit Neuem zu regulieren.

Oprah: Und was machen Menschen nun ohne eine Gemeinschaft? Sie setzen auf ihre Mobilgeräte. Objektiv betrachtet, ist nichts falsch daran, doch letztlich sind es hohle Bindungen.

Dr. Perry: Ich erlebe es manchmal, dass Leute fast verzweifelt dadurch nach Verbundenheit suchen, dass sie mehr »Freunde«, »Follower« oder »Likes« bekommen. Das Bedürfnis nach Zughörigkeit, nach einem Clan, ist enorm stark, doch wie Sie sagen, sind Bindungen via Social Media oft hohl.

Oprah: Weil die »Freunde« und »Follower« nicht an unserer Seite bleiben, wenn wir krank sind, geschieden werden oder einfach nur einsam sind. Sie sitzen auch nicht mit ihren Nachbarn an einem Tisch – ja, in vielen Fällen nicht einmal mit ihren Familien.

Ich denke gerade an das, was Sie vorhin gesagt haben – dass Unverbundenheit krank macht. Könnte man Isolation als eine neue Art von Trauma einstufen?

Dr. Perry: Ich glaube, dass Isolation und Einsamkeit in manchen Situationen zu einer Sensibilisierung der Stressantwortsysteme führen können. Insofern sind sie also potenziell traumatisch. Zum Beispiel wenn man jemanden in Einzelhaft steckt. Das Timing der Isolation ist auch ausschlaggebend – denken Sie an die Frau im Gefängnis, die als Neugeborenes verlassen worden war.

Ich glaube, dass es zweifellos vernünftig wäre, Beziehungsarmut – mangelnde Verbundenheit – als belastende Erfahrung zu betrachten. Beziehungsarmut kann die normale Entwicklung stören, die Funktionsweise des Gehirns beeinflussen und die Menschen der Gefahr aussetzen, physische und mentale Gesundheitsprobleme zu bekommen. Sie ist überhaupt nicht gut für uns.

Oprah: Vor allem nicht für Kinder.

Dr. Perry: Richtig. Wir alle wollen Teil einer Gruppe sein, doch sehr viele Kinder werden marginalisiert, ausgeschlossen oder gemobbt. Das kann verheerend sein. Ausgeschlossen zu werden hat unter Umständen eine tiefgreifende und dauerhafte Wirkung.

In vielerlei Hinsicht ist die Beziehungsarmut unserer Gesellschaft eine Form des sozialen und emotionalen Verhungerns. Unsere Kinder verhungern.

Oprah: Ich glaube, dass die meisten Menschen Schwierigkeiten haben, diesen Gedanken zu verstehen, weil Kinder in unserer modernen Kultur alles zu haben scheinen. Was meinen Sie, wenn Sie sagen, sie verhungern?

Dr. Perry: Nun, es gibt verschiedene Arten von Nahrung. So wissen wir in den westlichen Kulturen unter anderem nicht zu würdigen, wie wirkmächtig und wichtig Berührungen für unsere körperliche und emotionale Entwicklung sind.

Oprah: Interessant.

Dr. Perry: Berührungen sind für ein gesundes physisches und emotionales Wachstum genauso wichtig wie Kalorien und Vitamine. Wenn Säuglinge nicht in den Armen gehalten und gewiegt werden, wenn sie nicht die liebevolle Wärme der Berührung einer Bezugsperson spüren, werden sie nicht wachsen. Sie können sogar sterben.

Oprah: Buchstäblich sterben?

Dr. Perry: Allerdings! Und viele Menschen in unserer Gesellschaft, einschließlich Kinder und Jugendliche, hungern nach Berührungen. Die Bedeutung gesunder Berührungen wird völlig unterschätzt. Wir haben tatsächlich Vorschulen, in denen kleinen Knirpsen, die den Drang verspüren, ein anderes Kind oder einen Lehrer zu umarmen, gesagt wird, dass sie dies unterlassen sollen. Die Lehrer und die anderen Bezugspersonen dürfen die Kinder nicht berühren. Doch es ist für ein drei- oder vierjähriges Kind einfach ungesund, acht Stunden lang ohne Berührungen, Umarmungen oder spielerisches Ringen mit einer anderen Person zu verbringen.

Oprah: Das gehört zu den Dingen, die ich sehr verstörend fand, als ich davon hörte, dass Eltern an der Grenze zwischen Mexiko und den USA von ihren Kindern getrennt wurden. Colleen Kraft, die ehemalige Leiterin der American Academy of Pediatrics, sagte, es habe sie sehr getroffen, dass man es den Betreuern nicht erlaubt habe, die Kinder zu berühren. Die Babys schrien und weinten, und die Betreuer durften sie nicht anfassen. Man hat den Kleinen einfach immer weiter Spielzeug gegeben. Ich weiß, dass es möglich ist, gesunde Berührungen zu erlauben und Kinder gleichzeitig vor unerwünschten Berührungen zu schützen.

Dr. Perry: Wir haben es hier mit einem Paradebeispiel dafür zu tun, dass Handlungsempfehlungen mit guten Absichten, aber einem nur geringen Verständnis der entwicklungsspezifischen Bedürfnisse von Kindern gegeben werden. Man will ihnen helfen, indem man die Möglichkeit minimiert, dass sie unanständig berührt oder missbraucht werden, und gleichzeitig das Personal vor falschen Anschuldigungen schützen. Doch statt über vernünftige Möglichkeiten nachzudenken, wie man in einem sorgfältig überwachten Umfeld gesunde Berührungen ermöglichen kann, gelten generelle »Nicht berühren«-Regeln.

Dies zieht sich wie ein roter Faden durch unsere Gesellschaft. Wir sind reaktiv, wir priorisieren praktische kurzfristige Lösungen, wir sind risikoscheu, und wir nutzen materielle Dinge statt Beziehungen als Belohnung: »Hier, nimm das Spielzeug. Sei lieb, und du bekommst was.« Beruhigende Berührungen durch das Schenken von Spielzeug zu ersetzen ist eine völlig fehlgeleitete Praxis. Es ist das Ergebnis einer entwicklungsignoranten, traumauninformierten Politik – und ein weiteres Beispiel für die Notwendigkeit, unsere Systeme zu ändern.

Oprah: Als ich das hörte, kamen mir die Tränen. Wir müssen uns wirklich mehr anstrengen. Wir wissen es besser. Wir wissen, dass menschlicher Kontakt gesund ist. Wir wissen, dass zu viel Zeit vor einem Bildschirm einen Freund, einen Lehrer, einen Trainer oder ein Elternteil nicht ersetzen kann.

Dr. Perry: Noch einmal – die Geschwindigkeit, mit der wir unsere Welt erfinden, übersteigt unsere Fähigkeit, die Auswirkungen unserer Erfindungen zu verstehen. Fernseher, Videospiele, Handys, Computer: Sie alle sind, evolutionsgeschichtlich betrachtet, ziemlich neu. Und wir wissen noch nicht genau, welchen Einfluss diese Geräte auf das sich entwickelnde Gehirn haben, darauf, wie unsere Kinder denken und Erlebnisse verarbeiten werden. Doch wir beginnen, die zerstörerische Wirkung zu verstehen, die elf Stunden vor einem Bildschirm auf die soziale Entwicklung haben können. Wir wissen alle, wie störend es ist, während eines Familienessens oder einer Unterhaltung mit Freunden SMS zu verschicken oder zu telefonieren – und wie sehr es ablenkt, wenn man während eines Vortrags in der Schule oder während eines Meetings bei der Arbeit im Internet surft.

Oprah: Ich habe Sie den Begriff »Technohygiene« benutzen hören. Ich mag diesen Begriff. Können Sie bitte erklären, was er bedeutet?

Dr. Perry: Im Grunde müssen wir, wie ich glaube, soziale »Regeln« entwickeln, wann und wie wir unsere neuen Technologien nutzen. Es wurden immer neue Regeln aufgestellt, wenn wir neue Technologien erfunden hatten.

Nehmen Sie die derzeitigen Hygieneregeln als Beispiel. Einer der wichtigsten Fortschritte in der Geschichte der Medizin war es, die Zusammenhänge zwischen Krankheiten, Mikroben und Abwasser zu erkennen. Wir können es heute kaum fassen, doch Chirurgen wuschen sich früher nicht die Hände, bevor sie den OP betraten. Die Leute verrichteten ihre Notdurft, wo immer sie wollten, und Gemeinden leiteten das Abwasser in Trinkwasserquellen. Als wir jedoch die Zusammenhänge zwischen Bakterien, Infektionen und Krankheiten erkannten, wurde uns klar, dass wir es besser machen mussten. Eine Vielzahl von Hygieneprotokollen wurde entwickelt. Wir sozialisieren Kinder, zur Toilette zu gehen, um ihre Notdurft zu verrichten. Wir waschen uns die Hände, nachdem wir auf der Toilette waren. Wir halten unser Abwasser und unser Trinkwasser getrennt.

Ich glaube, wir brauchen dieselbe Art von allgemeinen »Regeln« für die Nutzung unserer Technologien. Handyfreie Zonen und Zeiten, die richtige »Dosierung« von und die richtigen Abstände zwischen Bildschirmzeit und so weiter. Wir wissen zum Beispiel, dass es für eine gesunde Entwicklung der Sprachfähigkeiten, der Aufmerksamkeit oder Konzentration nicht optimal ist, ununterbrochen vor dem Bildschirm zu hocken. Deswegen hat die American Academy of Pediatrics altersabhängige Zeitlimits für die Bildschirmzeit von Kindern empfohlen. Und während wir immer weiter lernen, können wir einige dieser »Hygiene«-Empfehlungen weiterentwickeln und modifizieren.

Oprah: Stimmt es, dass Kinder unter zwei oder drei Jahren überhaupt nicht auf ein Tablet oder einen Bildschirm schauen sollten, weil dies schlecht für die Entwicklung des Gehirns ist?

Dr. Perry: Es ist wahrscheinlich nicht optimal.

Oprah: Woran liegt das?

Dr. Perry: Unser Gehirn ist so organisiert, dass wir visuell gepolt sind. Wir haben zwar mehrere Sinne, doch das Sehen ist in der Regel der dominante. Bilder können starke Reaktionen hervorrufen, weil unser Gehirn eine Vorliebe für bunte und berührende visuelle Inhalte hat. Wenn man beides auf einem Bildschirm kombiniert, wird die Aufmerksamkeit des Zuschauers gefesselt. Das ist nicht unbedingt schlecht – bis das Gehirn dies als so angenehm und unterhaltsam empfindet, dass wir anfangen, diesen visuellen Input anderem weniger stimulierendem, weniger ereignisreichem sensorischem Input vorzuziehen. Einem Säugling oder Kleinkind, das unentwegt auf einen Bildschirm starrt, entgehen andere wichtige Möglichkeiten, etwas über die Welt zu lernen. Kinder sollten erkunden, wie etwas sich anfühlt, riecht, schmeckt. Sie sollten die Welt verstehen lernen, indem sie all ihre sensorischen Tools nutzen.

Wissen Sie, warum Säuglinge und Kleinkinder Objekte immer in den Mund nehmen? Sie versuchen herauszufinden, wie eine violette

Blüte schmeckt. Sie versuchen, die Welt zu verstehen. Doch wenn 75 Prozent des Tages damit verbracht werden, auf einen Bildschirm zu starren, nichts anzufassen, nichts zu spüren, sich nicht zu bewegen oder mit anderen menschlichen Wesen zu interagieren, bleiben im Grunde wichtige Bereiche des Gehirns unterentwickelt, die sich in diesem Lebensabschnitt schnell organisieren.

Die beste Art, einem Kind das Sprechen beizubringen, ist nicht die, es vor einen Bildschirm zu setzen, sondern mit ihm zu reden. Wenn man den Spracherwerb von Kindern betrachtet, so erkennt man, dass Sprachgewandtheit mit der Anzahl der Wörter zusammenhängt, die sie in Unterhaltungen verwenden. Nicht der Zahl der Wörter, die sie beim Medienkonsum zu hören bekommen.

Oprah: Und wir möchten, dass Kinder echte Bindungen zu anderen Gleichaltrigen und Erwachsenen aufbauen. Wie Sie sagten, entwickeln sich die Empathiesysteme im Gehirn, wenn es viele Möglichkeiten gibt, sie zu stimulieren.

Dr. Perry: Idealerweise wird also ein Kind, das in einem beziehungs»reichen« Zuhause mit vielen Gelegenheiten zu sicheren, stabilen und fürsorglichen Interaktionen aufwächst, Verbundenheit und Resilienz entwickeln. Diese Erkenntnis lag all den traditionellen Kindererziehungs- und Heilpraktiken zugrunde, von denen mir die indigenen Ältesten berichteten.

Ihre Einsicht, welch enorme Bedeutung die menschliche Verbundenheit hat, spiegelt eine Weisheit wider, die unserer heutigen Welt verloren gegangen ist. Welche Ironie, dass die Kulturen, die unsere moderne Welt marginalisiert hat, genau die Kulturen sind, welche die Weisheit besitzen, unsere modernen Leiden zu heilen.

KAPITEL 10

WAS WIR JETZT BRAUCHEN

Vor vielen Jahren spielte ich die Rolle der Sethe in der Filmversion von Toni Morrisons erbarmungslosem Roman Beloved *(dt.* Menschenkind, *Anm. d. Ü.).*

Sethe ist eine ehemalige Sklavin, gequält vom entsetzlichen Tod ihrer Tochter Beloved. Im Film kehrt Beloved zu Sethe zurück, wiedergeboren als behindertes Kind, das Sethe bei sich aufnimmt.

Für den Rest ihres Lebens versucht Sethe, das Geschehene wiedergutzumachen, während ihre Beziehung zu Beloved immer belastender und komplizierter wird.

Eines Tages drehten wir eine Szene, in der Sethe Beloved ins Bett bringen sollte. Die einzige Anweisung, die der Regisseur Jonathan Demme mir gab, war: »Okay, steck sie ins Bett.«

Und so ging ich zu den Ecken des Bettes, zog die Decke völlig gerade und steckte sie unter der Matratze fest.

»Cut!«, brüllte Jonathan, der hinter der Kamera stand. »Oprah, so doch nicht.«

Ich wiederholte den Vorgang noch zielstrebiger und steckte die Decke noch fester unter der Matratze fest.

»Cut!« Jonathan kam zu mir herüber. »Was machst du da?«

»Ich stecke sie ins Bett.« Ich spürte, wie eine Mischung aus Angst und Verlegenheit in mir hochstieg, wusste aber nicht, warum.

»Du machst das Bett«, sagte er. »Du steckst deine Tochter nicht ins Bett und deckst sie schön zu.«

In diesem Moment machte es klick. Tief in meinem Inneren. Ich starrte Jonathan an. »Ich weiß nicht, was ›ins Bett stecken‹ bedeutet«, sagte ich leise. »Ich weiß nicht, wie ich das machen soll.«

Endlich verstanden wir beide, was los war. Jonathan brachte mir behutsam bei, meine Tochter liebevoll zuzudecken. Während wir uns zusammen um das Bett herumbewegten, erfasste mich große Trauer.

Ich kann mich nicht erinnern, jemals so liebevoll zugedeckt worden zu sein. So musste die Liebe einer Mutter aussehen.

Jahre später war ich mit meiner Freundin Urania und ihrer kleinen Tochter Kylee in der Küche, als Urania die Kleine fragte, ob sie etwas essen wolle. »Ja, bitte«, sagte Kylee.

Urania ging zum Kühlschrank und nahm ein paar Erdbeeren heraus. Sie wusch sie, nahm ein Messer und begann zu schneiden. Ich konnte sehen, dass sie dies nicht zum ersten Mal tat. Während sie mit dem Messer um eine Beere herumfuhr, entstand die Form einer zarten Rose. »Eine Erdbeerrose«, staunte ich. Urania legte die wunderschönen Beeren vorsichtig auf einen Teller und reichte sie ihrer Tochter. Bei diesem Anblick traten mir Tränen in die Augen. Die Zärtlichkeit, mit der sie es tat, versengte meine Seele.

Wieder sagte ich mir: »So muss die Liebe einer Mutter aussehen.«

Meine Mutter und ich hatten eine schwierige Beziehung. Wie bereits erwähnt, verbrachte ich meine frühe Kindheit – die ersten sechs Jahre – bei meiner Großmutter. Ich habe keine Erinnerung an meine Mutter aus dieser Zeit.

Als meine Großmutter krank wurde, brachte man mich plötzlich zu meiner Mutter nach Milwaukee, wo ich von nun an leben sollte. Es war keine freudige Mutter-Kind-Wiedervereinigung. Ich spürte, dass ich nicht willkommen war.

An dem Abend, an dem ich in Milwaukee ankam, musterte Miss Miller, die Frau, bei der meine Mutter wohnte, mich kurz und sagte: »Sie wird auf der Veranda schlafen müssen.« Miss Miller war hellhäutig. Sie konnte fast als Weiße durchgehen, und sie machte deutlich, dass sie es nicht zulassen würde, dass dieses »kraushaarige, dunkelhäutige Kind« im Haus schlief.

»In Ordnung«, sagte meine Mutter.

Ich hatte nie irgendwo anders geschlafen als im Bett meiner Großmutter. Auf der geschlossenen Veranda konnte ich den Straßenlärm hören. Während ich beobachtete, wie meine Mutter die Haustür schloss, um in das Bett zu gehen, in dem ich ebenfalls schlafen zu dürfen geglaubt hatte, erfasste mich ein entsetzliches Gefühl der Ein-

samkeit, das mir die Tränen in die Augen trieb. Ich stellte mir vor, dass ein Räuber kommen und mich mitnehmen oder dass jemand durch die Fenster einbrechen und mich erwürgen würde. An diesem ersten Abend kniete ich mich nieder und betete zu Gott, er möge Engel schicken, die mich schützten.

Als ich morgens aufwachte, war die schreckliche Angst verschwunden, doch mein Leben lang hatte ich meist weiterhin das Gefühl, nicht sicher zu sein, während ich schlief. Dieses Gefühl hatte sich tief in meine Seele gegraben. Im Alter von sechs Jahren spürte ich, dass ich allein war und dass niemand außer Gott auf mich aufpassen würde.

Mein Schmerz und die Entschlossenheit, die daraus erwuchs, setzten einen Kreislauf in Gang, der sich viele Male wiederholen sollte. Ich glaube, dass er auf tiefgreifende Weise das Grundmotiv meines Lebens ist. Die Probleme, mit denen ich während meiner Kindheit zu kämpfen hatte, ermöglichten es mir, den Schmerz anderer zu erkennen und ernst zu nehmen. Ich sehe, dass andere sich genauso intensiv nach Bestätigung sehnen, wie ich es als Kind tat. Tausende von Menschen hatten den Mut, mir ihre Geschichten zu erzählen, weil ihre Geschichte meine Geschichte war. Ihr Schmerz war mein Schmerz. Weil aller Schmerz gleich ist.

Oprah

Oprah: Es gibt so viele wunderbare Geschichten von Menschen, die sagen, dass es ihnen gelungen ist, den Kreislauf von Missbrauch und Trauma in ihrer Familie zu durchbrechen. Ist es möglich, vollständig zu verhindern, dass die negativen und toxischen Wirkungen solcher Erfahrungen weitergegeben werden?

Dr. Perry: Wichtig ist klarzustellen, dass die meisten Menschen, die missbraucht werden, nicht hingehen und andere auf die gleiche Weise missbrauchen. Andererseits hat sich herausgestellt, dass Menschen, die missbraucht wurden, nur in den seltensten Fällen kein wie auch immer geartetes adaptives Verhalten zeigen, das sich darauf auswirkt, wie sie mit anderen umgehen. Es muss keine »Pathologie« sein, doch dieses Verhalten kann die Art beeinflussen, wie der Betreffende Beziehungen aufbaut und aufrechterhält.

Das führt uns wieder zurück zu der Frage, warum einige Menschen gewalttätige Beziehungen zu suchen scheinen. Unser Gehirn, unser Geist, zieht uns wie gesagt hin zu vertrauten Mustern – selbst wenn diese Muster negativ sind. Wir wiederholen schließlich frühere maladaptive Muster und erkennen es häufig nicht einmal. Sehr oft sehen die Menschen in unserem Umfeld dies klarer als wir selbst.

Oprah: Ja, und ein echter Wandel kann meist erst dann stattfinden, wenn wir es selbst sehen. Ich wusste schon sehr früh in meiner Kindheit, dass ich auf mich allein gestellt sein würde, wenn ich es zu etwas bringen wollte. Ich erfuhr zu Hause keine Unterstützung. Doch im Lauf der Jahre gab es einige ganz besondere Lehrer, die sich die Zeit nahmen, das Potenzial zu fördern, das sie in mir erkannten. Und wie Sie sagen, reicht es schon, wenn eine Handvoll Menschen einen durch eine neue Brille sieht und sich die Zeit nimmt, einem zu helfen. Meine Lehrer hatten keine traumainformierte Ausbildung. Hegen Sie die Hoffnung, dass nun, da einige diese Ausbildung haben und Ihre bahnbrechende Arbeit immer bekannter wird, mehr Menschen Heilung erfahren können?

Dr. Perry: Ich bin hoffnungsvoller als vor zwanzig Jahren. Ich verbrachte den größten Teil meines Berufslebens mit dem Versuch, Kinder, Jugendliche und Erwachsene, die ein Trauma erlitten hatten, besser zu verstehen und ihnen besser helfen zu können. Für uns war es ein großer Fortschritt, als wir schließlich einen Teil der komplexen Neurowissenschaft in nützliche Modelle für die klinische Arbeit übersetzen konnten.

Das Neurosequential Model ermöglicht es uns, eine Version dessen zu erstellen, wie unser Gehirn organisiert zu sein scheint. Im Grunde genommen ist das so, als würde man ein Haus inspizieren. Indem wir nach der »Geschichte« des Hausbaus fragen – dem »Was ist dir passiert?« –, können wir uns auf die wahrscheinlichsten Probleme konzentrieren. Was würde erwartungsgemäß geschehen, wenn man den Zement des Fundaments nicht fest werden ließe oder die Rohrleitungen zur zweiten Etage nicht richtig verlegte?

Sobald wir die Ursache des Problems kennen, können wir uns besser darüber klar werden, wie es in Ordnung zu bringen ist, und anhand einer Nachbildung der ursprünglichen Konstruktion des Hauses – des Gehirns – einen Plan zur »Wiederherstellung« beziehungsweise »Restaurierung« erstellen. Mit den Problembereichen im Blick können wir sowohl in pädagogischer als auch therapeutischer Hinsicht für Erfahrungen sorgen, die die Systeme wieder in Gang bringen und reorganisieren, die durch Vernachlässigung, belastende Erlebnisse und Traumata beeinträchtigt wurden. Wir haben eine bessere Vorstellung davon, wie wir therapeutische Erlebnisse auswählen und sequenzieren können – ein besseres Verständnis dafür, was wir tun können, um zu helfen, und wann der richtige Zeitpunkt dafür gekommen ist.

Wir müssen noch viel mehr lernen, sind aber ziemlich optimistisch. Hunderttausende von Kindern, Jugendlichen und Erwachsenen aus über 26 Ländern haben von klinischen Angeboten und Bildungsangeboten profitiert, welche diese die neurologische Entwicklung berücksichtigende, traumabewusste Perspektive nutzen.

Denken Sie noch einmal zurück an Mike Roseman. Als wir schließlich den »Bottom-up«-Prozess in Gang setzten, der half, seine durch Traumata sensibilisierten ZRNs zu regulieren, hatten wir es mit einer Beta-Version unseres neurosequenziellen Ansatzes zu tun – die Probleme des Gehirns in der richtigen Sequenz in Angriff zu nehmen und sich auf die unteren Netzwerke zu konzentrieren, bevor man sich den Problemen in den höheren Regionen zuwendet.

Oprah: Regulieren, eine Beziehung herstellen und dann vernünftig reden, wie Sie sagen.

Dr. Perry: Lassen Sie mich Ihnen noch ein anderes, detaillierteres Beispiel dafür geben, wie dies funktioniert. Vor rund zwanzig Jahren wurden wir gebeten, uns die siebenjährige Susan anzusehen, die im Alter von zwei Jahren adoptiert worden war und deren Verhaltensweisen ihre Eltern, Lehrer und Therapeuten überforderten.

Als Susan adoptiert wurde, konnte sie nicht sprechen, hatte Schlafprobleme, ausgedehnte »Wutanfälle« und Absence-Anfälle. Außerdem zeigte sie selbstverletzendes Verhalten wie Kratzen im Gesicht und zwanghaftes Zupfen an der Haut, bis diese blutete. Als sie älter wurde, wurde sie von Physio- und Ergotherapeuten, Tutoren, im Haushalt mitlebenden psychiatrischen Pflegekräften, Hilfslehrern in der Schule, Entwicklungskinderärzten, Psychologen und Psychiatern betreut. In den letzten fünf Jahren hatte man ihr verschiedene diagnostische Etiketten verpasst und mit den unterschiedlichsten Behandlungsmethoden nur minimale Fortschritte erzielt.

Susan hatte stark belastende Kindheitserlebnisse und kaum Bindungen zu anderen Menschen gehabt. Das »Fundament« ihres Hauses war höchstwahrscheinlich äußerst schwach. Ihre alleinerziehende

Mutter hatte mit psychischen Gesundheitsproblemen zu kämpfen; sie war ihren eigenen Eltern im Alter von vier Jahren weggenommen worden und hatte ihre gesamte Kindheit und Jugend in mehreren Pflegefamilien verbracht. Mit achtzehn war sie im Sinne des Gesetzes kein Pflegekind mehr und auf sich allein gestellt. Sie wurde sofort schwanger, war jedoch nicht in der Lage, für Susan zu sorgen. Das Jugendamt nahm ihr Susan weg, als diese vier Monate alt war, und entzog ihr schließlich ihre Elternrechte. Susan wurde ein Mündel des Staates. Von dieser Art des generationenübergreifenden Traumas sind sehr viele Kinder in unseren Kinderschutzsystemen betroffen.

Als Susan ihrer Mutter weggenommen wurde, kam sie für zwei Monate in ein Heim. Es folgten drei verschiedene Pflegefamilien, bevor sie dann adoptiert wurde. Man kann ihr »Weltbild« in Bezug auf die Vertrauenswürdigkeit von Erwachsenen und die Sicherheit, die sie einem bieten, nur erahnen. Der Prozess, ihr Haus zu bauen, wurde ständig unterbrochen; das Legen der elektrischen Leitungen, die Klempnerarbeiten und der Rohbau wurden durch eine zweijährige Phase der unvorhersehbaren, unkontrollierbaren und extremen Aktivierung ihrer Stressantwortsysteme beeinträchtigt. Und so war es keine Überraschung, dass sie klassische Symptome eines sensibilisierten dissoziativen Systems hatte. Ihre Selbstverstümmelung war ein Versuch, sich zu regulieren – etwas, worüber wir schon an früherer Stelle gesprochen haben. Angesichts von unvermeidbarem Stress und Disstress dissoziierte sie – von daher ihre Absence-Anfälle. Und die Übererregungskomponente ihrer Stressantwort war ebenfalls sensibilisiert (siehe Abbildung 5). Ihre Wutanfälle waren das Pendant des Kleinkinds zur Kampf-oder-Flucht-Reaktion. Sie war ein völlig verängstigtes, verwirrtes, unterentwickeltes Kind.

Teil des Problems war, dass das Bildungssystem und das psychiatrische Gesundheitssystem – und vor allem auch die Eltern – Susan als siebenjähriges Kind sahen. Doch ihre Entwicklung entsprach bei Weitem nicht der einer Siebenjährigen. Sie hatte die sozialen Fähigkeiten eines Säuglings, die Regulationsfähigkeiten einer Zweijährigen und die kognitiven Fähigkeiten einer Dreijährigen. Eltern, Lehrer und Therapeuten versuchten immer wieder, vernünftig mit ihr zu reden. Sie erklärten die Regeln und versuchten zu erforschen, »warum« sie all diese »ungezogenen« Dinge tat. Sie alle gaben ihr Bestes. Sie verstanden weder das zustandsabhängige Funktionieren noch die Entwicklungsprobleme, die angesichts von Susans Geschichte vorhersehbar waren.

Unser Neurosequential Model ermöglichte es uns, einen Plan für eine Therapie zu erstellen, die mit dem »Fundament« begann – den unteren Bereichen von Susans Gehirn. Sie hatte erhebliche Sinnesverarbeitungsprobleme: Sie konnte es zum Beispiel nicht ertragen, berührt zu werden; war mehr als eine Person im Raum, fühlte sie sich überfordert; sie konnte bestimmte Stoffe nicht auf ihrer Haut ertragen; sie vergrub sich immer unter Bergen von Kissen und Decken und so weiter. Also begannen wir, ihr mehrere vorhersagbare und strukturierte somatosensorische Erfahrungen zu ermöglichen: Gewichtsdecken, vorsichtig eingeführte therapeutische Massage, eine angereicherte »sensorische Kost«, bereitgestellt durch einen traumabewussten Ergotherapeuten. Wir fokussierten uns nicht auf Susans Probleme mit ihren Altersgenossen, auf ihre Unfähigkeit, im Unterricht aufzupassen, ihre depressiven Symptome, ihre Wutausbrüche, ja nicht einmal auf ihre Sprachprobleme. Wir gingen sequenziell vor. Wir begannen mit den unteren Systemen, wobei wir wussten, dass wir zu den anderen Problemen zu einem späteren Zeitpunkt des Behandlungsprozesses gelangen würden.

Ein zentraler Teil des neurosequenziellen Ansatzes ist es, Eltern, Lehrern und Klinikern zu helfen, das »Stadium« zu erkennen und den »Zustand« zu beobachten. Das heißt herauszufinden, welche aktuellen Entwicklungsfähigkeiten das Kind hat – ihr aktuelles Entwicklungsstadium im Gegensatz zu dem ihrem Alter entsprechenden. Und wir wollen ihnen helfen, sich der Zustandsabhängigkeit des Kindes bewusst zu werden. Wir ermutigen sie, sich selbst zu fragen: »Befindet sich das Kind in einem Zustand, in dem es tatsächlich ›hören‹ kann, was ich ihm zu sagen oder beizubringen versuche?«

Es ist verblüffend, wie oft wir dies ignorieren. Wie wir bereits besprochen haben, wird ein zu stark dysreguliertes Kind nicht offen dafür sein, etwas Neues zu lernen oder zu erfahren. Und wenn wir trotzdem weiterhin erwarten, dass es aufpasst, sich konzentriert und lernt, untergraben wir sein Gefühl, sich bei uns sicher fühlen zu können. Wir zerstören das Band der Empathie zwischen ihm und uns – genau das, wovon jegliche Chance auf Veränderung abhängt.

Hören Sie also auf, zu »lehren«, zu »coachen« und zu »argumentieren«, wenn das Kind sich in einem Zustand befindet, in dem es nicht lernen kann. Konzentrieren Sie sich darauf, präsent zu sein, und regulieren Sie sich, wenn Sie Frustration verspüren, sich nicht respektiert fühlen oder Wut in Ihnen hochsteigt, weil man Ihnen nicht zugehört hat. Wenn Sie sich zurücknehmen und beruhigen, werden Sie Zugang zu Ihrem Cortex haben und sich an Möglichkeiten erinnern, wie Sie dem Kind helfen können, sich zu regulieren. Sie werden noch genügend Gelegenheiten haben, das Kind zu unterrichten.

Unsere Arbeit mit Susan dauerte noch vier Jahre. Sie machte langsam, aber stetig Fortschritte. Die grundlegenden therapeutischen Techniken entwickelten sich – von somatosensorischen über rhythmische und regulierende (einschließlich der Arbeit mit einem Therapiehund) hin zu relationalen und schließlich kognitiven Techniken (wie der traumafokussierten kognitiven Verhaltenstherapie, Tf-KVT). Das Faszinierende war, dass wir am Ende viele der therapeutischen Methoden nutzten, die zuvor erfolglos angewendet worden waren. An diesen Methoden war nichts »falsch« gewesen; man hatte sie einfach nur zu einem Zeitpunkt eingesetzt, zu dem Susan nicht von ihnen profitieren konnte. Neurosequenziell. Das A und O ist die Sequenz. Das Gehirn entwickelt sich, verarbeitet eingehenden sensorischen Input und heilt sequenziell.

Am Ende dieses therapeutischen Prozesses besuchte Susan eine Regelschule und war in der ihrem Alter entsprechenden Klassenstufe. Sie hatte eine Handvoll Freunde, bekam keine Wutanfälle mehr und verletzte sich auch nicht mehr selbst. Sie nutzte jetzt gesündere, sozial akzeptablere Formen der dissoziativen Regulation – Lesen, Kunst und Schauspiel. Sie entwickelte ihre Fähigkeit, freundlich und mitfühlend zu sein. Ihre Eltern waren nicht mehr erschöpft und ausgebrannt.

Oprah: Und die Lehre daraus ist: Egal, was passiert ist, man bekommt eine Chance, das Drehbuch neu zu schreiben.

Dr. Perry: Genau. Es ist wirklich nie zu spät. Heilung ist möglich. Entscheidend ist, dass man weiß, wo man beginnen muss, den Prozess in Gang zu setzen. Und dass man ihn mit den Entwicklungsbedürfnissen des Betreffenden abstimmt.

Oprah: Ich erinnere mich an ein Gespräch mit Belinda Pittman-McGee, die das Nia Imani Center in Milwaukee leitet, eine längerfristige temporäre Unterkunft für obdachlose junge Frauen, die schwanger sind oder kleine Kinder haben. Belinda erzählte, dass in dieses Zentrum oft Frauen kommen, die unter Verhaltensstörungen wie einem hitzigen Temperament leiden oder unfähig sind, einen Job zu behalten – Eigenschaften, die daher rühren können, dass man in einem traumatischen Umfeld aufgewachsen ist. Wenn Belinda die Frauen über Traumata aufklärt, fangen sie an zu verstehen, dass ihre emotionalen Probleme und ihr Bedürfnis, sich auszuagieren, mit dem zusammenhängen, was ihr Schmerz ist. Allein diese Erkenntnis kann lebensverändernd sein, wenn jemand sich selbst als böse oder dumm abgestempelt hat und glaubt, dies sei sein Schicksal.

Dr. Perry: Sehr, sehr viele Menschen sind unglaublich erleichtert, wenn sie eine Erklärung dafür erhalten, wie ihr Gehirn funktioniert und warum. Wir verpassen ihnen kein psychiatrisches Etikett. Wir sagen ihnen nur: So sind Sie organisiert, und das ist nach dem, was Ihnen passiert ist, völlig normal. Dann helfen wir ihnen zu verstehen, dass das Gehirn formbar, »plastisch«, veränderbar ist. Und zusammen erstellen wir einen Plan, der helfen wird, einige der Systeme zu ändern, die ihnen Probleme zu bereiten scheinen.

Oprah: Es ist die Erkenntnis: Das, was ich durchgemacht habe, hat diese Art von Gefühlen in mir ausgelöst. Und ich bin nicht die Einzige. Und es ergibt einen Sinn. Es ergibt einen Sinn, dass man als überarbeitete Mutter mit drei oder vier Kindern und einer Traumageschichte Probleme haben wird, zurande zu kommen, wenn man versucht, die Last ganz allein zu tragen. Es schadet der Gesundheit, ohne dass man es auch nur bemerkt.

Und dann zu erkennen, dass man sich so überfordert fühlt, weil man keine gute Möglichkeit gefunden hat, sich zu regulieren. Deswegen ist es so enorm wichtig, sich zunächst um sich selbst zu kümmern. Wenn man selbst nicht reguliert ist, wie kann man dann Kinder aufziehen oder effektiv arbeiten?

Dr. Perry: Das ist ein sehr wichtiger Punkt. Wir werden oft gebeten, Kindern und Jugendlichen zu helfen, die misshandelt oder traumatisiert worden sind, oder eine Gemeinschaft nach einem traumatischen Ereignis zu beraten. Und wenn ich den Menschen dann sage, dass ich auch mit den Erwachsenen werde arbeiten müssen, sind sie verwirrt. Doch solange die Erwachsenen, die mit diesen Kindern leben, sie unterrichten und behandeln, nicht reguliert sind, werden sie nicht in der Lage sein, auf mitfühlende, regulierte Art ganz präsent zu sein. Diese Momente der völligen Präsenz sind für Kinder regulierend, bereichernd und heilend. Wenn wir den Kindern helfen, aber den Bedürfnissen der Erwachsenen nicht gerecht werden, wird unsere Arbeit wenig bewirken. Dies ist eines der wichtigsten Prinzipien jedes traumainformierten Ansatzes. Man muss den Erwachsenen helfen, die mit den Kindern und Jugendlichen arbeiten.

Dies zu tun stellt für einige unserer Systeme eine Herausforderung dar. In der Kinderpsychiatrie zum Beispiel ist der »Patient« das Kind. Normalerweise sieht dieses System es nicht vor, dass ein Kliniker dafür bezahlt wird, dem Lehrer, Trainer oder auch den Eltern des Kindes Zeit zu widmen. Das ist kurzsichtig. Wir wissen, dass ein dysregulierter Elternteil ein dysreguliertes Kind nicht regulieren kann. Ein erschöpfter, frustrierter, dysregulierter Erwachsener kann niemanden regulieren.

Wie Sie schon sagten: Wenn man sich nicht um sich selbst kümmert, wird man als Lehrer, Führungspersönlichkeit, Vorgesetzter, Eltern, Trainer oder was auch immer einfach nicht effektiv sein. Selbstsorge ist enorm wichtig. Leider haben viele Menschen Schuldgefühle, wenn sie Selbstsorge betreiben; sie empfinden es als egoistisch. Es ist nicht egoistisch – es ist lebensnotwendig. Denken Sie daran: Das wichtigste Tool, über das Sie – als Elternteil, Lehrer, Trainer, Therapeut oder Freund – verfügen, wenn Sie anderen dabei helfen wollen, sich zu ändern, sind Sie selbst. Beziehungen sind das A und das O des Wandels.

Oprah: Wir müssen auf uns selbst achtgeben, um uns um andere kümmern zu können. Dies ist besonders wichtig, wenn man bedenkt, dass sehr viele von uns mit Traumata oder belastenden vergangenen Erlebnissen herumlaufen. Ohne mein Trauma wäre ich nicht die, die ich bin. Es gehört mir. Ich erhebe Anspruch darauf. Und indem ich dies tue, habe ich, wie ich glaube, einen Weg gefunden, es im Dienste anderer zu nutzen. Empathie, Barmherzigkeit und Vergebung. All dies wirkt sich positiv auf all meine Entscheidungen und Begegnungen aus.

Dr. Perry: Ja, womit wir wieder bei der posttraumatischen Weisheit wären. Wenn man belastende Erlebnisse gehabt hat, kann man an einen Punkt im Leben gelangen, an dem es möglich ist, auf die Erfahrungen zurückzuschauen, aus ihnen zu lernen und zu wachsen. Ich glaube, dass es schwer ist, die Menschheit zu verstehen, wenn man keinerlei belastende Erfahrungen gemacht hat. Belastende Erlebnisse, Herausforderungen, Enttäuschungen, Verluste, Traumata – sie alle können zu der Fähigkeit beitragen, tiefe Empathie zu empfinden und weise zu werden. Traumata und belastende Erlebnisse sind in gewisser Weise Geschenke. Was wir mit diesen Geschenken tun, unterscheidet sich von Person zu Person.

Oprah: Es ist sehr interessant, Sie dies sagen zu hören. Als Heranwachsende wollte ich so leben, wie es in der Sitcom »Leave it to Beaver« (dt. »Erwachsen müsste man sein«, Anm. d. Ü.) zu sehen war. Das war meine Vorstellung davon, wie eine Familie sein sollte – Milch und Kekse zu Hause, Mom und Dad zusammen, all das. Doch ich wäre nicht die Person geworden, die immer noch dabei ist, sich weiterzuentwickeln, wenn ich alles zur Verfügung gehabt oder alles, was ich wollte, genau in dem Augenblick gehabt hätte, in dem ich glaubte, es haben zu wollen.

Dr. Perry: Das geht mir genauso. Doch der Preis dafür, Weisheit zu erlangen, kann sehr hoch sein. Und bei vielen Menschen geht der Schmerz nie vorbei. Die Weisen lernen, ihre Last voller Anmut zu tragen, oft, um andere vor der emotionalen Intensität ihres Schmerzes zu schützen.

Oprah: Das erinnert mich einmal mehr an Anthony Ray Hinton, den Mann, der dreißig Jahre lang in der Todeszelle saß für einen Mord, den er nicht begangen hatte. In den ersten drei Jahren im Gefängnis sprach er überhaupt nicht. Er war so deprimiert und hoffnungslos, dass er das Gefühl hatte, Gott habe ihm seine Stimme genommen. Überleben ließ ihn letztlich seine Fähigkeit zu dissoziieren. Er nutzte seine Vorstellungskraft und malte sich alle möglichen Erlebnisse aus: Er spielte in Wimbledon und gewann fünfmal. Er spielte in der NBA, traf die Queen, war mit Halle Berry verheiratet – und all das in seiner Vorstellung.

Dr. Perry: Er war in der Lage, seine enorme Dissoziationsfähigkeit zu nutzen, um sich vor dem unkontrollierbaren, unvermeidbaren Schmerz des Freiheitsentzugs zu schützen.

Oprah: Und dann fand er einen Weg, sie positiv zu nutzen – die Weisheit und Anmut, über die Sie sprechen. Nachdem er den Kontakt zu den anderen Insassen des Todestrakts hergestellt hatte, überzeugte er den Gefängnisdirektor davon, sie einen Buchclub gründen zu lassen. Er dachte, dass die anderen nicht wüssten, wie man, so wie er, auf Gedankenreise gehen konnte, dass Bücher ihnen dies jedoch ermöglichen könnten. Er wollte ihnen eine Möglichkeit verschaffen, den Heilungsprozess in Gang zu setzen, so wie er es bei sich getan hatte.

Wissen Sie, all unsere Gespräche bringen mich letztlich wieder zurück zu einem Gespräch, das ich vor vielen Jahren in meiner Show mit Iyanla Vanzant geführt habe. Sie sagte, dass wir weiter bluten werden, solange wir die Wunden der Vergangenheit nicht heilen. Wir können versuchen, die Wunden mit »Verbänden« aus Alkohol, Drogen, Sex oder übermäßiger Arbeit abzudecken, aber irgendwann sickert das Blut durch und befleckt unser Leben. Wir müssen die Kraft finden, den Kern des Schmerzes aus den Wunden herauszuziehen. Dann kann die Heilung beginnen.

Ich hoffe, dass auch unsere Leser diese Erkenntnis aus unseren Gesprächen mitnehmen werden. Wir müssen die Wunden der Vergangenheit verstehen und heilen, bevor wir vorankommen können.

Dr. Perry: Meiner Ansicht nach gilt dies auch für eine Gesellschaft, nicht nur für den Einzelnen. Wie kann unsere Gesellschaft sich auf eine menschlichere, sozial gerechte, kreative und produktive Zukunft hinbewegen, ohne sich unseren kollektiven historischen Traumata zu stellen? Sowohl den erlittenen als auch den zugefügten Traumata? Wenn wir uns selbst wirklich verstehen wollen, müssen wir unsere Geschichte verstehen – unsere wahre Geschichte. Weil die emotionalen Überreste unserer Vergangenheit uns verfolgen.

Oprah: Doch das kann erst geschehen, wenn es eine Bewusstseinsänderung gibt – wenn uns bewusst wird, was wir uns selbst angetan haben, wie wahres Menschsein aussieht, was Traumata mit uns gemacht haben. Erst dann werden wir zu der Erkenntnis gelangen, dass wir etwas anderes tun müssen.

Dr. Perry: Die Kernelemente sind Bewusstsein und Verbundenheit. Zusammen können sie zur Entstehung einer traumainformierten Gemeinschaft beitragen.

Oprah: Ich glaube, genau davon braucht die Welt im Moment tatsächlich mehr. Wahres Mitgefühl bedeutet, dass man fähig ist, einen anderen Menschen wirklich zu sehen. Und einem anderen menschlichen Wesen wahres Mitgefühl entgegenzubringen ändert die Natur unserer Beziehungen, unserer Gemeinschaften und unserer Welt. Die Wertschätzung eines menschlichen Wesens durch ein anderes ist das, was uns verbindet. Zu fragen »Was ist dir passiert?« erweitert die menschlichen Beziehungen.

Dr. Perry: Es geschieht schnell, dass man sich angesichts der vielen Probleme in unserer Gesellschaft entmutigt und überfordert fühlt und dass man demoralisiert ist durch die Ungleichheiten, Belastungen und Traumata, die in unserer Welt allgegenwärtig sind. Doch wenn man sich die Geschichte der Menschheit ansieht, wird man erkennen, dass ihr Entwicklungsverlauf insgesamt positiv ist. Es gibt in unserer Welt so viele liebenswürdige, fähige und kreative Menschen. Wir sind eine neugierige Spezies. Wir werden nicht aufhören, zu entdecken, zu erfinden und zu lernen. Wir können unsere Welt zu einem sichereren, gerechteren und menschlicheren Ort für alle machen.

EPILOG

Der junge Mann stand bis zu den Hüften im Wasser und leitete einen Aquafitnesskurs für Ältere. Er trug ein blaues T-Shirt mit dem Logo des Seniorenzentrums, ein Band mit einer Pfeife daran um den Hals und ein großes Namensschild. Ich konnte den Namen nicht lesen, doch ich wusste, wer der junge Mann war: Jesse, dem wir in Kapitel 3 begegnet sind. Als ich ihn vor zehn Jahren das letzte Mal gesehen hatte, lag er bewusstlos in einem Krankenhausbett.

Ich beobachtete durch ein Fenster, wie Jesse voller Enthusiasmus acht Bewohner des Seniorenzentrums sorgsam anleitete. Er ging von einer Person zur nächsten, lächelte, korrigierte ihre Haltung, half einer Frau behutsam mit ihrer Schulter. Es war nicht zu übersehen, dass die Leute ihn mochten und dass er sie mochte. Er hatte Spaß, sie hatten Spaß. Er gehörte dazu.

Als ich damals für ein klinisches Team in einem anderen Staat eine Beurteilung von Jesse vorgenommen hatte, lag er noch im Koma. Nach der ursprünglichen persönlichen Beratung des Teams verfolgte ich weiterhin seine Fortschritte und beriet das Team aus der Ferne. Nach etwa einem Monat »wachte« Jesse »auf«. Anfänglich sah es so aus, als habe er einen schweren Gehirnschaden davongetragen, doch nach und nach gewann er – mit Ausnahme einiger Aspekte des Langzeitgedächtnisses, vor allem des »narrativen« Gedächtnisses – seine Funktionsfähigkeit zurück. Sein »autobiografisches« Gedächtnis, das heißt seine Erinnerungen an sein Leben vor dem Koma, waren wie ausgelöscht. Wenn er nach Menschen, Orten und Ereignissen gefragt wurde, konnte er sich einfach nicht erinnern. Das neurologische Team dachte, dies liege an seiner Hirnverletzung. Da ich es schon oft erlebt hatte, dass Menschen nach einem Trauma an einer Amnesie litten, war ich mir da nicht so sicher. Ich empfahl, es zunächst einmal unberücksichtigt zu lassen. Ihn erst einmal wieder so weit zu bringen, dass er gehen, sprechen, sich bewegen und unter die Leute gehen konnte. Wir könnten, so sagte ich, uns auf die Fähigkeiten seines Kurzzeitgedächtnisses fokussieren. Und vor allem sollten wir dafür sorgen, dass er zum ersten Mal in seinem

Leben in einer sicheren, stabilen, fürsorglichen Einrichtung untergebracht werde.

Zu Anfang brauchte Jesse wegen seines Rehabilitationsplans einen Platz in einer Einrichtung für Menschen mit Beeinträchtigungen. Die Sozialarbeiterin im Team – die viel klüger war als ich – schlug vor, Jesse in einem örtlichen Seniorenzentrum unterzubringen, in dem es eine Vielzahl verschiedener Wohnmöglichkeiten gab, von Eigentumswohnungen, in denen Menschen eigenständig lebten, über »an Studentenwohnheime erinnernde« Einzelzimmer bis hin zu traditionelleren Reha-Betten für Schwerstfälle. Mehrere der älteren Belegschaftsmitglieder des Zentrums erhielten als Teil ihrer Vergütung Wohnungen auf dem Gelände. Der Partner der Sozialarbeiterin gehörte zu ihnen. Die beiden lebten zusammen auf dem »Campus« des Seniorenzentrums und erklärten sich einverstanden, Jesse unter ihre Fittiche zu nehmen. Zu dem Zentrum gehörten mehrere Gebäude, ein Garten, ein Fitnesscenter mit einem Schwimmbad und Fitnessräumen, eine Bibliothek, ein Friseur, mehrere Speisesäle und ein Café. Der Ort war genial.

Jesse zog ein und wurde vom Personal und den Bewohnern sofort mit offenen Armen aufgenommen. Anfangs wurde er »zu Hause unterrichtet«, doch innerhalb eines Jahres war er in der Lage, zur nahe gelegenen öffentlichen Schule zu gehen. Er war fähig, den Unterrichtsstoff zu bewältigen, und zeigte weder zu Hause noch in der Schule Verhaltensprobleme. Doch obwohl er ein paar Freundschaften schloss, stand er Gleichaltrigen nie sehr nahe und fühlte sich auch nicht sehr wohl mit ihnen – alle mochten ihn, er blieb ihnen aber fremd. Die besten Beziehungen hatte er zu seinen Pflegeeltern und den älteren Bewohnern. Er begann, als Transporthelfer zu arbeiten, der den Bewohnern half, sich auf dem Gelände fortzubewegen und zu ihren Terminen im Zentrum zu gelangen, und er machte den Führerschein. Mit achtzehn durfte er in eine eigene Wohnung ziehen, direkt neben seinen Pflegeeltern. Er machte seinen Highschoolabschluss. Jetzt, mit 23, war er juristisch unabhängig, fühlte sich seinen Pflegeeltern jedoch verbunden und wurde als Teil der Familie betrachtet. Er besuchte in Teilzeit das Community College mit dem Ziel, Physiotherapeut zu werden. Im Seniorenzentrum hatte er es inzwischen zum stellvertretenden Freizeitleiter gebracht, wobei seine Unterkunft und Verpflegung Teil der Vergütung waren. Er hatte ein sicheres, stabiles und fürsorgliches Zuhause gefunden. Abertausende von unstrukturierten Augenblicken in dieser Gemeinschaft hatten zu seiner Heilung beigetragen.

Von Zeit zu Zeit brachten mich meine Kollegen in Bezug auf Jesse auf den neuesten Stand. Noch immer machte ich mir Gedanken über sein Gedächtnis. Er hatte eine entsetzliche Kindheit gehabt – vielfältigen Missbrauch nebst beziehungsmäßigem Betrug, Vernachlässigung, unsagbaren Erniedrigungen. Doch als er sich von seiner Kopfverletzung erholte, war er nicht impulsiv, aggressiv, unaufmerksam oder feindselig. Obwohl er physiologische Reaktionen auf bestimmte Auslösereize zeigte, litt er nicht unter einer PTBS oder anderen leicht beobachtbaren traumabezogenen Symptomen. Weder seine emotionale noch seine verhaltensbezogene Funktionsfähigkeit veranlassten die Erwachsenen – oder ihn selbst –, psychiatrische Hilfe zu suchen.

Dr. Anderson war Jesses Neurologe und hatte über all die Jahre mit ihm gearbeitet. Da ich wusste, dass ich in die Stadt kommen würde, erkundigte ich mich bei ihm nach Jesses Befinden. Er schlug vor, ich solle mir selbst ein Bild machen, und fragte Jesse, ob er bereit sei, mit mir zu Mittag zu essen.

»Sie werden sich nicht daran erinnern, Jesse«, sagte ich, als wir uns trafen, »aber ich war einer der Ärzte, die damals, als Sie die Hirnverletzung hatten, mit Dr. Anderson zusammengearbeitet haben. Danke, dass Sie einverstanden waren, sich mit mir zu treffen.«

Lächelnd streckte er mir die Hand entgegen. »Danke, dass Sie mir damals geholfen haben.«

Wir gingen zu dem cafeteriaartigen Speisesaal, standen Schlange, um unser Mittagessen auszuwählen, und nahmen Platz, um uns zu unterhalten. Small Talk. Er fragte nach Texas. Ich fragte ihn nach sei-

ner Schule. Und so ging es hin und her, bis er höflich fragte: »Sind Sie hergekommen, um mich zu analysieren?«

»Nein, dafür würden Sie mich bezahlen müssen«, scherzte ich.

Er lächelte. Wir schauten einander an, wobei wir beide ganz präsent waren und uns einen Moment lang ohne Worte verbunden fühlten.

»Doch ich mache mir Gedanken über Ihr Gedächtnis.«

Traurigkeit überzog sein Gesicht. Er starrte hinab in einen mit schmerzlichen Erinnerungen gefüllten Raum. Ich ließ die Geräusche der Cafeteria unser Schweigen übertönen.

Eine ältere Dame kam zu uns herüber und küsste Jesse auf die Stirn. »Danke für die Blumen«, sagte sie. »Die haben mir den Tag versüßt.«

Die Geste riss ihn aus seiner Erstarrung, und der lebhafte, lächelnde Jesse tauchte wieder auf. »Ich wusste, dass sie Ihnen gefallen würden. Lassen Sie uns heute Nachmittag in den Garten gehen und noch ein paar pflücken.«

Als sie davonging, wirkte Jesse verlegen. Nicht wegen der Interaktion der beiden, sondern wegen des vorherigen Moments der Traurigkeit.

»Als Sie anfingen, sich von Ihrer Kopfverletzung zu erholen, hatten Sie, wie Dr. Anderson mir damals sagte, keine Erinnerungen an Ihre Kindheit«, begann ich.

Jesse zuckte mit den Schultern. »Über all das denke ich wirklich nicht gern nach.«

»Wir müssen nicht darüber reden, wenn Sie nicht möchten, Jesse.«

»Ist schon okay. Ich denke nur nicht gern darüber nach, und ich möchte niemanden beunruhigen.«

»Verstehe. Sie wissen sicherlich, dass ich mit vielen Menschen – Kindern und Erwachsenen – arbeite, die Entsetzliches in ihrem Leben durchgemacht haben. Und sie alle haben mir geholfen zu verstehen, wie ich anderen helfen kann. Wenn Sie also bereit sind, würde ich liebend gern etwas von Ihnen lernen.« Er sah mich prüfend an, während ich sprach. »Sie hatten einen wirklich harten Start ins Leben, Jesse. Und jetzt sind Sie, nach allem, was Sie durchgemacht haben, hier, gehen

zur Schule, haben einen tollen Job, viele gute Beziehungen und scheinen ganz glücklich zu sein. Ich vermute, dass ich eine Menge von Ihnen lernen könnte.«

»Ich habe manchmal Schlafprobleme.«

Ich nickte.

»Aber dann stehe ich einfach auf und mache Sport. Gehe laufen. Das hilft wirklich. Und ich werde sehr nervös, wenn ich zu viele Menschen um mich habe. Immer wenn ich zu viel unter Leuten bin, will ich einfach nur wieder nach Hause.«

»Aber Sie sind hier immer von Menschen umgeben, Jesse.«

»Ja. Das stimmt. Ich meine, ich bin nicht gern mit jungen Leuten zusammen, mit Kindern. Zu laut. Zu verrückt.«

In diesem Moment wurde mir klar, dass viele seiner Auslösereize aus dem Katalog der sensorischen Stimuli stammten, die mit Kindern und Kindheit zusammenhingen: mit Stimmen von Kindern, Gerüchen, Spielen, Cartoons, Lebensmitteln, allem – seine Kindheit war so sehr von Gefahr durchdrungen gewesen, dass sein Gehirn, das darum kämpfte, die Welt zu verstehen, fast alles in seiner kleinen, gewalttätigen Welt mit Gefahr assoziiert hatte. Doch sein neues Leben fand in einer Welt der Älteren statt. Die sensorischen Erfahrungen im Seniorenzentrum unterschieden sich völlig von denen in einer Klasse voller Kinder oder einem Jugendheim. Die Art der Bewegung, die Bewegungsgeschwindigkeit, die Stimmlage, Gerüche, Bilder, Zeitpläne, Musik, bevorzugten Fernsehsendungen – alles war anders. Auch die beziehungsmäßigen Interaktionen waren anders – gleichartiger und weniger evokativ als die in seiner Kindheit.

Die Unterbringung war noch genialer gewesen, als ich gedacht hatte. In diesem Umfeld gab es einfach weniger Auslösereize, die Jesse dysregulierten. Hier war es ihm möglich, mehr moderate, vorhersagbare und kontrollierbare Erfahrungen zu machen. Er hatte mehr Kontrolle über die Interaktionen; er schob Menschen in Rollstühlen herum; sie waren von ihm abhängig. Im Laufe der Zeit hatte er einen ganz neuen

Katalog von »sicher und vertraut« erstellen können, der das Fundament für seine Heilung bildete. Und Tausende von positiven, heilenden Interaktionen während der zehn Jahre seiner sicheren Existenz hatten ihn aufgebaut.

»Und der Gedächtnisverlust …?«, fragte ich.

Er deutete ein bittersüßes Lächeln an. »Ich erinnere mich an fast alles.«

»Ja, das habe ich vermutet. Ich habe im Lauf der Jahre gelernt, dass der Schmerz, der einem zugefügt wurde, nicht einfach verschwindet. Diese Kindheitserfahrungen können sich auf vielfältige Weise auswirken. Und es gibt Möglichkeiten, den Leuten bei der Heilung zu helfen. Sollten Sie also jemals von irgendwelchen Erinnerungen gequält werden oder verwirrt oder beunruhigt sein, dann zögern Sie nicht, sich zu melden. Es gibt immer Möglichkeiten, jemandem die Last des Traumas erträglicher zu machen.« Ich reichte ihm meine Karte.

Nach dem Mittagessen entführte ihn eine Schar älterer Damen zu seinem nächsten Termin, einem modifizierten Zumba-Kurs. Während er den Flur entlangging, schaute er auf meine Karte in seiner Hand, drehte sich um, winkte und tanzte davon.

Wir sprechen ein paarmal pro Jahr miteinander. Jesse geht es gut. Wir lernen beide immer noch.

Dr. Perry

Am 22. November 2018 starb meine Mutter Vernita Lee. Ich war, was unsere Beziehung betraf, bis zum Schluss hin- und hergerissen.

Die Wahrheit ist: Meine Mutter zeigte erst dann mehr Interesse an mir, als ich erfolgreich wurde. Mich quälte die Frage, wie ich für sie sorgen sollte. Was schuldete ich der Frau, die mir das Leben geschenkt hatte? Die Bibel sagt: »Du sollst Vater und Mutter ehren«, doch was bedeutete das eigentlich?

Ich entschied, dass eine Möglichkeit, sie zu ehren, die war, ihr finanziell zu helfen. Und so sorgte ich immer dafür, dass sie alles hatte, was sie für ein angenehmes Leben brauchte, doch zwischen uns bestand nie eine echte Bindung. Ich würde sagen, dass die Zuschauer, die meine TV-Show sahen, mich besser kannten als meine Mutter.

Als es vor ein paar Jahren mit ihrer Gesundheit bergab ging, da wusste ich, dass ich mich auf ihr Sterben vorbereiten musste. Nur wenige Tage vor Thanksgiving rief meine Schwester Patricia an, um mir zu sagen, dass sie glaube, es sei so weit. Ich flog nach Milwaukee.

Dort saß ich stundenlang mit meiner Mutter in einem Zimmer, in dem es, so wie sie es gern hatte, rund 26 Grad warm war. Wir schauten uns Steve-Harvey-Spielshows an und »One Life to Live« in Dauerschleife. Ich überlegte, was ich sagen könnte. Irgendwann griff ich sogar nach dem Leitfaden, den das Hospiz-Pflegepersonal dagelassen hatte. Ich las die Ratschläge – wobei ich die ganze Zeit dachte, wie traurig es war, dass ich, Oprah Winfrey, die ich mit Tausenden von Menschen Einzelgespräche geführt hatte, einen Hospiz-Leitfaden lesen musste, um herauszufinden, was ich meiner Mutter sagen konnte.

Als es schließlich Zeit war, sich zu verabschieden, sagte mir etwas, dass ich meine Mutter wohl nicht wiedersehen würde. Doch als ich mich zum Gehen wandte, wusste ich immer noch nicht, was ich sagen sollte. Alles, was ich hervorbrachte, war: »Tschüs, bis dann.«

Und ich brach, ironischerweise, zu einem Vortragstermin auf.

Auf dem Heimflug flüsterte plötzlich die kleine Stimme in meinem Kopf: »Das wirst du bedauern. Du hast die Arbeit nicht beendet.« Und tief in meinem Herzen wusste ich, dass es stimmte.

In diesem Moment fühlte ich mich wie eine Heuchlerin. Wäre jemand anderer an meiner Stelle gewesen, hätte ich ihm gesagt: »Du musst umkehren und sagen, was gesagt werden muss.«

Ich kehrte um und flog zurück nach Milwaukee.

Ich verbrachte einen weiteren Tag in diesem völlig überheizten Zimmer. Und noch immer wollten die Worte nicht kommen.

An jenem Abend betete ich um Hilfe. Am nächsten Morgen meditierte ich. Als ich mich wieder auf den Weg zu meiner Mutter machen wollte, nahm ich mein Handy und bemerkte, dass Mahalia Jackson gerade »Precious Lord« sang. Wenn es jemals ein Zeichen gab, dann war es dieses. Ich habe keine Ahnung, wie Mahalia Jackson auf meiner Playlist gelandet war. Als ich den Worten lauschte – »Precious Lord, take my hand / Lead me on, let me stand / I am tired, I am weak, I am worn / Lead me on through the light. Take my hand« –, wusste ich plötzlich, was ich tun musste.

Als ich ins Zimmer meiner Mutter kam, fragte ich sie, ob sie den Song hören wolle. Sie nickte. Und dann hatte ich noch eine Idee. Ich rief meinen Freund Wintley Phipps an, einen Prediger und Gospelsänger, und bat ihn, meiner sterbenden Mutter »Precious Lord« vorzusingen. Via FaceTime sang er den Song ohne Instrumentalbegleitung von seinem Frühstückstisch aus und betete dann, dass unsere Familie »keine Angst, nur Frieden« verspüren möge.

Ich sah, dass meine Mutter gerührt war. Der Song und das Gebet hatten in uns beiden etwas gelöst.

Ich begann, mit ihr zu reden – über ihr Leben, ihre Träume und mich. Endlich waren die Worte da.

Ich sagte: »Es muss schwer für dich gewesen sein. Keine Ausbildung zu haben, keine Qualifikation zu haben, nicht zu wissen, was die Zukunft bereithält, als du schwanger wurdest. Ich bin mir sicher, dass viele Leute dir dazu geraten haben, das Baby wegmachen zu lassen.«

Sie nickte.

»Doch das hast du nicht getan«, sagte ich. »Und ich möchte dir dafür danken, dass du das Baby behalten hast.« Ich hielt inne. »Ich weiß, dass du oft nicht wusstest, was du tun solltest. Du hast dein Bestes getan – und damit kann ich leben. Damit kann ich leben. Du kannst also jetzt in dem Wissen gehen, dass alles gut ist. Ich habe meinen Frieden damit geschlossen. Schon vor langer Zeit.«

Es war ein heiliger, wunderschöner Moment, einer der stolzesten in meinem Leben. Als Erwachsene hatte ich gelernt, meine Mutter durch eine andere Brille zu sehen – nicht als die Mutter, die nicht für mich sorgte, mich nicht beschützte, nicht liebte oder verstand, sondern als ein junges Mädchen, selbst noch ein Kind, das Angst hatte, allein war und nicht über das Rüstzeug verfügte, eine liebevolle Mutter zu sein.

Ich hatte meiner Mutter schon vor Jahren vergeben, dass sie nicht die Mutter war, die ich brauchte, doch das wusste sie nicht. Und ich glaube, dass es mir in unseren letzten gemeinsamen Augenblicken gelang, sie von der Scham und Schuld der Vergangenheit zu befreien.

Ich war zurückgekommen und hatte die Arbeit beendet, die getan werden musste.

Vergebung heißt, die Hoffnung aufzugeben, dass die Vergangenheit anders hätte sein können. Doch wir können nicht vorankommen, wenn wir an dem Schmerz dieser Vergangenheit festhalten. Wir alle, die wir durch Traumata tief verletzt wurden und gezeichnet sind, haben die Chance, unsere Erlebnisse in das umzuwandeln, worüber Dr. Perry und ich gesprochen haben: posttraumatische Weisheit.

Vergeben Sie sich selbst, vergeben Sie den anderen. Lassen Sie die Vergangenheit und das Geschehene hinter sich, und wenden Sie sich der Zukunft zu.

Mein Freund, der Dichter Mark Nepo, sagt, dass der Schmerz nötig war, um die Wahrheit zu erkennen. Aber wir müssen den Schmerz nicht am Leben erhalten, um die Wahrheit am Leben zu erhalten.

Ich schloss Frieden mit meiner Mutter, als ich aufhörte, sie mit der Mutter zu vergleichen, die ich gern gehabt hätte. Als ich aufhörte, mich an das zu klammern, was hätte sein sollen oder können, und mich dem zuwandte, was war und sein konnte.

Denn ich weiß ganz genau, dass alles, was Ihnen passiert ist, auch für Sie passiert ist. Und während dieser ganzen Zeit, in all diesen Momenten, haben Sie an Stärke gewonnen.

Stärke mal Stärke mal Stärke ist gleich Kraft. Was Ihnen passiert ist, kann zu Ihrer Kraft werden.

Oprah

QUELLEN

Wir hoffen, dass dieses Buch Ihr Interesse geweckt und Sie zum Nachdenken darüber veranlasst hat, wie Sie sich selbst und andere verstehen. Es gibt eine große Bandbreite an traumabezogenen Themen, und belastende Kindheitserlebnisse haben tiefgreifende und umfassende Folgen. So war es uns natürlich nicht möglich, sie alle in diesem Buch zu behandeln. Wenn Sie mehr erfahren möchten, stellen die folgenden Titel einen guten Anfang dar.

Bruce D. Perry und Maia Szalavitz: *Der Junge, der wie ein Hund gehalten wurde. Was traumatisierte Kinder uns über Leid, Liebe und Heilung lehren können. Aus der Praxis eines Kinderpsychiaters,* München 2008.

Dieses Buch zeichnet die Entwicklung von Dr. Perrys Arbeit mit durch Vernachlässigung, Traumata und Entwicklungsbelastungen beeinträchtigten Kindern und Jugendlichen nach. Es ist eine ausgezeichnete Ergänzung zum vorliegenden Buch und bietet einen noch tieferen Einblick in einige der Grundkonzepte, die hier diskutiert werden.

Bessel van der Kolk: *Verkörperter Schrecken. Traumaspuren in Gehirn, Geist und Körper und wie man sie heilen kann,* Lichtenau 2015.

Bessel van der Kolk ist ein Pionier und Wegbereiter auf dem Gebiet der Traumaforschung. Sein Klassiker beschreibt die Entwicklung seiner Forschung, seines klinischen Ansatzes und seines Denkens über die vielschichtigen Auswirkungen von Traumata auf Gehirn, Körper und Geist.

Maia Szalavitz und Bruce D. Perry: *Born for Love. Why Empathy Is Essential – and Endangered,* New York 2010.

In diesem Buch wird anhand von Geschichten und Fallbeispielen aufgezeigt, welch entscheidende Rolle Empathie – und Liebe – für die Entwicklung und Gesundheit spielen. Die Autoren betonen, wie wichtig es ist, sich der Veränderung der sozialen Verbundenheit in der heutigen Welt bewusst zu sein und sich mit vielen der mit »Verbundenheit« zusammenhängenden Themen zu beschäftigen, die in *What Happened to You?* beziehungsweise *Was ist dein Schmerz?* besprochen werden.

Vivek H. Murthy: *Together. The Healing Power of Human Connection in a Sometimes Lonely World,* New York 2020.

Dr. Vivek H. Murthy, der Leiter des öffentlichen Gesundheitsdienstes der Vereinigten Staaten unter Präsident Obama und Präsident Biden, thematisiert in diesem Buch die Bedeutung menschlicher Verbundenheit und die Auswirkungen von Einsamkeit auf unsere physische und emotionale Gesundheit. Seine Botschaften finden sich in vielen der in *Was ist dein Schmerz?* und *Born for Love* geführten Gesprächen wieder, doch aufgrund seines Amtes untersucht er diese Themen aus einem einzigartigen und wichtigen Blickwinkel.

Nadine Burke Harris: *The Deepest Well. Healing the Long-Term Effects of Childhood Adversity,* Boston 2018.

In diesem Buch beschreibt Dr. Harris, seit 2019 Surgeon General of California, wie sie von den 1998 durchgeführten ACE-Studien und den in diesen dargelegten Korrelationen zwischen Kindheitstraumata und dem Risiko physischer Gesundheitsprobleme erfuhr. Wichtiger noch: Sie plädiert für Änderungen in der Gesundheitsfürsorge, die helfen werden, die Auswirkungen belastender Kindheitserfahrungen auf die Gesundheit zu identifizieren, zu verhindern und zu behandeln.

WEITERE INFORMATIONEN

DAS GEHIRN UND DIE NEUROWISSENSCHAFTEN:
BrainFacts (brainfacts.org): Dies ist die verlässlichste, exakteste und zugänglichste Quelle für alle, die mehr über das Gehirn lernen wollen, eine Informationsquelle für die Öffentlichkeit, die auf eine gemeinsame Initiative der Society for Neuroscience, der Kavli Foundation und der Gatsby Charitable Foundation zurückgeht. Die Website bietet Material für Lehrer, Studenten und Fachleute und ist ein hervorragender Ausgangspunkt, sich eingehender mit dem Gehirn zu beschäftigen.

VERHINDERUNG VON MISSBRAUCH UND UNTERSTÜTZUNG FÜR FAMILIEN:
Prevent Child Abuse America (preventchildabuse.org): Dies ist die älteste und größte Organisation des Landes, die sich der Verhinderung von Missbrauch widmet. Die Website ist ein großartiger Ausgangspunkt, um mehr über innovative, unterstützende, für Familien entwickelte Programme zu lernen, die nachweislich Missbrauch und Vernachlässigung reduziert haben.

BELASTENDE KINDHEITSERFAHRUNGEN:
Adverse Childhood Experiences Section of the Violence Prevention Branch of the CDC (cdc.gov/violenceprevention/aces/): Diese Website ist eine Fundgrube für Bildungsmaterialien, Forschungsartikel und Handlungsempfehlungen im Zusammenhang mit belastenden Kindheitserfahrungen. Sie ist die verlässlichste Quelle für genaue Informationen über diese Erfahrungen.

DAS *NEUROSEQUENTIAL MODEL* UND DIE ARBEIT VON DR. PERRY:
The Neurosequential Network (neurosequential.com): Diese Website umreißt die Forschung, klinischen Programme und anderen Bil-

dungsarbeiten des *Neurosequential Network* (eine Community of Practice, zu der sich Menschen aus über 28 Ländern und Dutzenden von Disziplinen zusammengeschlossen haben).

AUCH VON BRUCE D. PERRY:

Brief. Reflections on Childhood, Trauma, and Society, Houston 2013

AUCH VON OPRAH WINFREY:

The Path Made Clear. Discovering Your Life's Direction and Purpose, New York 2017

The Wisdom of Sundays. Life-Changing Insights from Super Soul Conversations, New York 2017

Food, Health, and Happiness. 115 On-Point Recipes for Great Meals and a Better Life, New York 2017

Was ich vom Leben gelernt habe, Frankfurt a. M. 2015

DANK

Die Autoren sind allen Kindern, Jugendlichen und Erwachsenen dankbar, die ihr Leben mit ihnen geteilt haben. Ihre Geschichten sind Geschenke – Zeugnisse der Verletzlichkeit und des Mutes. Ein Buch zu schreiben ist eine Gemeinschaftsarbeit. Wir möchten den vielen Menschen bei Harpo, Flatiron, Melcher Media und dem Neurosequential Network sowie allen anderen danken, die uns hierbei geholfen und uns ihre Zeit, Energie und Kreativität gewidmet haben. Unser besonderer Dank gilt Jenna Kostelnik Utley, Bryn Clark und Lauren Nathan, die bei diesem Prozess federführend waren. Das Führungsteam des Neurosequential Network – Jana Rosenfelt, Emily Perry, Diane Vines, Steve Graner, Erin Hambrick und Kristie Brandt – verdient besondere Anerkennung für die Qualität und Entwicklung eines Großteils von Dr. Perrys in diesem Buch dargestellter Arbeit.

REGISTER